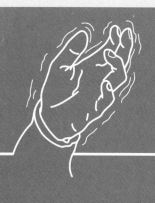

帕金森病及
其他运动障碍疾病
疑难病例解析

主编 陈生弟 刘 军

U0245886

人民卫生出版社
·北京·

图书在版编目（CIP）数据

帕金森病及其他运动障碍疾病疑难病例解析 / 陈生
弟，刘军主编. —北京：人民卫生出版社，2023.11
　ISBN 978-7-117-35219-2

　Ⅰ. ①帕⋯　Ⅱ. ①陈⋯②刘⋯　Ⅲ. ①帕金森综合征
– 病案 – 分析②运动障碍 – 病案 – 分析　Ⅳ. ①R742.5
②R749.5

中国国家版本馆 CIP 数据核字（2023）第 170081 号

人卫智网	www.ipmph.com	医学教育、学术、考试、健康， 购书智慧智能综合服务平台
人卫官网	www.pmph.com	人卫官方资讯发布平台

帕金森病及其他运动障碍疾病疑难病例解析

Pajinsen Bing Ji Qita Yundong Zhang'ai Jibing Yinan Bingli Jiexi

主　　编：陈生弟　刘　军
出版发行：人民卫生出版社（中继线 010-59780011）
地　　址：北京市朝阳区潘家园南里 19 号
邮　　编：100021
E - mail：pmph @ pmph.com
购书热线：010-59787592　010-59787584　010-65264830
印　　刷：北京瑞禾彩色印刷有限公司
经　　销：新华书店
开　　本：787×1092　1/16　　印张：20
字　　数：487 千字
版　　次：2023 年 11 月第 1 版
印　　次：2023 年 11 月第 1 次印刷
标准书号：ISBN 978-7-117-35219-2
定　　价：159.00 元

打击盗版举报电话：010-59787491　E-mail: WQ @ pmph.com
质量问题联系电话：010-59787234　E-mail: zhiliang @ pmph.com
数字融合服务电话：4001118166　E-mail: zengzhi @ pmph.com

编者名单

陈　玲　　中山大学附属第一医院
陈　彪　　首都医科大学宣武医院
陈生弟　　上海交通大学医学院附属瑞金医院
郁金泰　　复旦大学附属华山医院
周海燕　　上海交通大学医学院附属瑞金医院
冼文彪　　中山大学附属第一医院
祖　洁　　徐州医科大学附属医院
郭纪锋　　中南大学湘雅医院
唐北沙　　中南大学湘雅医院
唐维国　　温州医科大学附属舟山医院
黄啸君　　上海交通大学医学院附属瑞金医院
曹　立　　上海交通大学医学院附属第六人民医院
崔桂云　　徐州医科大学附属医院
商慧芳　　四川大学华西医院
靳令经　　同济大学附属同济医院
裴　中　　中山大学附属第一医院
谭　兰　　青岛市立医院
谭玉燕　　上海交通大学医学院附属瑞金医院
潘　静　　上海交通大学医学院附属瑞金医院

学术秘书

马建芳（兼）

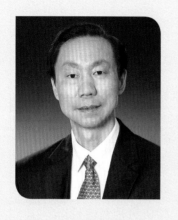

陈生弟

上海交通大学医学院神经病学二级教授、瑞金医院终身教授、主任医师、博士研究生导师。现任国际帕金森病及运动障碍学会执委、国际神经病学联盟帕金森病及相关疾病研究委员会委员、中国医师协会老年医学科医师分会副会长、中国老年学和老年医学学会老年病学分会副会长兼老年神经病学专业委员会主委、中华预防医学会老年病预防专业委员会副主委兼神经退行性疾病学组组长、上海市衰老与退行性疾病学会理事长。担任国际期刊 *Translational Neurodegeneration* 主编。

在瑞金医院从事神经病学医教研工作45年，长期从事帕金森病及阿尔茨海默病的发病机制及诊治转化研究，发表SCI论文330余篇，获得国家科学技术进步奖三等奖1项、教育部和上海市科技进步奖一等奖6项；评为2019—2022年度"高被引学者"；主编教科书和专著17部；牵头制定帕金森病及运动障碍疾病诊断标准和治疗指南20余部。

获得全国五一劳动奖章、国家有突出贡献中青年专家、国务院政府特殊津贴、国家人事部百千万人才工程第一、二层次人选、全国宝钢教育奖优秀教师奖、全国中青年医学科技之星、中国杰出神经内科医师、全国医德标兵、上海市领军人才、上海市十佳医师、上海市先进工作者、上海市育人奖、市启明星、市卫生系统银蛇奖、市第一、二届高校优秀青年教师、德技双馨奖、仁心医者杰出专科医师等荣誉称号。

主编简介

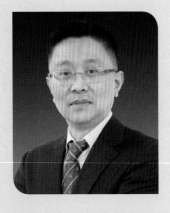

刘 军

上海交通大学医学院附属瑞金医院神经内科主任,教育部"长江学者"特聘教授、主任医师、博士研究生导师。

现任中华医学会神经病学分会常务委员、中华医学会神经病学分会睡眠障碍学组副组长、中国医师协会神经内科医师分会常务委员、中华医学会神经病学分会帕金森及运动障碍学组委员、中国神经科学学会神经退行性疾病分会副主任委员、国际运动障碍协会亚太教育委员会委员。

曾先后入选首届中国神经内科"十大杰出青年医师"、上海市优秀学术带头人计划、上海市浦江人才计划、上海市曙光学者等。主要专长为帕金森病、痴呆、肌萎缩、肌张力障碍、睡眠障碍等神经科常见病和疑难病的诊治。获得教育部自然科学奖、科学技术进步奖一等奖,上海市科技进步奖一等奖和上海医学奖推广奖一等奖等多项奖项。

帕金森病是仅次于阿尔茨海默病的神经退行性疾病，帕金森病及相关运动障碍疾病是神经系统疾病中一大类疾病，既有常见疾病，又有少见疾病，临床表现各式各样、错综复杂，机制不明，诊断不易，治疗困难。

上海交通大学医学院附属瑞金医院神经内科及受邀参与编撰的各单位在帕金森病及相关运动障碍疾病研究领域负有盛名，也都收治和积累了大量有价值的相关疑难病例。本书主编和编委们长期致力于在该疾病领域的临床与基础研究，积累了丰富的临床诊治经验。

本书收集和提供的 55 个病例，按照导读、病例简介、临床分析与决策、诊断、诊治过程、预后及随访、讨论、专家点评进行解析，病例均是经过基因或影像等检测技术确诊的疑难病例，每一个疑难病例背后都是"一条蜿蜒的小河，一道通幽的曲径"，临床医生犹如侦探从一个个病案中"抽丝剥茧"，发现导致疾病的关键，给予患者精准治疗，是十分值得学习的疑难病例。

本书编写过程中得到了上海交通大学医学院附属瑞金医院神经内科及全国许多单位的专家和同道的大力支持，在此深表感谢。因编者水平所限，难免纰漏，期望专家和读者不吝赐教，以便进一步修订。

陈生弟

2023 年 5 月

目　录

肌张力障碍及以肌张力障碍发病的疾病篇

其他神经变性病与运动障碍疾病篇

遗传性帕金森病及帕金森综合征篇

病例 1

以异动症为特点的 *Parkin* 基因突变的帕金森病

 导读 患者青年起病，以行动迟缓和左下肢拖步为主要症状，逐渐出现行走时启动及停止困难，紧张时四肢不自主抖动。用药两年后出现症状波动及异动症。患者舅舅有"帕金森病"史，且父母为表兄妹近亲结婚，经基因检测为 *Parkin*（*PARK2*）基因 W74X 纯合突变（p.W74X c.221G>A），诊断为帕金森病。

【病例简介】

1. **主诉** 行动迟缓 7 年余。

2. **现病史** 患者女性，33 岁。7 年前在无明显诱因下出现行动迟缓，表现为行走时左下肢拖步，逐渐出现行走时启动及停止困难，未予重视，后症状逐渐加重，紧张时出现四肢不自主抖动。行动迟缓逐渐加重，入院就诊，拟"帕金森病"收住入院。病程中，患者有夜间流涎、多汗等非运动症状，饮食睡眠可，大小便正常，无失眠及嗅觉减退，无睡眠中大喊大叫、肢体动作。

3. **既往史** 既往体健，无特殊。

4. **个人史** 出生居住于本地，否认长期外地旅居史，无嗜酒等不良生活嗜好，否认一氧化碳中毒、重金属中毒等。否认传染病病史。预防接种随社会。否认手术外伤史。

5. **家族史** 患者父母为表兄妹近亲结婚，舅舅有"帕金森病"史。

6. **查体** 神志清楚，精神状态正常，双侧瞳孔直径 2.5mm，对光反射灵敏，眼球运动正常，无眼球震颤，面具脸，双侧鼻唇沟对称，伸舌居中，颈部及四肢肌张力增高，双上肢可及齿轮样肌张力增高，四肢肌力 5 级，四肢腱反射活跃。双侧运动过缓，左侧为甚，双上肢静止性震颤。感觉及共济运动正常，右侧 Babinski 征阳性。

7. **辅助检查**

（1）血清铜蓝蛋白正常、血清生化、甲状腺功能未见异常。叶酸及维生素 B_{12} 均在正常范围内。

（2）头颅彩超（transcranial sonography，TCS）：第三脑室宽 0.54cm，双侧中脑水平黑质呈线状强回声，Ⅱ级，双侧红核区域未见明显异常回声，中脑中线连续性好；双侧丘脑水平豆状核及尾状核头部未见明显异常回声。

（3）基因检测：目标区域靶向捕获测序：*Parkin* 基因 chr6：162683748，c.221G>A（p.W74X）纯合突变（图 1-1）。

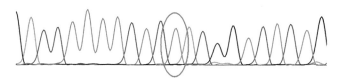

A C C T　T T T C T C T A C G G　T C T C　T G

图 1-1　*Parkin*（NM_004562 exon3）: chr6: 162683748, c.221G>A（p.W74X）纯合突变 Sanger 测序

8. 入院诊断　早发型帕金森病。

【临床分析与决策】

患者首次就诊，青年女性，隐袭起病，缓慢进展。临床表现为行动迟缓，左侧为重，肌张力增高，双上肢静止性震颤。同时有多汗等非运动症状。对患者进行临床评估：统一帕金森病评分量表Ⅰ（UPDRS-Ⅰ）3 分，统一帕金森病评分量表Ⅱ（UPDRS-Ⅱ）29 分，统一帕金森病评分量表Ⅲ（UPDRS-Ⅲ）29 分。左旋多巴改善率 70%。简易精神状态检查（MMSE）28 分，蒙特利尔认知评估量表（MoCA）20 分（患者文化水平为初中）。入院后给予司来吉兰每次 5mg 每日 1 次，卡比双多巴每次 62.5mg 每日 2 次进行治疗，患者症状改善良好。根据国际运动障碍协会（MDS）PD 诊断标准符合帕金森综合征，不符合排除标准，存在一项支持项（明确且显著的左旋多巴治疗应答）与一项警示项（锥体束损伤体征：右侧 Babinski 征阳性），故诊断为很可能帕金森病。基因检测提示 *Parkin* 基因纯合突变，分子诊断明确，诊断为 "*Parkin* 基因突变所致的早发型帕金森病"。

患者存在步态障碍，给予单胺氧化酶 B 抑制剂（monoamine oxidase inhibitor, MAOBI）类及左旋多巴类制剂治疗，症状改善明显。患者分子诊断明确，已确定致病突变位点，患者外祖父母及患者父母均为近亲结婚，告知患者近亲结婚所致疾病的风险，可应用于下一代的遗传咨询，指导产前筛查（图 1-2）。

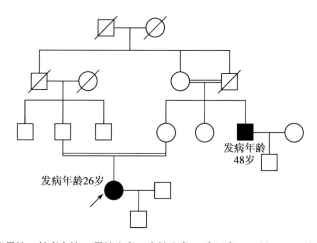

□健康男性 ○健康女性 ■男性患者 ●女性患者 ↗先证者 ╱死亡 ═近亲结婚

图 1-2　家系图谱

【诊断】

Parkin 基因突变的早发型帕金森病

【诊治过程】

继续随访，患者用药两年后出现症状波动及异动症，调整药物为吡贝地尔每次 50mg 每日 3 次，司来吉兰每次 5mg 每日 2 次。调整药物后，患者异动症好转，但仍有四肢轻微异动症。再次对患者进行评估，UPDRS-Ⅲ 25 分（开期）。*Parkin* 基因突变所致的 PD，发病年龄早，容易发生异动症。如果患者异动症加重，预期对于脑深部电刺激术（DBS）治疗效果较好。

早发型 PD 发病年龄早，需要与其他遗传变性疾病相鉴别，如脊髓小脑共济失调、多巴反应性肌张力障碍、肝豆状核变性、亨廷顿病，以及其他继发性帕金森综合征，如脑炎、一氧化碳中毒、脑外伤、药源性帕金森综合征等。

【预后及随访】

患者目前临床症状较为稳定，有症状波动及轻微的异动症。可以较好地维持日常生活和家务劳动。患者出现症状波动及异动症较早，合理应用多巴胺能药物可以改善患者症状。如果患者异动症加重，预期对于 DBS 治疗效果较好。

【讨论】

已明确的 PD 常染色体隐性遗传（autosomal recessive，AR）致病基因包括：*Parkin*、*PINK1*、*DJ-1*、*ATP13A2*、*PLA2G6*、*FBXO7*、*DNAJC6*、*SYNJ1* 和 *VPS13C*。常染色体隐性遗传致病基因所致 PD 占早发型 PD（发病年龄小于 50 岁）患者的 13% 左右。对于早发型 PD 或有家族史患者，应进行基因检测。

在常染色体隐性遗传的 PD 致病基因中，*Parkin* 基因突变的患者比例最高，平均发病年龄约为 31 岁（IQR：23~38 岁），62% 的患者发病年龄在 20~40 岁，22% 患者发病年龄小于 20 岁。94% 的患者对左旋多巴治疗反应良好，在左旋多巴治疗的患者中，68% 的患者出现异动症。在 *Parkin* 基因突变中，53.2% 为纯合突变，43.6% 为复合杂合突变，插入/缺失突变很常见。

本例患者 26 岁发病，临床症状比较典型，缓慢进展，震颤出现较晚，且相对较轻，对左旋多巴治疗反应良好，为了改善患者的运动症状使用小剂量卡比双多巴及司兰吉兰治疗，两年后患者出现异动症。调整药物为多巴胺能受体激动剂及司兰吉兰治疗。患者治疗效果良好。符合 *Parkin* 基因突变的临床表现特点。

（毛成洁）

【专家点评】

对于 *Parkin* 基因的研究起源于日本学者对于常染色体隐性遗传的青少年型 PD 研究。*Parkin* 基因突变是 PD 中最常见的常染色体隐性遗传突变，在许多不同遗传背景的人群中均有发现。与常染色体显性遗传的 PD 患者不同的是，隐性遗传的 PD 患者临床症状常表现为发病年龄早，通常在 40 岁以前发病，符合常染色体隐性遗传的特征，对左旋多巴反应良好，早期无痴呆，可伴有足部肌张力障碍。

Parkin 基因，定位于 6 号染色体长臂 6q25.2-27，它包含 12 个外显子。Parkin 蛋白在泛素-蛋白水解酶系统中发挥着重要作用。*Parkin* 基因外显子数量变化约占全部突变的 70%，点突变占 30% 左右。*Parkin* 基因突变所致结构异常导致 E3 连接酶活性丧失，引起

异常蛋白底物的积聚，是 *Parkin* 基因突变引起 PD 的主要原因，进一步导致 Lewy 小体形成。

　　Parkin 基因突变所致早发型 PD 对多巴类药物治疗反应好，但容易较早出现症状波动及异动症，影响患者的长期治疗及生活质量。故优先予多巴胺受体激动剂、MAO-B 抑制剂、苯海索、金刚烷胺等药物治疗，症状严重患者或根据其社会及生活功能改善需要可添加左旋多巴治疗但需维持较低剂量，尽量推迟运动并发症的发生。

（刘春风）

| 参考文献 |

［1］KASTEN M，HARTMANN C，HAMPF J，et al. Genotype-Phenotype Relations for the Parkinson's Disease Genes Parkin，PINK1，DJ1：MDSGene Systematic Review［J］. Mov Disord，2018，33（5）：730-741.

［2］TRINH J，LOHMANN K，BAUMANN H，et al. Utility and implications of exome sequencing in early-onset Parkinson's disease［J］. Mov Disord，2019，34（1）：133-137.

［3］LIN C H，CHEN P L，TAI C H，et al. A clinical and genetic study of early-onset and familial parkinsonism in taiwan：An integrated approach combining gene dosage analysis and next-generation sequencing［J］. Mov Disord，2019，34（4）：506-515.

［4］RUIZ-LOPEZ M，FREITAS M E，OLIVEIRA L M，et al. Diagnostic delay in Parkinson's disease caused by *PRKN* mutations［J］. Parkinsonism Relat Disord，2019，63：217-220.

［5］YI W，MACDOUGALL E J，TANG M Y，et al. The Landscape of Parkin Variants Reveals Pathogenic Mechanisms and Therapeutic Targets in Parkinson's Disease［J］. Hum Mol Genet，2019，28（17）：2811-2825.

病例 2

以不宁腿综合征为特点的 *Parkin* 基因突变的帕金森病

Parkin（*PARK2*）相关的帕金森病（PD）被认为是一类经典的早发型 PD（EOPD），具有相对特征性的临床特点和病程特征。至今，在 *Parkin* 相关的 PD 中，已识别到 100 多个不同的 *Parkin* 基因突变。*Parkin* 基因突变是常染色体隐性遗传的 EOPD 常见原因。因此，对于青年起病的 EOPD，需要对 *Parkin* 基因进行筛查，本例患者临床上除帕金森病症状外，合并不宁腿综合征的非运动症状，基因检测示 *Parkin* 基因外显子 3-4 杂合性缺失突变，为更好地制定长程、个体化的合理治疗策略提供了很好的帮助。

【病例简介】

1. **主诉**　肢体僵硬、活动不灵活 6 年。

2. **现病史**　患者男性，31 岁。至少于 2011 年起（诉之前很久就有，但说不出具体时间，2011 年起比较明显）自觉有右下肢僵硬，不灵活，动作迟缓，逐渐先后累及右上肢、左上肢和左下肢，走路沉重感，右手抬不起来、不灵活，伴有右手抖动（动作时和工作时出现），早上 6 时晨起时无特殊情况，上午 7—8 时开始出现症状。下午下班 5—6 时迈不开步。无肌张力障碍，无疼痛。治疗前觉轻度口齿含糊、不呛，翻身慢、转身慢。患者还伴有右下肢为主的双下肢不适感，这种下肢不适感于晚上准备入睡时出现，起床走路或者活动下肢后不适感好转。无嗅觉减退，无睡眠障碍［帕金森病睡眠评估量表-2（PDSS-2）扣 1 分，扣分项是第 13 项，即早上起来身体震颤］，无认知障碍（MMSE 30 分），无便秘，无快速眼动睡眠行为障碍（REM sleep behavior disorder，RBD）［快速眼动睡眠行为障碍量表（RBDSQ）0 分］，无直立性低血压，无明显焦虑抑郁，无疼痛，无冲动控制障碍。患者起病后消瘦，食欲减退，2016 年 5 月 5 日起服用多巴丝肼片每次 125mg 每日 3 次，盐酸普拉克索片从每次 0.125mg 每日 1 次，后加量至每次 0.125mg 每日 2 次，患者肢体僵硬、动作缓慢和震颤等症状明显好转［2017 年 2 月份随访：统一帕金森病评分量表Ⅲ（UPDRS-Ⅲ）0 分（开期）］。

3. **既往史**　无其他疾病和用药史。

4. **个人史**　患者从事制药相关职业，高中文化程度，已婚，吸烟史多年，平均 3 天 1 包。少量饮啤酒（平均 1 个月 2 次）。每天喝一杯咖啡。不喝茶。无冶游史。

5. **家族史**　祖母有 PD，否认家族其他成员有 PD，否认其他家族性遗传病病史。

6. **查体**　神志清楚，定人、定时、定向正常。言语轻度含糊。理解、记忆、复述正常。双侧眼外肌各向活动充分，追物及快速眼动正常。无眼震。双侧面部对称，双侧咽反射正常对称，伸舌居中，无舌肌萎缩及震颤。右上肢姿位性震颤，双侧肌张力增高（右上肢为主），右侧上下肢动作迟缓。转身稍慢，行走时摆臂幅度略下降。四肢肌力正常对称。双侧腱反射对称存在（++），双侧病理征（−）。共济、感觉正常。

7. **辅助检查**

（1）血液学检查：血常规，生化结果正常。

（2）头颅 MRI：正常。

（3）基因分析（MLPA 法）：患者 *Parkin* 基因外显子 3-4 杂合性缺失（图 2-1）（父：*Parkin* 基因外显子 3 杂合性缺失突变；母：*Parkin* 基因外显子 4 杂合性缺失突变）。

8. **入院诊断**　帕金森病；不宁腿综合征。

【临床分析与决策】

急需解决的临床问题是尽早明确诊断，控制患者运动症状，提高生活质量，改善工作能力。患者青年起病，需考虑今后长程药物治疗的获益/风险（运动功能改善，生活质量，运动并发症，其他药物副作用）、费用、便捷性，等等。选择制定治疗决策的目标是让患者获得长期较好的生活质量和工作能力，且经济上可以负担。

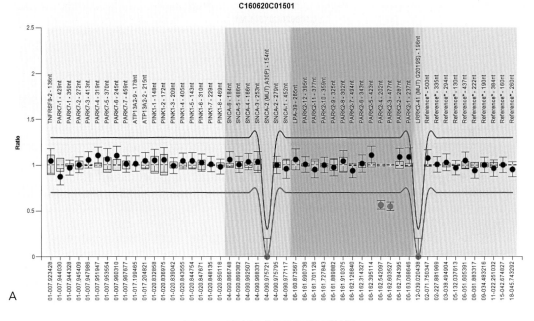

图 2-1　患者及家属基因检测结果

多重连接探针扩增技术（multiplex ligation-dependent probe amplification，MLPA）示患者为 *Parkin* 基因复合杂合突变，他的无症状的父母为单一 *Parkin* 基因杂合突变。使用两套不同的探针验证了相同的结果。A~C. 探针 1-1；D~F. 探针 1-2。A 和 D 示患者 *Parkin* 基因外显子 3 和 4 复合杂合缺失；B 和 E 示患者父亲外显子 3 杂合缺失；C 和 F 示患者母亲外显子 4 杂合缺失。

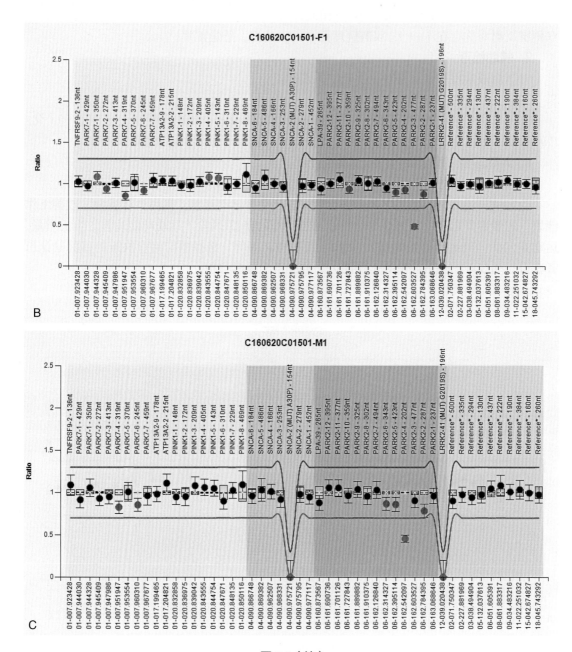

图2-1（续）

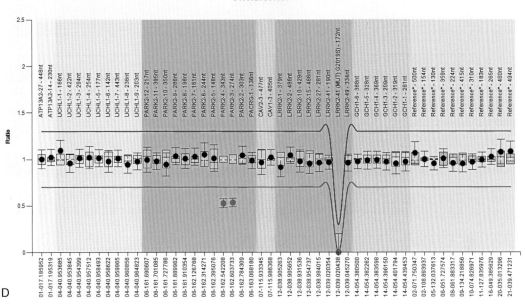

D

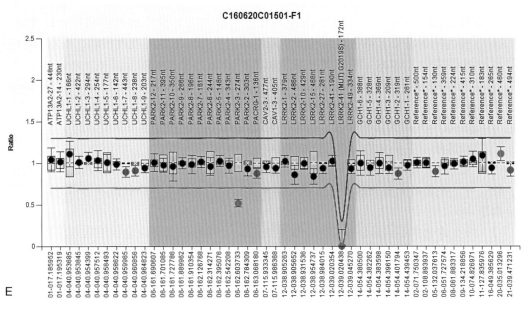

E

图 2-1（续）

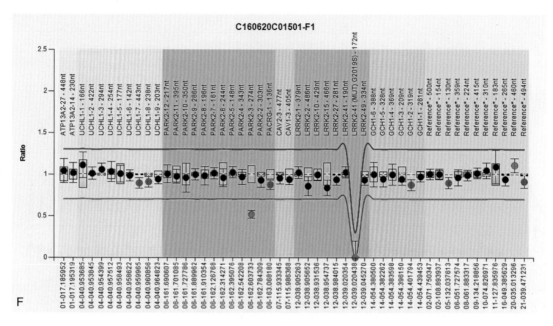

图 2-1（续）

1. 定位诊断　患者以运动迟缓、僵硬、震颤为主要起病症状，先后累及双侧，定位于双侧黑质-纹状体为主的多巴胺能通路。

2. 定性诊断　患者青年起病，有家族史，起病隐匿，慢性进展性病程，以肢体震颤/运动缓慢为临床特征，结合基因检测结果考虑遗传相关的神经变性疾病，根据 2015 版国际运动障碍协会（MDS）帕金森病诊断标准，诊断为早发型帕金森病（*Parkin* 基因突变）。患者还伴有右下肢为主的双下肢不适感，于晚上准备入睡时出现，起床走路或活动下肢不适感可好转。根据 2014 年国际不宁腿综合征（restless legs syndrome，RLS）研究小组（IRLSSG）的 RLS 诊断标准，诊断为帕金森病伴随的继发性不宁腿综合征。

3. 鉴别诊断　主要与帕金森综合征鉴别。

（1）继发性帕金森综合征：有获得性因素，比如感染后、血管性、外伤性、药物相关性、肿瘤等，该患者无相关病史，根据头颅磁共振、药物反应和病程进展等不考虑继发性帕金森综合征。

（2）帕金森叠加综合征：病变较 PD 更加广泛，除外帕金森综合征的表现，还会伴有"叠加"的特点，比如进行性核上性麻痹大多有核上性眼肌麻痹、容易向后摔跤的典型表现；多系统萎缩往往早期出现自主神经功能病变或共济失调；皮质基底节变性所表现的皮质症状如失用、皮质性肌阵挛、"异己手"综合征等。该患者没有眼球运动障碍、自主神经、共济、皮质等明显异常症状，对左旋多巴反应佳，故不考虑帕金森叠加综合征。

（3）其他遗传变性性帕金森综合征：患者青年起病，有家族史，还需要同其他以帕金森样症状为主要表现的遗传变性性帕金森综合征进行鉴别。该患者临床表现为单纯的帕金森病，且基因检测明确为 *Parkin* 基因突变相关 PD，故排除。

【诊断】

Parkin 基因突变的早发型帕金森病

【诊治过程】

患者自 2016 年 5 月 5 日起一直服用多巴丝肼片每次 125mg 每日 3 次（服用时间：7：00—8：00，13：30—14：00，19：30），盐酸普拉克索从每次 0.125mg 每日 1 次，后加量至每次 0.125mg 每日 2 次。服用多巴丝肼片后药效可以维持 5~6 小时，基本没有疗效减退现象，也没有异动症、肌张力障碍等运动并发症。

【预后及随访】

2019 年 3 月 19 日面诊，患者近 3 年症状一直稳定，药物起效和维持时间基本同前（去年以前多巴丝肼每次服药维持 6 小时疗效，从去年开始每次服用多巴丝肼可维持 5 小时疗效），患者偶尔漏服药物发现右肢为主的僵硬感明显。患者诉睡前右下肢为主的双下肢不适感仍较为明显。2019 年 3 月 19 日评估国际不宁腿综合征评估量表（IRLSRS），评分为 11 分，增加睡前服用 0.125mg 盐酸普拉克索（盐酸普拉克索调整为 0.375mg/d）。2019 年 4 月 15 日电话随访，患者腿部不适感明显好转。患者没有疗效减退、异动症等运动并发症。没有新出现其他非运动症状。2019 年 12 月 14 日患者电话描述其自 2019 年下半年开始，偶尔会觉两只脚不自觉地在动，这种"不能控制的动作"出现在吃完药、药效明显的时候，等药效快过的时候异动会好些。这种不能控制的脚部不自主运动在最近 1~2 个月趋于频繁。考虑为"剂峰异动"，嘱咐患者将多巴丝肼从 125mg 每日 3 次调整为每次 62.5mg 每日 4 次服用。同时嘱咐患者服用多巴丝肼务必在餐前 1 小时或餐后 1.5 小时。患者最近半年自行把普拉克索调整为每次 0.25mg 每日 2 次。2020 年 1 月 13 日面诊，患者描述多巴丝肼调整为每次 62.5mg 每日 4 次后，异动几乎没有了，但感觉行走拖步。每次服用 62.5mg 多巴丝肼后 10~15 分钟起效，可以维持 3~4 小时疗效（单独服用多巴丝肼 62.5mg 药效维持 3 小时，服用多巴丝肼 62.5mg 联合盐酸普拉克索 0.25mg 药效维持 4 小时）。考虑为"疗效减退"，予增加雷沙吉兰每次 1mg 每日 1 次，多巴丝肼和普拉克索治疗维持。2020 年 2 月 10 日电话随访，患者觉调整用药后行走拖步、剂末僵硬、活动不灵活明显改善，也没有再出现过异动。夜晚睡前仍有轻度双下肢不适，活动好转，不影响睡眠。

【讨论】

患者男性，31 岁，首诊时病程 6 年，患者起病年龄 26 岁，为青年起病的 EOPD。EOPD 相对没有成年起病 PD 常见，一般具有遗传因素。本例患者祖母有 PD 病史，父母没有 PD，患者遗传了其父亲的 *Parkin* 基因外显子 3 杂合性缺失突变，遗传了母亲的 *Parkin* 基因外显子 4 杂合性缺失突变，表现为 *Parkin* 基因外显子 3-4 杂合性缺失而致病。*Parkin* 基因位于 6q25.2-27，全长 500kp，含有 12 个外显子，编码由 465 个氨基酸组成的 Parkin 蛋白。*Parkin* 基因的一系列功能缺失性突变同常染色体隐性遗传 PD 相关，突变类型包括点突变（比如错义突变，无义突变，移码突变和剪接位点突变），以及单个或多个外显子的拷贝数变异，占 *Parkin* 基因突变相关的常染色体隐性遗传 PD 的 50% 以上。不同国家种族中，*Parkin* 基因突变引起的 EOPD 占 2.9%~11.1%。*Parkin* 基因突变的 EOPD 一般发病年龄较早，病程较长，对左旋多巴治疗反应良好，病程进展相对缓慢，比较容易出现左旋多巴相关的异动症。嗅觉功能和认知功能一般不受影响。本例患者对多巴丝肼治疗具有长期、稳定的疗效。随访前 3 年，左旋多巴剂量没有改变，疗效长期稳定，没有出现运动并发症，嗅觉和认知无明显异常。随访第 4 年开始出现剂峰异动的运动并发症，予调整治疗策略：不增加左旋多巴总量的情况下，增加服药次数而减少每剂左旋多巴剂量，患者剂峰异动缓解。当出现剂末疗效减退时，给予单胺氧化酶 B 抑制剂雷沙吉兰，患者剂末现象显著改善。今后长期随访治疗仍需注意左旋多巴剂量滴定，并警惕监测运动并发症，兼顾运动症状的控制和预防运动并发症的预防来制定治疗策略。

研究表明，约 10% 的 PD 患者伴发不宁腿综合征（restless legs syndrome，RLS），其具体发病机制不明，可能与脑内多巴胺功能紊乱、铁代谢异常等因素有关，而与所用药物无关。PD 伴发 RLS 患者，与原发性 RLS 相比，往往缺乏 RLS 家族史，且不适症状往往见于 PD 运动障碍侧。PD 患者合并 RLS，予睡前小剂量盐酸普拉克索治疗后 RLS 症状得到改善。多巴胺受体激动剂盐酸普拉克索是治疗 RLS 的一线用药，主要作用于突触后 D2、D3 受体，对于 PD 合并 RLS 的患者，睡前服用小剂量多巴胺受体激动剂具有"一箭双雕"的作用。但仍需要在治疗过程中注意是否出现多巴胺受体激动剂相关的"病情恶化"、冲动控制障碍等多巴胺受体激动剂相关特异副作用和一般药物副作用，但是总体发生率不高。

（朱潇颖）

【专家点评】

本例患者为 EOPD，经基因检测明确为 *Parkin* 基因突变。*Parkin* 基因突变是常见的引起常染色体隐性遗传 EOPD 的原因。*Parkin* 基因突变相关的 PD 总体对左旋多巴药物治疗反应较好，但比较容易出现多巴胺药物治疗相关的异动症，考虑到 EOPD 患者面临更长的左旋多巴服药时间，*Parkin* 基因突变的 PD 患者早期应给予小剂量左旋多巴治疗。本例患者予左旋多巴联合多巴胺受体激动剂治疗，有助于减少运动并发症，睡前小剂量多巴胺受体激动剂能较好地控制 RLS 症状。初始治疗时甚至可考虑予更低起始剂量左旋多巴。当然，这需要实际结合患者的工作性质、对治疗的要求等综合评估。出现剂峰异动症和剂末现象时，应减量每剂左旋多巴、增加服用次数。加用单胺氧化酶 B 抑制剂可用于治疗剂末现象。

既往有流行病学研究报道 PD 患者中 RLS 的发病率高于普通人群，但 PD 和 RLS 是否有关联仍不明确。PD 合并 RLS 者，其 RLS 通常继发于 PD（先 PD 后 RLS），而 RLS 先于或同时发生于 PD 则相对少见。关于 RLS 和 PD，以及 RLS 和 *Parkin* 相关 PD 是否有潜在关联及可能的机制，需要未来进一步的研究。

（吴云成）

│ 参考文献 │

［1］BEN-SHACHAR S，AFAWI Z，MASALHA R，et al. Variable *PARK2* Mutations Cause Early-Onset Parkinson's Disease in a Small Restricted Population［J］. J Mol Neurosci，2017，63（2）：216-222.

［2］HEDRICH K，ESKELSON C，WILMOT B，et al. Distribution，type，and origin of Parkin mutations：review and case studies［J］. Mov Disord，2004，19（10）：1146-1157.

［3］郭彦杰，朱潇颖，张小瑾，等. 帕金森病与不安腿综合征关联研究进展［J］. 上海医学，2014，37（3）：259-262.

［4］ZHU X Y，LIU Y，ZHANG X J，et al. Clinical characteristics of leg restlessness in Parkinson's disease compared with idiopathic Restless Legs Syndrome［J］. J Neurol Sci，2015，357（1-2）：109-114.

病例 3

表现为 DRD 特点的 *Parkin* 基因突变的早发型帕金森病

 导读　帕金森病（PD）在临床上主要表现为静止性震颤、肌强直、动作缓慢以及姿势平衡障碍。PD 致病基因 *Parkin* 与早发型帕金森病（early-onset Parkinson's disease，EOPD）的关系密切，在 EOPD 中检出率很高。*Parkin* 基因突变类型多样，缺失突变、点突变、重排等使得 *Parkin* 基因突变导致的帕金森病临床表现多样，部分患者并不典型，本文患者存在可疑的家族史，发病年龄偏大，临床症状不典型，辅助检查结果不典型，提示 *Parkin* 基因突变临床特点与经典型 PD 有所不同。携带 *Parkin* 基因突变的患者最初的症状可能是肌张力障碍，且对小剂量左旋多巴反应良好，可能会被误诊为多巴反应性肌张力障碍（dope-reactive dystonia，DRD）。

【病例简介】

1. **主诉**　行走不便 9 年伴肢体抖动 4 年余。

2. **现病史**　患者女性，49 岁。自述 2009 年下半年开始出现左脚走路不便，表现为左脚"脚掌打地"，无乏力，无麻木，无头晕头痛，未予重视，未曾就医治疗。2014 年出现左脚不自主抖动，安静状态下明显，运动时减轻，后逐渐表现为走路转身持物时动作不灵活，当年就诊于"某医院"，考虑"帕金森病"，给予多巴丝肼每次 62.5mg 每日 3 次口服，患者自觉症状改善不明显，口服 3 个月后，自行加至每次 125mg 每日 3 次，后患者自觉药效不明显自行停药，期间曾口服苯海索、谷维素、维生素 B$_{12}$ 等，均为不规律服药，自觉症状基本无改善，后出现左下肢抖动加重，并于 2017 年逐渐出现右下肢，偶有双上肢的不自主抖动，休息后缓解，睡眠时消失，但并未影响患者生活质量，故患者未再就医，未再服药。患者于 2019 年 11 月出现左下肢胫前区疼痛，针刺样疼痛，发作时间、频率、程度与肢体抖动程度相关，遂来就诊。

3. **既往史**　否认手术外伤史；否认高血压、糖尿病病史；否认脑炎史。

4. **个人史**　出生生长于安徽，无外地长期居住史，无烟、酒等不良嗜好；患者自 2005—2015 年在某工厂工作，负责乒乓球台上漆前的抬板工作，劳动防护差，其同车间有患帕金森病的工友。

5. **家族史**　患者父母有近亲结婚史。患者姐姐 33 岁时出现动作僵硬，偶有手抖，进展性加重，被诊断"多巴反应性肌张力障碍"口服多巴丝肼效果好，目前服用多巴丝肼每次 125mg 每日 3 次，卡左双多巴缓释片 250mg 每晚 1 次。患者父亲 30 岁患脑梗死，母亲有重症肌无力病史，弟弟 41 岁患脑梗死。

6. 体格检查

（1）内科系统查体：体温 36.6℃，脉搏 74 次/min，呼吸 20 次/min，血压 120/80mmHg，心肺腹检查无异常。

（2）神经专科查体：神志清楚，语利，精神可，查体尚合作，定向力、记忆力、理解力及计算力粗测可，双侧瞳孔等大等圆，对光反射灵敏，未见眼球震颤，眼球各向活动正常，双侧鼻唇沟对称，咽反射存在，伸舌居中，偶见双上肢静止性震颤，左下肢有静止性、姿势性震颤，四肢肌力 5 级，左足略拖曳，左下肢踝部内翻，四肢腱反射（+++），基本对称，四肢肌张力略增高，左侧重于右侧，行走时双上肢摆动减少，左侧重于右侧，双侧上肢轮替、对指、拍打动作略缓慢，后拉试验（+），未见明显前冲步态，双侧指鼻试验、跟-膝-胫试验稳准，深浅感觉粗测对称，双侧病理征（−），脑膜刺激征（−）。

7. 辅助检查

（1）血化验：常规生化、肝肾功能电解质、风湿免疫指标、甲状腺功能、肌酶、HIV、梅毒快速血浆反应素试验（RPR）、血酰基肉碱谱均正常。血乳酸 2.69mmol/L↑，肿瘤指标（−）。维生素 B_{12} 228.00pg/ml，叶酸 2.54ng/ml↓。风湿三项：IgG↓，IgA↓，IgM↓。铁代谢全套、血清铜、铜蓝蛋白均正常。外周血涂片未见大小不均棘细胞。

（2）超声：腹部 B 超示轻度脂肪肝，甲状腺 B 超未见明显异常，超声心动图未见明显异常。膀胱残余尿测定小于 30ml。

（3）电生理：脑电图、肌电图未见明显异常，肛门括约肌 EMG 未见明显神经源性肌电改变。

（4）量表测试：简易精神状态检查（MMSE）29 分（患者中专文化程度），蒙特利尔认知评估量表（MOCA）26 分。焦虑、抑郁量表示轻度焦虑，轻度抑郁。嗅觉：自述可疑减退。快速眼动睡眠行为障碍（RBD）筛查问卷（RBDSQ）（−）。简明疼痛评估量表示轻~中度受损。

（5）神经影像：头颅 MR 平扫示颅内多发腔隙灶，双侧筛窦轻度炎症改变，额叶颞叶轻度萎缩。头颅磁敏感加权成像（SWI）示双侧基底节区对称小片状低信号区，考虑铁质沉着。多巴胺转运体正电子发射断层成像（DAT-PET）示双侧壳核分布略减低，提示多巴胺系统功能受损（图 3-1）。

（6）DRD 相关基因检测：通过测序与疾病数据库分析，并未发现明确的基因突变位点，建议临床医生结合病情具体考虑。

（7）PD 相关基因检测：*Parkin* 基因第 9 号外显子上存在 c.934dupC 碱基纯合改变，出现一个移码突变（图 3-2），符合常染色体隐性遗传性早发型帕金森病 2 型。

8. 入院诊断

（1）帕金森综合征（中毒性？）

（2）帕金森病合并肌张力障碍？

（3）成人起病的肌张力障碍合并帕金森综合征？

【临床分析与决策】

1. 症状学诊断　患者表现为行走时左下肢姿势异常，内翻步态，脚板"打地"，符合

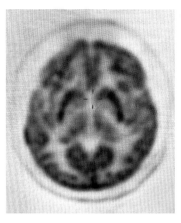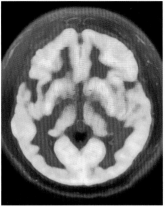

图 3-1　DAT-PET 示双侧壳核多巴胺转运蛋白分布减少

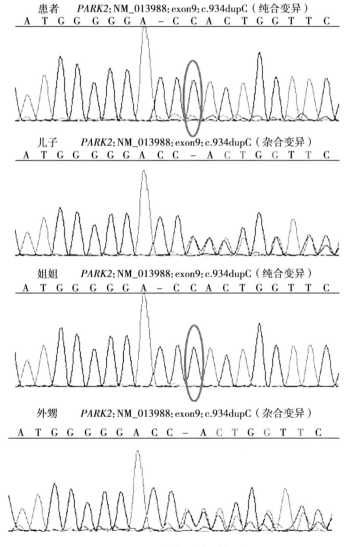

图 3-2　患者及其家属基因检测结果

肌张力障碍的经典定义，即一种不自主、持续性肌肉收缩引起的扭曲、重复运动或姿势异常综合征。姿势异常仅限于左侧下肢，符合局灶性肌张力障碍。动作迟缓，走路转身持物时动作不灵活，左下肢震颤，双上肢摆动减少，左侧重于右侧，轮替、对指、拍打动作缓慢，符合帕金森症。

2. 定位诊断　肌张力障碍和帕金森症归为锥体外系受累，定位于基底节病变，以右侧为主。

考虑为帕金森综合征，入院诊断包括三种可能的诊断，需要尽早确定诊断。首先行多巴丝肼实验性治疗性诊断：多巴丝肼125mg，分别用UPDRS-Ⅲ运动部分评分和对指计数来进行评定，发现患者在多巴胺替代治疗后运动迟缓和肌强直有一定的改善：UPDRS-Ⅲ量表评分在用药前为25分，用药后1小时下降为18分，明显改善，用药后2小时和3小时维持在16分，最大改善率为36%；左手对指计数在用药前为85次，用药后1小时上升至117次，用药后2小时和3小时分别为137次和138次，改善率达60%；右手对指计数在用药前为119次，用药后1小时、2小时和3小时分别为114次、127次和135次，改善率为12.5%。同时疼痛也有改善，但是左下肢姿势异常无明显改善。

目前需要考虑为帕金森综合征，根据国际运动障碍协会（MDS）的诊断指南，临床确诊帕金森病需同时符合：无绝对排除标准，至少2条支持标准，无警示征象。临床可能的帕金森病需满足：无绝对排除标准，1条警示征象需对应1条支持标准抵消，不超过2条警示征象。此患者存在核心标准（行动迟缓+静止性震颤+肌强直），支持标准2项，没有警示征象。但是在排除标准中有一条是发病3年后仍局限于下肢的帕金森样症状，此患者发病5年，仍然只是下肢的"踏地感"，因此存在可疑排除标准，目前不能诊断帕金森病。

我们转变思路：考虑患者病程长达10年，下肢起病，症状重于上肢，DAT-PET双侧壳核分布仅仅是略减低，两侧基本对称，结合患者姐姐被诊断为多巴反应性肌张力障碍，结合患者对多巴丝肼反应良好，故初步考虑，患者DRD的可能性大。虽然有些文献报道，伴有帕金森综合征的DRD患者可以帕金森综合征为主要表现，而这些DRD患者DAT显像可能存在轻度异常，伴/以帕金森综合征表现的患者即使DAT-PET轻~中度异常也不能排除DRD的可能性。根据DRD的诊断流程（图3-3），需要考虑临床诊断的DRD，但是

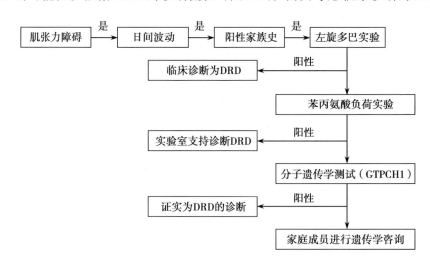

图3-3　DRD的诊断流程

不能完美解释 DAT-PET 的结果。

此患者 DRD 相关基因检测结果并未发现明确的基因突变位点。然后结合患者的家族遗传方式，考虑常染色体隐性遗传可能性大，因此筛查了 PD 相关基因，结果发现 *Parkin* 基因第 9 号外显子上存在 c.934dupC 碱基纯合改变，出现一个移码突变，最终确诊为 *Parkin* 基因突变的早发型帕金森病。

【诊断】

Parkin 基因突变的早发型帕金森病

【诊治过程】

对于 PD 的治疗药物选择尚需遵循个体化治疗原则。本例患者诊断为帕金森病 2 型（PARK2），根据中国帕金森病治疗指南，早发型患者在不伴有智能减退的情况下，可有如下选择：非麦角类多巴胺受体激动剂；单胺氧化酶 B 抑制剂；金刚烷胺；复方左旋多巴；复方左旋多巴+儿茶酚-O-甲基转移酶（COMT）抑制剂对于药物选择尚需遵循个体化治疗。该患者住院过程中行多巴丝肼药物测评，基线统一帕金森病评分量表（UPDRS）Ⅲ 25 分，最佳改善率为 36%，对指计数显著改善。故治疗上小剂量多巴替代治疗对患者疗效较好，可考虑。此外，早发型帕金森病患者容易出现运动并发症、焦虑抑郁情绪，故多巴胺受体激动剂亦可选择。但该患者因家庭经济问题，不能接受多巴胺受体激动剂的治疗，给予多巴丝肼每次 125mg 每日 3 次，患者的运动症状得到改善，维持患者较好的日常生活能力，但是左下肢姿势异常无明显改善。

【预后及随访】

随访 1 年，症状稳定，没有明显的进展，继续使用多巴丝肼每次 125mg 每日 3 次治疗。

【讨论】

本例患者临床表现为中青年起病的帕金森综合征，以肌张力障碍为主要首发表现，隐匿起病，缓慢进展，小剂量左旋多巴治疗效果佳，父母为近亲结婚，有可疑的家族史，易被诊断为多巴反应性肌张力障碍。然而经过"抽丝剥茧"，结合患者家族遗传方式，考虑常染色体隐性遗传可能性大，基因检测结果证实 *Parkin* 基因突变，确诊为 *Parkin* 基因突变的早发型帕金森病。

患者 40 岁发病，经历 10 年辗转就诊于全国各大医院，虽然得到了"帕金森综合征"的诊断，因症状较轻，一直没有被重视，此次因其非运动症状-双下肢疼痛就诊，并始终没有被明确诊断。究其原因可能在于：①该患者以步态障碍为首发症状，随后表现出肌张力障碍和帕金森样锥体外系症状，加上临床医生对局灶型肌张力障碍的认识普遍不足，导致该病早期易被忽视。②在帕金森的诊断标准中，其中一条排除标准为"发病 3 年后仍局限于下肢的帕金森样症状"，但本例患者发病 5 年仍局限于下肢，目前认为是足部肌张力障碍的表现，并非帕金森样症状，容易被误导。③其姐姐被诊断为"DRD"，文献报道伴/以帕金森综合征表现的 DRD 患者 DAT 显像可能存在轻度异常，而且即使基因检测阴性不能完全排除 DRD，这一点给诊断带来一定的干扰。④该患者的 DAT-PET 没有给予很好的提示，双侧壳核均有减少，不很典型。

EOPD 与基因的相关性是肯定的，然而，仅有 20%~30% 散发的早发型患者能检测到明确的致病基因。从流行病学角度看，不同基因突变频率不尽相同。国外有研究结果显

示，在 953 例早发型帕金森病患者（<50 岁）中，16.6% 的患者存在基因突变，其中 64 例
（6.7%）为 *Parkin* 基因（即 *PARK2* 基因），35 例（3.6%）为 *LRRK2* 基因，而未发现
PINK1 及 *SNCA* 的突变类型。国内以 PARK2 类型（*Parkin* 基因突变）最为常见，约为
12.6%。PARK2 类型患者表现为早发型帕金森病的一般特点，具有稍别于经典帕金森病患
者的一些不典型表现（表 3-1）。本例患者发病年龄和临床特征基本与之相符，通过基因检
测也最终证实了这一诊断。

表 3-1　PARK2 类型患者和本例患者的临床特点比较

PARK2 类型患者的一般临床特点	本例患者的临床特点
起病年龄小	40 岁
病程长	10 余年
进展缓慢	H-Y 分期 3 期,UPDRS-Ⅲ 25 分
病程早期有肌张力障碍	存在
睡眠缓解	存在
认知功能影响小	无明显减退
对左旋多巴反应好	多巴丝肼 375mg/d 起效

（潘静）

【专家点评】

　　早发型帕金森病较少见，发病率占帕金森患者数的 5%~10%，具有明确的遗传易感性
和家族聚集性，多数具有阳性家族史，提示遗传因素在其中起到重要作用。目前已有 20
多个基因明确定位，包括常染色体显性和隐性遗传两种主要遗传方式。

　　常染色体显性遗传基因常见的如 *SNCA*、*LRRK2*、*UCH-L1*、*VPS35* 等。常染色体隐性
遗传基因常见的如 *Parkin*、*PINK1*、*DJ-1*、*ATP13A2*、*PLA2G6* 等。其运动症状与晚发型
帕金森病基本相似，包括运动迟缓、震颤、肌强直。在非运动症状方面，认知功能损害出
现较晚，除了帕金森病的上述基本特征之外，早发型 PD 患者常具有一些与特定基因相关
的特征，例如，*Parkin* 基因突变者疾病进展缓慢，常见肌张力障碍和对称性症状，睡眠获
益明显；*PINK1* 常以肌张力障碍为首发症状等。*Parkin* 基因发病年龄越小，突变率越高，
如发病年龄在 20 岁之前突变率在 77% 左右；而发病年龄在 31~45 岁时突变率在 3% 左
右。临床特点：①除了帕金森样症状外，容易伴随足部肌张力障碍、腱反射活跃；②有日
夜波动性、早期出现运动并发症、病程进展缓慢；③左旋多巴有效，与散发性 PD 相比，
左旋多巴用量小，但容易出现运动并发症；④病理上很少见到路易体（Lewy body）；⑤杂
合突变患者随访 12 年，纯合/复合杂合突变患者随访 19 年，发现痴呆的比例为 7%
和 1%。

　　本例患者的诊断过程经过了"一波三折"。首先，患者此次因非运动症状（左下肢疼
痛）就诊本身就有迷惑性，其次患者提供的职业暴露史，使得门诊初诊把中毒性可能放在
第一考虑，可疑的"DRD"阳性家族遗传史，使得诊断偏移为"DRD 可能"，加上疾病临

床表现不典型，部分关键辅助检查结果不能提供有力支持，使得诊断复杂化，最终结合临床和基因结果诊断为 *Parkin* 基因突变的早发型性帕金森病。*Parkin* 基因突变临床表现有很大的异质性，临床症状的不典型，导致对该病的认识普遍不足，因此需要提高对早发型帕金森病的认识，以降低乃至避免误诊和漏诊。

（陈生弟）

| 参考文献 |

［1］MALEK N，FLETCHER N，NEWMAN E. Diagnosing dopamine-responsive dystonias［J］. Pract Neurol，2015，15（5）：340-345.

［2］MENCACCI N E，ISAIAS I U，REICH M M，et al. Parkinson's disease in GTP cyclohydrolase 1 mutation carriers［J］. Brain，2014，137（9）：2480-2492.

［3］BEN-SHACHAR S，AFAWI Z，MASALHA R，et al. Variable *PARK2* Mutations Cause Early-Onset Parkinson's Disease in a Small Restricted Population［J］. J Mol Neurosci，2017，63（2）：216-222.

［4］LANGSTON J W，SCHÜLE B，REES L，et al. Multisystem Lewy body disease and the other parkinsonian disorders［J］. Nat Genet，2015，47（12）：1378-1384.

病例 4

SNCA 基因突变导致的常染色体显性遗传性帕金森病

导读 SNCA 基因是最先报道的与常染色体显性遗传性帕金森病相关的致病基因，该亚型有严重的自主神经功能障碍、痴呆，病情进展快，早期对左旋多巴反应良好，但随着病情进展有疗效减退等特点。本病例从遗传学、影像学等方面作出分型，为个体化的治疗提供参考。

【病例简介】

1. 主诉 肢体抖动无力 9 年余，加重 2 年。

2. 现病史 患者男性,46 岁。9 年前无明显诱因逐渐出现四肢不自主抖动，右侧显著，静止时出现，并感肢体无力和僵硬，写字越写越小，在中南大学湘雅医院行头颅 MRI 无明显异常，予以相关检查排除继发性帕金森综合征，诊断为"帕金森病"，给予"多巴丝肼，每次 125mg 每日 3 次"和"吡贝地尔，每次 50mg 每日 1 次"，自诉症状明显缓解。近 2 年患者自诉症状明显加重，药物疗效不佳，服药后仅能维持 1 小时左右，自行将多巴丝肼剂量增至每次 250mg 每日 1 次，吡贝地尔每次 50mg 每日 2 次，并出现服药后 1 小时左右头颈部不自主抖动，1~2 小时后可自行缓解，患者自诉记忆力明显下降，有时自己找不到回家的路，曾在精神病院接受 1 年治疗，具体治疗不详。病后饮食正常，睡眠困难，便秘和夜尿增多，体重无明显下降。

3. 既往史 既往体健，否认其他慢性病病史，否认肝炎及其他传染病病史，否认药物及食物过敏史，务农，经常接触杀虫剂，否认一氧化碳中毒、头部外伤、脑炎病史。

4. 个人史 出生于湖南，无外地久居史，无吸烟饮酒嗜好。曾长期服用抗精神病药物，具体不详，无其他药物及毒物接触史。

5. 家族史 其母亲、哥哥有类似病史，母亲 50 多岁出现手抖活动缓慢、走路小碎步，60 多岁去世，哥哥 42 岁出现行动迟缓伴双手抖动，已确诊帕金森病，患者父母非近亲结婚（图 4-1）。

6. 查体

（1）一般情况检查：患者发育正常，营养中等，表情略少，心肺腹查体无明显异常。

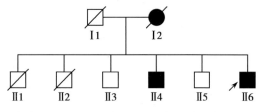

□ 健康男性　■ 男性患者　● 女性患者　↗ 先证者　／ 死亡

图 4-1　家系图谱

（2）神经系统检查：神志清楚，精神可，言语模糊，音调低，对答尚切题，查体合作，计算能力下降，理解力尚可。短期记忆力下降，远期记忆力尚可。双眼各向运动正常，双瞳等大等圆，对光反射灵敏，面具脸，眼球活动可，未见眼球震颤，四肢肌力5级，双上肢静止性震颤，四肢肌张力呈齿轮样增高，四肢腱反射（++），深、浅感觉粗测正常，行走时肢体联带运动减少，启动困难，步距小，姿势前屈，步态前冲，后拉试验阳性，病理征未引出。双侧指鼻试验准确，轮替试验笨拙，跟-膝-胫试验完成可。

（3）量表评估：①简易精神状态检查（MMSE）9/30分，蒙特利尔认知评估量表（MOCA）11/30分；②（关期）统一帕金森病评分量表（UPDRS）74分，其中UPDRS-I 评分7分，UPDRS-II 评分21分，UPDRS-III 评分为39分，治疗并发症评分7分；③（关期）帕金森病 Hoehn-Yahr 分级量表（H-Y 分期）为3期；④非运动症状评分（SCOPA-AUT）：消化系统评分5分，泌尿系统评分2分，心血管系统评分5分，体温调节评分3分，瞳孔评分1分；⑤睡眠行为障碍问卷-香港版（RBDQ-HK）提示存在快速眼动睡眠行为障碍（RBD）；⑥嗅觉减退量表提示存在嗅觉减退；⑦帕金森病疲劳量表（PFS）提示存在疲劳；⑧汉密尔顿抑郁量表提示存在轻度抑郁。

7. 辅助检查

（1）实验室检查：血尿粪便常规、肝肾功能、心肌酶、血脂、电解质、血糖、血同型半胱氨酸、维生素测定全套、肿瘤标志物 C12、红细胞沉降率、输血前四项、糖化血红蛋白、甲状腺功能五项、凝血功能、免疫全套、风湿全套、ANA 谱测定、狼疮全套结果均正常；铜蓝蛋白测定 320mg/L。

（2）裂隙灯下未见角膜 K-F 环。

（3）头颅 MRI 未见明显异常。

（4）^{11}C-CFT PET 显像示：先证者双侧苍白球及尾状核 CFT 摄取率明显减少，左侧明显，提示存在多巴胺突触前膜受损（图 4-2）。

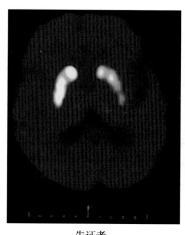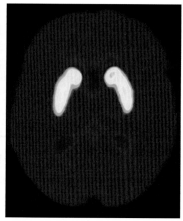

先证者　　　　　　　　　　　正常对照

图 4-2　先证者 ^{11}C-CFT PET 显像

（5）遗传学分析：对家系进行已知致病基因突变分析，发现先证者、先证者的两个哥哥Ⅱ4（患者）、Ⅱ5（正常人）存在 *SNCA* 基因 E1-E6 杂合重复（图 4-3）。

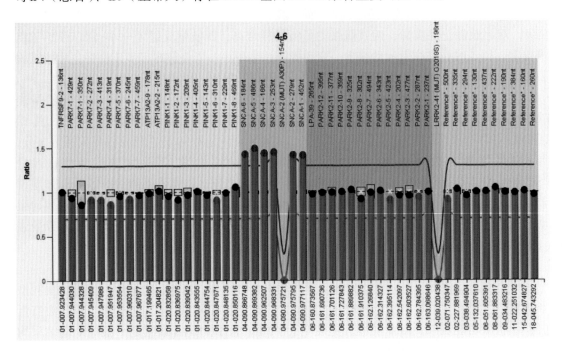

图 4-3　外显子重排突变检测（*SNCA* E1-E6 杂合重复）

8. 入院诊断　早发型帕金森病。

【临床分析与决策】

在早发型帕金森病中遗传因素占有重要作用，至今已有 20 余个致病基因明确定位与克隆，其中有 12 个基因与常染色体显性遗传性帕金森病相关。研究发现携带这些致病基因的患者均存在一些 PD 共有的临床特征，表现为肢体静止性震颤，四肢肌张力增高，表情僵硬，特殊的屈曲体姿，运动迟缓及姿势步态异常等；但同时还具有一些特殊的临床表现。

本例患者中年男性，病程 9 年，进行性加重，左旋多巴治疗后好转。表现为四肢不对称性不自主抖动，运动不灵活，查体发现肢体震颤，肌张力增高，考虑定位在锥体外系，患者有认知及精神症状，因此皮质或皮质下也受累。对于定性诊断，根据患者病程特点，首先可排除血管性疾病，患者甲状腺功能五项、免疫及肿瘤相关检查阴性，无感染及中毒症状和体征，可排除代谢、免疫、肿瘤、感染、中毒等疾病，结合患者家族史，考虑遗传变性疾病的可能。通过详细病史询问、体格检查、辅助检查及药物治疗反应，可初步诊断为常染色体显性遗传性早发型帕金森病，铜蓝蛋白值在正常范围内，可临床排除肝豆状核变性，通过基因检测结果显示先证者 *SNCA* 基因为 E1-E6 杂合重复，结合以上结果可确诊为常染色体显性遗传性帕金森病（PARK1/4 型）。

该先证者在用药过程中逐渐出现疗效减退、剂末现象，需要加大左旋多巴用量以及增加给药次数来控制症状，同时存在严重的自主神经功能障碍，如尿急、尿频、夜尿增多、便秘、白天出汗多、夜间盗汗，体位改变时出现头晕；认知功能受损包括短期记忆力减退；其他的非运动症状有嗅觉减退、RBD、白天过度嗜睡、易疲劳和轻度抑郁等，对患者的长期治疗及生活质量有影响，故在治疗上需同时添加其他辅助用药以对患者的情绪及非运动症状方面进行改善。

【诊断】

SNCA 基因突变导致的常染色体显性遗传性帕金森病

【诊治过程】

入院后，将多巴丝肼逐渐减量至每次 0.125g 每日 3 次，改吡贝地尔为普拉克索每次 0.5mg 每日 3 次，并增加恩他卡朋每次 0.2g 每日 3 次，司来吉兰每次 5mg 每日 2 次，多奈哌齐每晚 10mg。患者临床症状明显好转，异动症消失，每次药物维持 3 小时左右。

【预后及随访】

该亚型临床预后较差，运动症状进展较快，且伴有较多的非运动症状，严重影响患者的生活质量，目前先证者反映临床症状加重，继续增加左旋多巴剂量至每次 0.25g 每日 3 次，服药后出现明显的肢体异动现象，运动症状改善较差。

【讨论】

SNCA 基因是最先报道的与家族性 PD 相关的基因，又称为 *PARK1/4*。*SNCA* 基因呈常染色体显性遗传，少数散发性 PD 患者也存在 *SNCA* 基因突变。其突变类型包括双倍或三倍重复和点突变。*SNCA* 基因突变的患者发病年龄较早，早期症状是额叶功能波动性损害，记忆功能障碍；运动症状中震颤较少见，肌强直较严重；非运动症状包括严重的直立性低血压、自主神经功能障碍、嗅觉减退等出现较早而显著；其他症状包括肌阵挛、癫痫、言语障碍、行为改变、锥体束征、认知功能下降、痴呆甚至缄默等；另外，三倍重复患者的临床症状比二倍重复患者更重；其病情进展较快，早期对左旋多巴反应良好，但随着疾病进展对左旋多巴反应减退。

本病例家系先证者 37 岁发病，早期以抖动无力起病，病程进展比较快，早期对左旋多巴类制剂疗效显著，到疾病后期出现剂末现象、异动症等运动并发症；非运动症状方面，患者较早出现自主神经功能障碍，如便秘、排尿障碍、直立性低血压、日间多汗和夜间盗汗等，还伴有其他症状，如认知功能下降、行为改变、痴呆、嗅觉减退、RBD、白天过度嗜睡、疲劳、抑郁等，但并未发现患者存在癫痫和肌阵挛。多重连接依赖探针扩增（MLPA）筛查发现先证者携带 *SNCA* 基因的 E1-E6 杂合重复，故患者诊断常染色体显性遗传性帕金森病（PARK1/4 型）明确。

临床上，通过详细的病史、体格检查、辅助检查可以非常有效地帮助临床医生对家族性帕金森病进行诊断，通过结合 MLPA 和全外显子组检测（WES）测序技术的常规筛查 PD 的已知致病基因可以进行精确的遗传亚型分析，为临床提供个体化治疗策略提供帮助。针对 *SNCA* 杂合重复的患者，因存在病情进展快、非运动症状较多的特点，且早期对左旋多巴有疗效但到后期易出现异动症和剂末现象等并发症，提示在早期给予患者小剂量左旋多巴联合多巴受体激动剂、MAO-B 抑制剂等多靶点联合治疗可能更有获益；此外，需要关注患者认知功能的损害，必要时给予改善认知相关的治疗，以提高患者的生活质量为目标。

（郭纪锋）

【专家点评】

先证者为 46 岁中年男性，隐匿起病，主要表现震颤、四肢强直、运动迟缓，认知受损、自主神经功能障碍、RBD、嗅觉减退、易疲劳等。通过详细的病史及家族史询问，体格检查，量表评分，头颅 MRI 及多巴治疗反应拟诊断为常染色体显性遗传性帕金森病。进一步通过基因检测发现先证者存在 SNCA 基因的 E1-E6 杂合重复。可确诊为常染色体显性遗传性帕金森病（PARK1/4 型）。

由于 SNCA 基因突变导致的家族性 PD 早期对多巴类药物治疗反应好，患者初始治疗予以多巴丝肼每次 125mg 每日 3 次，治疗效果好，但因为长期病程管理不善，服用一段时间后自行增加剂量至每次 250mg 每日 1 次，导致患者病情进展快，出现剂末现象及异动症等运动并发症，改善剂量后，治疗效果不如从前。

该类型患者建议早期给予小剂量左旋多巴联合多巴受体激动剂、MAO-B 抑制剂等多靶点联合治疗可能更有获益，尽量推迟运动症状波动的发生，并且应做好长期病情管理和随访，保证疗效并推迟病情的进展。

（唐北沙）

| 参考文献 |

[1] IBÁÑEZ P，LESAGE S，JANIN S，et al. Alpha-synuclein gene rearrangements in dominantly inherited parkinsonism：frequency，phenotype，and mechanisms [J]. Arch Neurol，2009，66（1）：102-108.

[2] FUCHS J，NILSSON C，KACHERGUS J，et al. Phenotypic variation in a large Swedish pedigree due to SNCA duplication and triplication [J]. Neurology，2007，68（12）：916-922.

[3] DU Y J，SHEN Y，WANG Y X，et al. Clinical variability in Chinese families with Parkinson disease and SNCA duplication，including the shortest 139kb duplication [J]. Parkinsonism Relat Disord，2019，68：60-62.

[4] TIAN J Y，GUO J F，WANG L，et al.Mutation Analysis of LRRK2，SCNA，UCHL1，HtrA2 and GIGYF2 genes in Chinese Patients with Autosomal Dorminant Parkinson's Disease [J]. Neurosci Lett，2012，516（2）：207-211

[5] CHARTIER-HARLIN M C，KACHERGUS J，ROUMIER C，et al. Alpha-synuclein locus duplication as a cause of familial Parkinson's disease [J]. Lancet，2004，364（9440）：1167-1169.

[6] ZHAO Y W，QIN L X，PAN H X，et al. The role of genetics in Parkinson's Disease：a large cohort study in Chinese mainland population [J].Brain，2020，143（7）：2220-2234.

病例 **5**

DJ-1 基因突变导致的常染色体隐性遗传性早发型帕金森病

导读 早发型帕金森病有帕金森病的一般临床表现，还可能有不典型的临床特征。该先证者青少年起病，症状有晨轻暮重波动现象，多巴替代治疗敏感，但早期出现明显的症状波动。本病例从遗传学作出分型，为个体化的治疗提供参考。

【病例简介】

1. **主诉** 四肢抖动、运动迟缓 9 年。

2. **现病史** 患者男性，27 岁。自 2000 年（19 岁）时无明显诱因出现左上肢抖动，休息时出现，活动时消失，持物维持姿势时加重。以上症状逐渐加重，1 年内渐累及左下肢、右上肢及右下肢，并逐渐累及口周；同时感相应肢体无力，有僵硬感，做事变慢，行走迟缓；行走时经常往后退步，但未曾摔倒；患者易疲劳，稍活动后睁眼困难；以上症状有晨轻暮重，早上起床后症状较轻，活动 1 小时左右症状明显加重，休息后有好转；病情逐渐加重。2003 年至中南大学湘雅医院神经内科门诊就诊，予以相关检查排除继发性帕金森综合征，拟诊为"早发型帕金森病"，给予多巴丝肼片每次 0.125g 每日 3 次和司来吉兰每次 5mg 每日 2 次治疗，初始治疗反应好，症状可完全消失。半年后自行停药，症状再次出现，并渐加重。2005 年生活能力完全丧失，不能起床活动。2006 年再次服用多巴丝肼每次 0.125g 每日 3 次，症状有所好转，但服药半小时后出现肢体异动现象，为求进一步诊治于 2009 年 9 月入住笔者所在医院。起病以来，患者精神和食欲可，出汗较多，小便正常，经常便秘，体重无明显变化。

3. **既往史** 否认高血压、糖尿病病史；否认肝炎及其他传染病病史；否认手术史，无药物及食物过敏史；否认输血及血液制品使用史；预防接种史不详。

4. **个人史** 出生于江西，无外地久居史；无吸烟、饮酒史；无疫水接触史。

5. **家族史** 患者父母近亲结婚（表兄妹，家系图谱见图 5-1）。其弟弟有类似病史，20 岁开始发病，逐渐出现左上肢静止性震颤，维持姿势时可加重，并感左上肢不灵活，肢体无力，运动缓慢，渐累及左下肢；自感发病后出现言语不流畅、声音低沉稍含糊，以上症状有晨轻暮重，休息后好转现象。右侧肢体基本正常。

6. **查体**

（1）一般情况查体：生命体征平稳，心肺腹查体无明显异常。

（2）神经系统查体：神志清楚，言语含糊，近记忆力、计算力、定向力可。双侧瞳孔

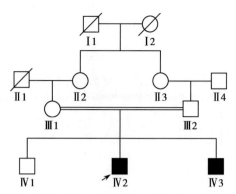

图 5-1 家系图谱

等大等圆，直径约 3mm，对光反射灵敏，无舌肌震颤及萎缩，掌颌反射（－），吸吮反射（－），面部表情减少，下颌可见震颤，言语含糊不清，眼球活动可，未见眼球震颤，余脑神经检查无明显异常；四肢肌力 5 级，四肢肌张力呈齿轮样增高，四肢可见静止性震颤及姿势性震颤，以左侧肢体明显；四肢腱反射（＋＋），深、浅感觉粗测正常。颈项张力增高，余脑膜刺激征（－）。肢体联带运动减少，双侧指鼻试验欠准，双侧跟-膝-胫试验正常，Romberg 征（－），余病理征（－）。

（3）量表评估：①简易精神状态检查（MMSE）28/30 分，蒙特利尔认知评估量表（MOCA）26/30 分；②（关期）统一帕金森病评分量表（UPDRS）评分 74 分，UPDRS-I 评分 7 分，UPDRS-II 评分 21 分，UPDRS-III 评分为 39 分，治疗并发症评分 7 分；③（关期）帕金森病 Hoehn-Yahr 分级量表（H-Y 分期）为 3 期；④非运动症状评分（SCOPA-AUT）：消化系统评分 5 分，泌尿系统评分 2 分，心血管系统评分 5 分，体温调节评分 3 分，瞳孔评分 1 分；⑤睡眠行为障碍问卷-香港版（RBDQ-HK）提示不存在快速眼动睡眠行为障碍（RBD）；⑥嗅觉减退量表提示不存在嗅觉减退；⑦帕金森病疲劳量表（PFS）提示存在疲劳；⑧汉密尔顿抑郁量表提示存在轻度抑郁；⑨罗马III功能性便秘诊断量表提示存在便秘。

7. 辅助检查

（1）血尿粪便常规、肝肾功能、心肌酶、血脂、电解质、血糖、血同型半胱氨酸、维生素测定全套、肿瘤标志物 C12、红细胞沉降率、输血前四项、糖化血红蛋白、甲状腺功能五项、凝血功能、免疫全套、风湿全套、ANA 谱测定、狼疮全套结果均正常；铜蓝蛋白测定 434mg/L（正常）。

（2）心电图、腹部彩超、泌尿系彩超均正常。

（3）裂隙灯下未见角膜 K-F 环。

（4）头颅 MRI 未见明显异常。

（5）^{11}C-CFT PET 显像示：先证者及弟弟双侧苍白球及尾状核 CFT 摄取率明显减少，提示存在多巴胺突触前膜受损（图 5-2）。

（6）遗传学分析：对家系进行已知致病基因突变分析，发现先证者及弟弟存在 *DJ-1* 基因 c.T29C 纯合突变，其父母与大哥均为 c.T29C 的杂合携带者（图 5-3）。

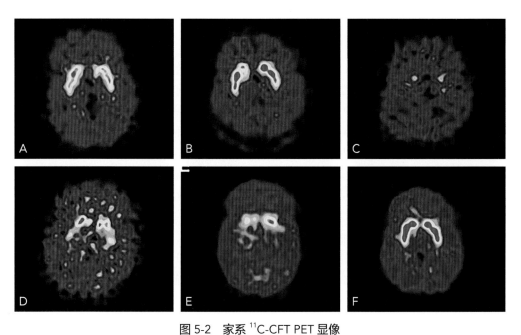

图 5-2　家系 ¹¹C-CFT PET 显像

A. 父亲；B. 母亲；C. 先证者；D. 弟弟（患者）；E. 原发性 PD；F. 正常对照。

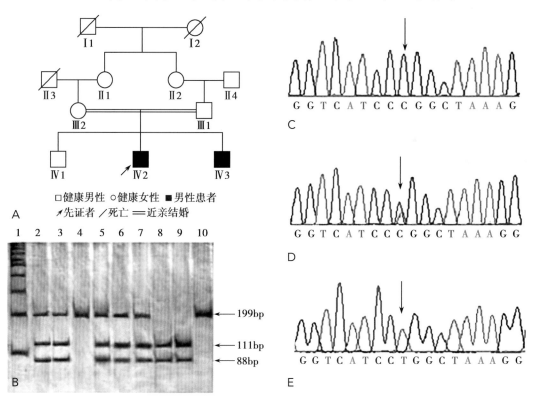

图 5-3　家系突变检测（*DJ-1* 基因 c.T29C 纯合突变）

注：A. 家系图谱；B. Msp I 限制性酶切位点分析。泳道 1=maker（100bp）；泳道 2= 祖母（II 1）；泳道 3= 祖母（II 2）；泳道4= 祖父（II 4）；泳道5= 父亲（III 1）；泳道6= 母亲（III 2）；泳道7= 兄长（IV 1）；泳道 8= 先证者（IV 2）；泳道 9= 弟弟（IV 3）；泳道 10= 对照；C. 先证者（IV 2）和弟弟（IV 3）是突变纯合子（c.T29C）；D. 父亲（III 1），母亲（III 2）和兄弟（IV 1）是正常的杂合子；E. 宽型波。

8. **入院诊断**　早发型帕金森病。

【临床分析与决策】

帕金森病多为散发病例，仅 5%~10% 的病例与遗传因素有关。早发型帕金森病（EOPD）不同于老年起病的经典 PD，一般 50 岁以前起病，发病率占 PD 患者的5%~10%。Parkin、PINK1 和 DJ-1 基因是 EOPD 患者较常见的致病突变基因，这几个亚型的患者运动症状与原发性 PD 类似，但认知障碍、嗅觉障碍及自主神经症状相对少见。其中 DJ-1 基因突变患者发病年龄早，以运动迟缓为主征，早期多出现震颤、肌张力障碍和运动障碍的症状，进展缓慢，随后可能出现精神症状，如精神障碍、焦虑和认知能力下降，且通常对左旋多巴治疗反应良好，但容易出现明显的运动并发症。

本例患者青年男性，病程 9 年，病情进行性加重，左旋多巴治疗反应良好。临床表现为静止性震颤、运动迟缓、僵硬的症状，且病情呈"N"字形发展，查体发现四肢肌张力呈齿轮样增高、双侧指鼻试验欠准，提示锥体外系受损。对于定性诊断，根据患者年龄及病程特点，首先可排除血管性疾病，患者甲状腺功能五项、免疫等相关检查阴性，且无感染及中毒症状和体征，可排除代谢、免疫、肿瘤、感染、中毒等疾病，因此，患者定性诊断考虑变性病及遗传病可能。通过详细病史询问，体格检查、辅助检查及药物治疗反应，可初步诊断为常染色体隐性遗传性早发型帕金森病，进一步检查铜蓝蛋白值正常排除肝豆状核变性的可能，结合家族史进行基因检测发现该患者的样本在 DJ-1 基因存在一处纯合突变（c.T29C 纯合突变），可确诊为常染色体隐性遗传性早发型帕金森病（PARK7 型）。

DJ-1 基因突变导致的常染色体隐性遗传性早发型帕金森病（autosomal recessive early onset of Parkinson's disease，AREP）对多巴类药物治疗反应好，但容易较早出现运动症状波动，影响患者的长期治疗及生活质量。故应优先予多巴受体激动剂、MAO-B 抑制剂、苯海索、金刚烷胺等药物治疗，症状严重患者或根据其社会及生活功能改善需要可添加左旋多巴治疗但需维持较低剂量，尽量推迟运动症状波动的发生。若患者情绪问题较突出，临床研究提示行为治疗配合普拉克索辅助用药对患者的情绪及其他非运动症状改善有效。

【诊断】

DJ-1 基因突变导致的常染色体隐性遗传性早发型帕金森病

【诊治过程】

患者入院后给予减量多巴丝肼为每次 0.063g 每日 8 次，开期持续 1.5 小时左右，但服药半小时时仍出现约半小时的异动现象，加用金刚烷胺每次 0.1g 每日 2 次后，异动现象持续时间及幅度减轻。患者疗效减退明显，建议加用多巴胺受体激动剂及相关酶抑制剂，但患者因经济原因均拒绝应用，遂增加服多巴丝肼次数为 6~8 次/d，症状稳定出院。

【预后及随访】

该型患者临床进展缓慢，目前患者仍使用多巴丝肼 0.063g 每日 8 次和金刚烷胺每次0.1g 每日 2 次治疗，仍有明显的肢体异动现象，可忍受。

【讨论】

早发型帕金森病多数于青少年期发病，并有其独特的临床特征。与中老年型帕金森病比较，一般早发型帕金森病有如下特征：①PD 三联征（运动迟缓、肌强直、静止性震颤）

均较轻，早期症状常不典型；②局限性肌张力障碍常见，尤以足部肌张力障碍常见；③腱反射活跃或亢进常见；④症状波动常见，如晨轻暮重和睡眠后症状可减轻等；⑤病程长，病情进展缓慢；⑥对多巴制剂治疗反应良好，但由多巴制剂引起的运动障碍和症状波动常见。

文献报道 *DJ-1* 基因突变患者发病年龄早，以运动迟缓为主征，病程早期多出现震颤、肌张力障碍和运动障碍的症状，非运动症状不明显，病情进展缓慢，随后可能出现精神症状，如精神障碍、焦虑和认知功能下降，该类患者通常对左旋多巴治疗有良好的反应，但容易出现明显的运动并发症。本例患者通过发病年龄、临床症状、影像学及药物疗效可以明确早发型帕金森病，进一步基因检测发现患者存在 *DJ-1* 基因纯合突变（c.T29C），故该患者确诊为常染色体隐性遗传性早发型帕金森病（PARK7 型）。

在治疗方面，*DJ-1* 基因突变导致的常染色体隐性遗传性早发型帕金森病对多巴类药物治疗反应好，但容易较早出现运动症状波动，影响患者的长期治疗及生活质量。故在治疗上宜先予多巴胺受体激动剂、单胺氧化酶 B 抑制药（MAO-B 抑制剂）、苯海索、金刚烷胺等药物治疗，症状严重患者或根据其社会及生活功能改善需要可添加左旋多巴治疗但需维持在较低剂量，尽量推迟运动症状波动的发生。若患者精神情绪问题较突出，已有的临床研究提示行为治疗辅助普拉克索对患者情绪方面的症状有改善作用。

（郭纪锋）

【专家点评】

本例患者为 27 岁青年男性，隐匿起病，主要表现为震颤、四肢强直、运动迟缓，易疲劳感，有晨轻暮重现象。通过详细的病史询问，体格检查，量表评分，头颅 MRI、^{11}C-CFT PET 检测及多巴治疗反应，考虑有锥体外系损害。因青年发病，又有父母近亲结婚的家族史，考虑遗传性疾病可能性大。通过铜蓝蛋白检测排除肝豆状核变性等疾病，拟诊断为常染色体隐性遗传性早发型帕金森病。进一步通过基因检测发现该患者的样本在 *PARK7* 基因存在一处纯合突变（c.T29C 纯合突变）。临床可确诊为常染色体隐性遗传性早发型帕金森病（PARK7 型）。

由于 *DJ-1* 基因突变导致的常染色体隐性遗传性早发型帕金森病对多巴类药物治疗反应好，患者初始治疗予以多巴丝肼 0.125g 每日 3 次，治疗效果好，但因为长期病程管理不善，服用半年后自行停药，导致患者生活能力完全丧失，不能起床活动。再次开始服药后出现运动并发症（异动症），治疗效果不如从前。该亚型患者运用左旋多巴进行初始治疗时需维持较低剂量，可以结合多巴胺受体激动剂、MAO-B 抑制剂的应用，尽量推迟运动症状波动的发生，并且应做好长期病情管理和随访，保证疗效并推迟病情的进展。

患者临床症状有晨轻暮重，休息后减轻现象，临床需要与多巴反应性肌张力障碍（dopa-responsive dystonia，DRD）相鉴别。临床上 DRD 对于小剂量左旋多巴治疗有长期显著疗效，不会出现相关运动并发症，临床症状也不会逐渐加重，与早发型帕金森病明显不同，对于早期难于鉴别患者，可以行 DAT-PET/CT 进行鉴别，此外追踪随访明确疾病转归对于鉴别诊断非常有帮助。

（唐北沙）

｜参考文献｜

［1］HAGUE S，ROGAEVA E，HERNANDEZ D，et al. Early-onset Parkinson's disease caused by a compound heterozygous *DJ-1* mutation［J］. Ann Neurol，2003，54（2）：271-274.

［2］GUO J F，ZHANG X W，NIE L L，et al. Mutation Analysis of *Parkin*，*PINK1* and *DJ-1* Genes in Chinese Patients with Early-onset Parkinsonism［J］. J Neurol，2010，257（7）：1170-1175.

［3］KASTEN M，HARTMANN C，HAMPF J，et al. Genotype-Phenotype Relations for the Parkinson's Disease Genes *Parkin*，*PINK1*，*DJ1*：MDSGene Systematic Review［J］. Mov Disord，2018，33（5）：730-741.

［4］GUO J F，XIAO B，LIAO B，et al. Mutation analysis of *Parkin*，*PINK1*，*DJ-1* and *ATP13A2* genes in Chinese patients with autosomal recessive early-onset Parkinsonism［J］. Mov Disord，2008，23（14）：2074-2079.

［5］ZHAO Y W，QIN L X，PAN H X，et al. The role of genetics in Parkinson's Disease：a large cohort study in Chinese mainland population［J］. Brain，2020，143（7）：2220-2234.

病例 6

ATP13A2 基因突变导致的常染色体隐性遗传性早发型帕金森病

 导读 遗传变性性帕金森病是由基因变异所致，除帕金森样症状外，还伴有肌张力障碍、痴呆、共济失调等。本例先证者青少年起病，最初表现为帕金森样症状，逐渐出现肌张力障碍表现，早期对小剂量左旋多巴反应良好。本病例通过遗传检测确诊并分型，为个体化诊治提供参考。

【病例简介】

1. **主诉** 双手颤抖、行动迟缓 22 年，行走不稳 20 年。

2. **现病史** 患者女性，39 岁。于 1998 年（17 岁）无明显诱因渐起双手抖动，右侧为著，夹菜、握笔时明显，伴行动迟缓，转身、系纽扣、穿鞋等动作变慢，有言语不清、语速减慢，但患者及家属未予重视，症状进行性加重。2000 年患者出现行走不稳，易摔倒，伴头部后仰，双下肢不灵活，患者遂至当地医院就诊，检查排除甲亢后，考虑"震颤麻痹"，不排除心因性可能，予以"阿米替林""普萘洛尔""金刚烷胺"治疗（具体剂量不详），数天后因服用金刚烷胺感头晕，改为"苯海索每次 2mg 每日 1 次"口服。2001 年患者至南京某医院就诊，考虑"原发性震颤"，继续前治疗方案，症状无明显改善。2002 年于上海某医院就诊，考虑"帕金森综合征"，予停用"阿米替林"及"普萘洛尔"，继续服用苯海索，并加用"多巴丝肼每次 62.5mg 每日 1 次"，自觉治疗有好转。2005 年起患者偶有双眼上翻，无法控制眼球运动，持续十余分钟好转，未予特殊处理。在服用多巴丝肼期间患者曾加量至每次 125mg 每日 1 次，加量后感全身僵硬、行走不能，遂继续原剂量治疗，直至 2006 年患者因未购买多巴丝肼而自行停药。2007 年患者再次至当地医院就诊，完善头颅 MRI 后考虑"小脑变性"，未予特殊诊治。2008 年患者下肢僵硬明显，双膝关节过伸，至北京某医院就诊，考虑"肌张力障碍"，完善 Panel 基因检测未见异常，予"苯海索每次 2mg 每日 1 次""乙哌立松每次 50mg 每日 1 次""阿米三嗪萝巴新每次 30mg 每日 1 次""尼麦角林每次 10mg 每日 1 次"口服，患者感服药后症状稍好转，继续该方案服药后至 2010 年逐渐行走需搀扶，2010 年 3 月因备孕而停药，停药后症状进行性加重；2012 年 7 月患者几乎不能自主行动，遂继续服用"苯海索、乙哌立松、尼麦角林"，并加用巴氯芬每次 10mg 每日 1 次治疗；2013 年症状稍好转，可搀扶行走。2013 年 3 月患者因独立行走时摔伤，致颅内出血，出院后患者需轮椅行动至今。起病以来，患者精神、食欲、睡眠可，小便费力，大便秘结，体重明显减轻。

3. 既往史　否认高血压、糖尿病病史；否认肝炎及其他传染病病史；否认手术史，无药物及食物过敏史；否认输血及血液制品使用史；预防接种史不详。

4. 个人史　出生于安徽，无外地久居史；无吸烟、饮酒史；无疫水接触史。

5. 家族史　父母为近亲结婚（表兄妹）（图6-1），父母体健，家族内成员无类似病史及其他遗传病病史。

6. 查体

（1）一般情况查体：生命体征平稳，心肺腹查体无明显异常。

（2）神经系统查体：神志清楚，言语含糊，近记忆力、计算力、定向力可。双侧瞳孔等大等圆，直径约3mm，对光反射灵敏，角膜 K-F 环（－），有舌肌震颤，无舌肌萎缩，掌颌反射（＋），吸吮反射（＋），余脑神经检查无明显异常。双上肢肌力 4 级，双下肢肌力 3 级，四肢肌张力铅管样增高，双下肢远端肌肉萎缩。双上肢腱反射活跃，双下肢腱反射亢进。深、浅感觉粗测正常。颈强直，余脑膜刺激征（－）。双侧指鼻试验欠准，双侧跟-膝-胫试验正常，Romberg 征无法查。左侧 Babinski 征（＋），余病理征（－）。

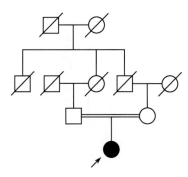

□健康男性　○健康女性　●女性患者
↗先证者　／死亡　═近亲结婚

图 6-1　家系图谱

（3）量表评估：①简易精神状态检查（MMSE）28/30 分；②（关期）统一帕金森病评分量表（UPDRS）总分 69 分，其中 UPDRS-Ⅰ 评分 3 分，UPDRS-Ⅱ 评分 19 分，UPDRS-Ⅲ 评分为 47 分，治疗并发症评分 0 分；③（关期）帕金森病 Hoehn-Yahr 分级量表（H-Y 分期）为 5 期；④非运动症状评分（SCOPA-AUT）：消化系统评分 5 分，泌尿系统评分 1 分，心血管系统评分 0 分，体温调节评分 0 分，瞳孔评分 0 分；⑤睡眠行为障碍问卷-香港版（RBDQ-HK）提示存在快速眼动睡眠行为障碍（RBD）；⑥嗅觉减退量表提示存在嗅觉减退；⑦帕金森病疲劳量表（PFS）提示存在疲劳；⑧汉密尔顿抑郁量表提示轻度抑郁。

7. 辅助检查

（1）血尿粪便常规、肝肾功能、心肌酶、血脂、电解质、血糖、血同型半胱氨酸、维生素测定全套、肿瘤标志物定量七项、红细胞沉降率、输血前四项、糖化血红蛋白、甲状腺功能五项、凝血功能、抗核抗体谱测定、狼疮全套结果均正常；铜蓝蛋白 195.0mg/L↓；免疫风湿全套：补体 C3 623.0mg/L↓。

（2）心电图、腹部彩超、泌尿系彩超均正常。

（3）头颅 MRI+DWI+SWI：脑桥及小脑萎缩。

（4）^{11}C-CFT PET 显像示：先证者双侧苍白球及尾状核 CFT 摄取率明显减少，左侧更明显，提示存在多巴胺突触前膜受损（图6-2）。

（5）入院后予以完善遗传学分析：①全外显子组测序结合 Sanger 验证发现患者携带：*ATP13A2*：NM_001141973：exon20：c.2203C>T：p.R735X（纯合）；②Sanger 测序：先证者父母均为该变异杂合携带者。

8. 入院诊断　遗传变性性帕金森病。

【临床分析与决策】

遗传变性性帕金森病是由各种基因变异引起的有类似帕金森样症状和体征的疾病，除

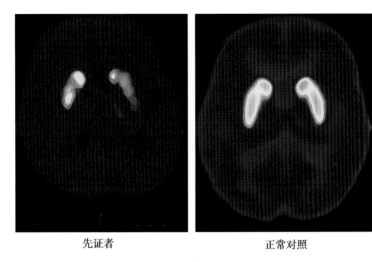

先证者　　　　　　　　　正常对照

图 6-2　先证者 ^{11}C-CFT PET 显像

帕金森样症状外，还可伴有肌张力障碍、痴呆、共济失调等症状。*ATP13A2* 基因突变可导致 Kufor-Rakeb 综合征，此病是一种罕见的常染色体隐性遗传的神经退行性疾病，临床表现为青少年起病的不典型帕金森症状，伴锥体束征、核上性麻痹、痴呆及特征性的微小肌阵挛等。

　　本例患者青年女性，病程 22 年，病情呈进行性加重，左旋多巴治疗后有好转。临床表现为运动迟缓、不灵活，查体发现四肢肌张力呈铅管样增高、双侧指鼻试验欠准，提示锥体外系受损；此外，患者有肌力减退、肌肉萎缩，神经系统查体有掌颌反射（+）、吸吮反射（+），腱反射亢进，病理征阳性等锥体束征，提示伴有锥体束受损。对于定性诊断，根据患者病程特点，首先可排除血管性疾病，患者甲状腺功能五项、免疫及肿瘤相关检查阴性，无感染及中毒症状和体征，可排除代谢、免疫、肿瘤、感染、中毒等疾病，因此，患者定性诊断考虑变性病及遗传病可能。通过详细病史询问，体格检查、辅助检查及药物治疗反应，可初步诊断为常染色体隐性遗传性早发型帕金森综合征，虽然铜蓝蛋白值稍低，但根据症状、体征及相关的检查结果可临床排除肝豆状核变性，进一步通过基因检测发现该患者 *ATP13A2* 基因存在一纯合突变（c.2203C>T），结合以上结果可确诊为常染色体隐性遗传性早发型帕金森病（PARK9 型）。

　　ATP13A2 基因突变导致的早发型帕金森病早期对左旋多巴治疗敏感，但疗效短暂，并容易出现左旋多巴诱导的运动症状波动、异动症和视幻觉等。目前对于此类患者，仍首选左旋多巴治疗，根据临床需要，可添加多巴胺受体激动剂、单胺氧化酶 B（MAO-B）抑制剂、儿茶酚-O-甲基转移酶（COMT）抑制剂等，尽可能维持较低剂量，以推迟并发症的发生。

【诊断】

ATP13A2 基因突变导致的常染色体隐性遗传性早发型帕金森病

【诊治过程】

　　入院后予以完善基因检测，全外显子组测序结合 Sanger 验证发现患者携带：*ATP13A2*：NM_001141973：exon20：c.2203C>T：p.R735X（纯合）; Sanger 测序：先证者父母均为该变异杂合携带者。

治疗上继续予以小剂量多巴丝肼每次 62.5mg 每日 3 次治疗，因患者肌张力较高，予以苯海索每次 2mg 每日 3 次，乙哌立松每次 50mg 每日 3 次，巴氯芬每次 20mg 每日 3 次治疗，患者症状有所好转出院。

【预后及随访】

通过基因检测最终明确患者携带致病变异，属于常染色体隐性遗传性早发型帕金森病，住院过程中病情稳定，出院后患者规律服药，未出现其他并发症。

【讨论】

2006 年，Ramirez 等在一个非近亲结婚智利人家系中，通过突变筛查和连锁分析发现，*ATP13A2* 基因突变可能引起 Kufor-Rakeb 综合征，该家族的几名成员表现出一种罕见的、青少年起病的、左旋多巴反应性的帕金森样疾病，临床表现包括锥体束受累症状、核上性麻痹和认知障碍等。此后，分别在家族性帕金森病、青少年型帕金森病、早发型帕金森病中发现了 *ATP13A2* 基因的不同纯合或杂合变异。笔者中心对既往 29 个常染色体隐性遗传性早发型帕金森病（autosomal recessive early-onset parkinsonism，AREP）家系进行突变分析，未发现 *ATP13A2* 基因的致病突变，推断其在我国 AREP 家系中少见。

携带 *ATP13A2* 基因突变的帕金森病患者，发病年龄较早，多在 20 岁之前发病，报道最晚起病年龄为 30 岁。近期的一项大型队列研究中，在两个近亲家系中发现 *ATP13A2* 的致病突变，且携带 *ATP13A2* 突变的患者发病年龄明显低于非携带者。此类患者临床异质性较大，病程可缓慢进展，也可为迅速恶化，肌张力障碍、锥体束征多见，认知功能障碍、吞咽困难和构音障碍等症状亦较常见。本例患者 17 岁出现症状，符合 *ATP13A2* 基因突变的起病特点，临床表现较为典型，主要为手抖、行动迟缓等帕金森病症状以及肌张力障碍症状，查体提示锥体外系及锥体束均受损，伴有构音障碍，但目前尚无明显认知功能障碍和吞咽困难。

ATP13A2 基因突变的帕金森病患者早期药物治疗显著，对左旋多巴反应良好，但迅速发展为左旋多巴引起的并发症，如异动症、幻觉等。本例患者早期曾服用多巴丝肼每次 62.5mg 每日 1 次，药物反应良好，但患者自行停药，未出现左旋多巴所致的并发症。针对此类疾病的患者，目前尚无有效治疗办法，早期首选小剂量左旋多巴治疗，尽可能以较小的剂量维持疗效，降低并推迟并发症的发生。诊断主要依赖基因检测，本患者经全外显子组测序发现致病基因，最终确诊 *ATP13A2* 基因突变导致的常染色体隐性遗传性早发型帕金森病。

（郭纪锋）

【专家点评】

在本病例中，患者以双手震颤、行动迟缓起病，需考虑帕金森病可能，治疗前期予以苯海索治疗症状无明显改善，对小剂量多巴丝肼治疗反应良好，后期患者自行停用多巴丝肼，症状加重，此后长期服用苯海索、乙哌立松、巴氯芬等药物至今。现患者为求确诊入院，既往曾完善肌张力障碍 Panel 基因检测未见异常，但根据患者青少年起病，症状进行性加重，药物疗效不佳，询问患者家族史可知其父母为近亲结婚等特点，仍考虑遗传性可能性大，因此建议患者此次完善全外显子组测序以期发现致病变异。

对于此类病例，首先需排除肝豆状核变性，患者血清铜蓝蛋白稍低，但无肝病症状，查体未见角膜 K-F 环，腹部彩超结果无异常，头部检查亦未见特征性改变，肝豆状核变性诊断证据不足。因此，定性诊断不难，重点在于基因检测发现明确变异。

Panel 基因检测是在二代测序技术基础上发展出的一种基因检测技术，可同时检测多个基因、多个位点。这些位点和基因需要按照一个标准进行选择和组合，从而构成一个检测 Panel。因此，不同的 Panel 检测的基因并不完全相同，本患者既往曾行 Panel 基因检测未发现异常，考虑由于 *ATP13A2* 并非肌张力障碍的致病基因，Panel 中均未涵盖此基因所致。那么，对于一种遗传性疾病，我们该如何选择基因检测手段呢？

基因组层面的测序主要可以分为三大类：全基因组测序（whole-genome sequencing，WGS）、全外显子组测序（whole-exome sequencing，WES）、靶向测序（targeted sequencing 或 panel sequencing）。就检测范围而言，Panel 测序主要是对一些选定的基因进行测序。通常是对已知致病基因或感兴趣的基因进行测序，在临床中，主要应用于辅助疾病的诊断和治疗。因此，Panel 测序可能存在一些弊端，例如疾病致病基因未被涵盖在 Panel 中，或者致病基因在某 Panel 构建之后才被成功克隆，这些情况都会导致 Panel 测序的漏诊。WES 是对基因组的所有外显子进行测序（通常是编码基因的外显子），主要应用于鉴定单核苷酸变异或少量碱基的插入或缺失等。WGS 则可对整个基因组的所有碱基进行测序，这样就可以获得整个基因组的序列情况，主要应用有基因组组装、各类基因组变异的鉴定，包括结构变异等。随着检测覆盖范围的增大，成本也随之升高。在临床中，如果不考虑测序成本或需要全面检测各类基因组变异，特别是结构变异，那么 WGS 无疑是最好的选择。如果预算有限，那么可以进行 WES，但是外显子测序不大适合用于鉴定结构变异。如果临床高度考虑某类疾病，只需检测此类疾病相关的少量基因，那么可以直接选择靶向测序，测序成本低。

（唐北沙）

| 参考文献 |

［1］RAMIREZ A，HEIMBACH A，GRUNDEMANN J，et al. Hereditary parkinsonism with dementia is caused by mutations in *ATP13A2*, encoding a lysosomal type 5 P-type ATPase［J］. Nat Genet, 2006, 38（10）: 1184-1191.

［2］PARK J S，BLAIR N F，SUE C M. The role of *ATP13A2* in Parkinson's disease: Clinical phenotypes and molecular mechanisms［J］. Mov Disord, 2015, 30（6）: 770-779.

［3］GUO J F，XIAO B，LIAO B，et al. Mutation analysis of *Parkin*, *PINK1*, *DJ-1* and *ATP13A2* genes in Chinese patients with autosomal recessive early-onset Parkinsonism［J］. Mov Disord, 2008, 23（14）: 2074-2079.

［4］ZHAO Y W，QIN L X，PAN H X，et al. The role of genetics in Parkinson's Disease: a large cohort study in Chinese mainland population［J］. Brain, 2020 143（7）: 2220-2234.

［5］WILLIAMS D R，HADEED A，AL-DIN A S，et al. Kufor Rakeb disease: autosomal recessive, levodopa-responsive parkinsonism with pyramidal degeneration, supranuclear gaze palsy, and dementia［J］. Mov Disord, 2005, 20（10）: 1264-1271.

［6］WANG L，GUO J F，NIE L L，et al. A new variant of the *ATP13A2* gene in early-onset parkinsonism in Chinese people［J］. Chin Med J, 2009, 122（24）: 3082-3085.

病例 7

LRRK2 基因 R1441C 突变的帕金森病

本例患者经基因检测明确是 *LRRK2* 基因的 R1441C 单杂合突变，该突变位点在国内为首例报道、亚洲人群罕有报道。患者具有典型的帕金森病临床症状，起病时以少动强直为主，合并轻度的静止性震颤与姿势不稳，DAT-PET 显像摄取降低，对药物治疗反应佳，连续随访 8 年，症状比较平稳，进展缓慢，认知损害较少。

【病例简介】

1. **主诉** 左侧肢体活动不灵活 1 年余。

2. **现病史** 患者女性，45 岁。于 1 年前（2009 年）无明显诱因出现左下肢肿胀感，行走时左脚趾不自主跖屈，伴轻度颤抖。2010 年左上肢开始出现疼痛，动作不灵活，自觉左侧肢体动作较右侧慢，有僵硬感，肢体动作不灵活，主要表现为做家务时左手动作迟缓，行走时左上肢联带动作降低，左脚不灵活，行走时拖步。未见肢体明显的抖动。左侧肢体的肌力未见明显减退。起初未重视，1 年来症状缓慢进展，未曾就诊用药，现为进一步诊治于 2010 年 8 月来笔者所在医院就诊。病程中无便秘、嗅觉减退、睡眠缓解等症状，诉曾有生动梦境，但睡眠中无大喊大叫及拳打脚踢现象。

3. **既往史** 否认高血压病、糖尿病、冠心病等慢性病病史。2009 年 10 月曾行子宫切除术，无头部外伤史，无传染病病史，无过敏史。

4. **个人史** 领养，与亲生父母及兄弟姐妹不联系，已婚育，育有一女。

5. **家族史** 不详。

6. **查体** 内科查体无殊。神经内科查体：神志清楚，脑神经检查未见明显异常，四肢肌力 5 级。左手快复轮替动作慢，肌张力增高，行走时左上肢联带动作下降。右侧肢体未见明显异常。四肢腱反射及病理征未见异常。共济活动尚可。

7. **辅助检查**

（1）内科辅助检查未见明显异常。

（2）^{11}C-CFT（DAT）PET/CT：双侧基底节区 ^{11}C-CFT（DAT）放射性摄取减低，壳核更明显（图 7-1 和图 7-2），右侧重于左侧。

（3）基因检测结果：*LRRK2* 基因 c.4321C>T（p.R1441C）突变。

8. **入院诊断** 帕金森病。

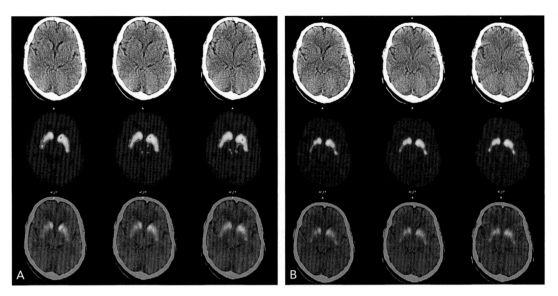

图 7-1　患者 ^{11}C-CFT（DAT）PET/CT 表现

双侧基底节区 ^{11}C-CFT（DAT）放射性摄取减低，壳核更明显，右侧重于左侧。

A. 45 岁时的 PET/CT；B. 47 岁时的 PET/CT。

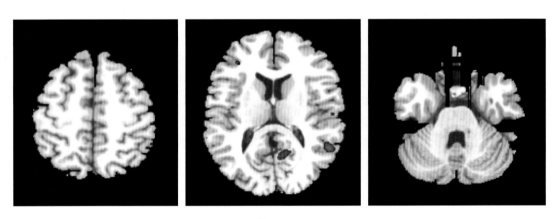

图 7-2　患者 ^{18}F-FDG PET/CT 表现

双侧皮质，基底节及小脑未见明显的脑葡萄糖代谢减低。

【临床分析与决策】

患者女性，45 岁，因左侧肢体活动不灵活前来就诊，查体示左手快复轮替动作慢，肌张力增高，行走时左上肢联带动作下降，可定位于锥体外系，且主要影响右侧基底节，结合患者 DAT-PET/CT 检查，首先考虑帕金森病。进一步行基因检测，提示 *LRRK2* 基因 R1441C 单杂合突变，为 *LRRK2* 基因的致病性突变，也是本例患者的发病原因。据报道携带 *LRRK2* 基因突变的患者临床症状比较典型，通常对药物治疗反应好，所以该患者优先选择药物治疗。

【诊断】

帕金森病 *LRRK2* 基因 R1441C 单杂合突变所致的帕金森病

【诊治过程】

因患者起病年龄早，可首选多巴胺受体激动剂治疗，故首次的治疗方案为普拉克索每次 0.5mg 每日 2 次+金刚烷胺每次 50mg 每日 1 次，服药后症状明显改善。

【预后及随访】

确诊患者为帕金森病后，服用药物治疗能有效缓解临床症状，预后较好。从病程的第 3 年开始在笔者所在医院规律随访，至今已连续随访 8 年，所用药物方案的左旋多巴等效剂量波动在每日 150~500mg。现病程已长达 11 年，症状整体进展较缓慢，逐渐累及右侧肢体，整体症状以少动强直为主，合并轻度的静止性震颤。在最初前 8 年的治疗中未曾使用多巴制剂，在其他类型的药物帮助下可以有效缓解症状。患者近 2 年开始使用多巴制剂，出现轻度的冻结步态与剂峰异动，但仍可独立工作与生活。患者的非运动症状累及较少，仅有嗅觉减退，偶有抑郁，无便秘、RBD、大小便失禁、直立性低血压、幻觉及精神症状。认知功能保留完好，认知功能测试各项得分均处于正常范围。

【讨论】

LRRK2 基因（PARK8）被认为是常染色体显性遗传性 PD 或晚发散发性 PD 最常见的致病基因。目前已经明确的致病性突变主要位于 LRRK2 基因的酶活性区域，最常见的突变位点是 G2019S，R1441C 次之，位于同一位点的还有 R1441H 与 R1441G 突变，这些突变位点主要分布在高加索人种，亚洲人群较为罕见。亚洲人群检测出的 LRRK2 基因突变位点多为一些增加 PD 发病风险的位点，如 G2385R 与 R1628P。本例患者是我国首例 R1441C 突变患者。携带 LRRK2 基因突变患者的临床症状与散发性 PD 患者类似，具有典型的 PD 临床症状，且对药物治疗反应佳，PET/CT 影像学特点也符合典型的 PD 表现。本例患者起病年龄较早，44 岁起病，既往曾有报道指出携带 R1441G 突变患者的起病年龄早于携带 G2019S 突变的患者，R1441C 与 R1441G 位于同一位点，起病年龄可能有相似之处。因患者为领养，无法进行家系验证，所以无法判断该突变是遗传所得还是自身突变所致，但能确定的是，R1441C 突变是其发生 PD 的原因。患者整体病程长达 11 年，进展比较缓慢，在连续 8 年不使用多巴制剂的情况下，仍可维持较高的生活质量。因 LRRK2 基因的致病性突变在我国极为罕见，所以本病例意为提醒在我国患者中不乏 LRRK2 基因突变导致的遗传性 PD，所以在针对 PD 患者的基因筛查时，LRRK2 基因突变不可忽略。

（彭方　孙一忞）

【专家点评】

该病例患者临床上以少动强直为主，合并轻度的静止性震颤，与散发性 PD 的症状类似，结合 ^{11}C-CFT（DAT）PET/CT 显像检查，确诊为 PD。因患者发病年龄较轻，考虑可能存在基因突变，故对其进行基因筛查，结果提示携带 LRRK2 基因 R1441C 单杂合突变。国外的相关研究已证实此位点是 PD 的致病性突变位点，根据 LRRK2 基因致病机制的深入研究，LRRK2 蛋白激酶抑制的研发，有望为携带 LRRK2 基因突变的患者提供基因靶向治疗。但 LRRK2 基因的致病性突变在我国 PD 患者中极为罕见，导致很多医务工作者会忽略 LRRK2 基因突变的筛查。本病例是我国首例携带 R1441C 突变的 PD 患者，希望能给医务工作者以启迪，重视 LRRK2 基因突变在我国 PD 患者中的致病作用。

（王坚）

| 参 考 文 献 |

［1］BERG D，SCHWEITZER K J，LEITNER P，et al. Type and frequency of mutations in the *LRRK2* gene in familial and sporadic Parkinson's disease［J］. Brain：a journal of neurology，2005，128（12）：3000-3011.

［2］LESAGE S，DURR A，TAZIR M，et al. *LRRK2* G2019S as a Cause of Parkinson's Disease in North African Arabs［J］. N Engl J Med，2006，26，354（4）：422-423.

［3］DE ROSA A，DE MICHELE G，GUACCI A，et al. Genetic screening for the *LRRK2* R1441C and G2019S mutations in Parkinsonian patients from Campania［J］. Journal of Parkinson's disease，2014，4（1）：123-128.

［4］PENG F，SUN Y M，CHEN C，et al. The heterozygous R1441C mutation of leucine-rich repeat kinase 2 gene in a Chinese patient with Parkinson disease：A five-year follow-up and literatures review［J］. J Neurol Sci，2017，373：23-26.

［5］HAUGARVOLL K，RADEMAKERS R，KACHERGUS J M，et al. *Lrrk2* R1441C parkinsonism is clinically similar to sporadic Parkinson disease［J］. Neurology，2008，70（16）：1456-1460.

［6］GONZÁLEZ-FERNÁNDEZ M C，LEZCANO E，ROSS O A，et al. *Lrrk2*-associated parkinsonism is a major cause of disease in Northern Spain［J］. Parkinsonism & related disorders，2007，13（8）：509-515.

病例8

罕见的 *LRRK2* 基因 G2019S 突变的帕金森病

 导读　家族性帕金森病可由多个基因突变所致，其中 *LRRK2* 突变是一种相对常见的类型。欧美人群中常见的突变位点为 *LRRK2* G2019S 突变，而亚洲人群中常见的突变位点为 *LRRK2* G2385R 突变。本例报道的一例帕金森病患者携带了在欧美人群中较常见的 G2019S 突变位点，在亚洲人群中尚属罕见。提示 *LRRK2* G2019S 突变同样会对亚洲人致病，丰富了亚洲人群 *LRRK2* 突变谱。

【病例简介】

1. **主诉**　行动迟缓伴四肢不自主抖动 7 年余。

2. **现病史**　患者男性，63 岁，2012 年下半年在无明显诱因下出现右上肢不自主抖动，静止时明显，紧张时加重，睡眠时消失，伴行动缓慢；随后逐渐累及双下肢及左上肢。症状逐渐加重，影响日常工作和生活。2013 年下半年开始服用多巴丝肼、吡贝地尔缓释片等，患者仍觉行走无力，反复在多家医院就诊。2015 年来笔者所在医院就诊，调整后的治疗方案为卡比双多巴每次 500mg 每日 2 次，吡贝地尔每次 50mg 每日 3 次。患者自觉卡比双多巴效果优于多巴丝肼。近半年患者出现视幻觉，主要表现为经常看到房间里有过世的亲人，病程中有嗅觉减退 6 年，便秘 5 年，夜间噩梦、大喊大叫 5 年。

3. **既往史**　无特殊。

4. **个人史**　吸烟史 40 余年，30 支 /d，已戒 1 年余；饮酒史 6 年，250g/d，余无特殊。

5. **家族史**　自述父亲有"肢体抖动、运动迟缓"病史。

6. **查体**

（1）体温 36.1℃，脉搏 78 次/min，呼吸 20 次/min，血压：（卧）137/88mmHg、（立 3 分钟）113/80mmHg，心肺听诊正常，肝脾未触及，四肢发育正常，无畸形。

（2）神经内科专科查体：神志清楚，精神可，对答切题，嗅觉减退，面具脸，言语稍欠清晰，双侧眼球活动正常，双侧鼻唇沟对称，伸舌居中，咽反射存在，四肢肌力正常，可见四肢静止性震颤，右侧为著，颈部及四肢肌张力增高，慌张步态，右侧肢体联带运动减少，双侧病理征阴性，双侧浅感觉对称存在，共济运动可，脑膜刺激征阴性。关期统一帕金森病评分量表：UPDRS-Ⅰ3 分，UPDRS-Ⅱ 14 分，UPDRS-Ⅲ 42 分，UPDRS-Ⅳ 4 分。帕金森病 Hoehn-Yahr 分级量表（H-Y 分期）3 期。

7. 辅助检查

（1）头颅 MRI：多发腔隙性脑梗死（图 8-1）。

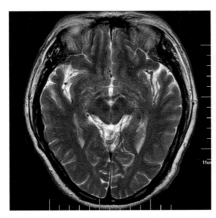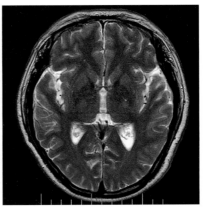

图 8-1　头颅 MRI 示多发性腔隙性脑梗死

（2）头颅 TCS：双侧中脑黑质线形强回声（图 8-2）。

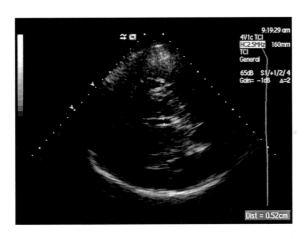

图 8-2　头颅 TCS 示双侧中脑黑质线形强回声

（3）基因检测示 LRRK2 G2019S 突变（图 8-3）。

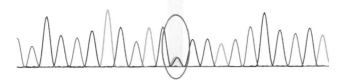

图 8-3　基因检测示 *LRRK2* G2019S 突变

8. **入院诊断** 帕金森病。

【临床分析与决策】

患者疾病特点包括：①老年男性，慢性进展性病程；②具备行动迟缓、静止性震颤典型运动症状；③嗅觉减退、快速眼动睡眠行为障碍（RBD）、便秘等非运动症状；④对左旋多巴有效，但较早出现疗效减退；⑤基因检测显示 *LRRK2* G2019S 突变。根据 2015 年 MDS 诊断标准，患者符合帕金森综合征标准，在支持标准中有静止性震颤，对左旋多巴有效，有嗅觉减退，无排除标准及警示项目，符合帕金森病的临床确诊标准。但该患者存在两方面问题：①震颤明显；②治疗药物中左旋多巴剂量较大，患者感受不佳。帕金森病的治疗目标是改善症状，提高生活质量。帕金森病的治疗是综合治疗，药物治疗是主要的手段，目前的药物包括复方左旋多巴、多巴胺受体激动剂、单胺氧化酶 B（MAO-B）抑制剂等，该患者多处就医，我们最后主要是根据患者震颤和药物疗效时间短而确定的卡比双多巴和吡贝地尔。卡比双多巴是缓释片，吡贝地尔在多巴胺受体激动剂中价格相对低廉，对震颤的疗效较好。该患者也可考虑脑深部电刺激术，但患者对手术以及价格有一定担忧，因此和患者沟通后暂时采用药物治疗。由于患者临床表现的特殊性，我们在全面检查后，建议患者进行基因检测。

【诊断】

LRRK2 G2019S 突变的帕金森病

【诊治过程】

患者症状典型，2013 年 5 月至外院门诊，依据临床症状诊断"帕金森病"，予"吡贝地尔 50mg 每日 1 次，金刚烷胺 0.1g 每日 1 次"；患者觉右上肢抖动较前好转，2013 年 9 月觉行动迟缓加重，遂调整用药方案为"吡贝地尔每次 50mg 每日 2 次，金刚烷胺每次 0.1g 每日 2 次"，调整药物后觉症状好转，数月后自觉四肢不自主抖动逐渐加重，2014 年上半年调整为"多巴丝肼每次 125mg 每日 3 次，吡贝地尔每次 50mg 每日 3 次，金刚烷胺每次 0.1g 每日 3 次"，当时患者感四肢不自主抖动稍有缓解，随后一年患者自觉药物开期时间逐渐缩短，最短时间仅维持两小时。2015 年到笔者所在医院就诊调整药物为卡比双多巴每日 3 次，一次 1 片，吡贝地尔每次 50mg 每日 3 次，金刚烷胺每次 0.1g 每日 2 次，患者觉开期时间延长，可持续 4 小时，随即维持药物剂量未改变。后患者回江西老家未再来笔者所在医院随访。2016 年在征得患者及其姐妹同意下收集患者、其姐妹的血液标本，并送全外显子测序，测序结果发现患者及其小妹携带有 *LRRK2* G2019S 突变，祖源分析确定其家系为中华血统。因其小妹暂无帕金森病表现，建议其小妹行正电子发射体层仪（PET）检查，但得知其小妹因急性重型肝炎（暴发性肝炎）离世。后患者因回老家未来院随访。家系图谱见图 8-4。

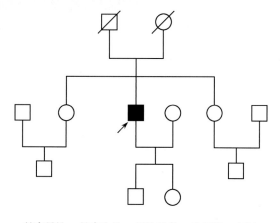

□健康男性 ○健康女性 ■男性患者 ↗先证者 ╱死亡

图 8-4 家系图谱

【预后及随访】

2018 年电话随访患者自述因觉行动缓

慢，转身困难，周身乏力加重，震颤明显，且药物开期再次缩短于外院调整药物卡比双多巴每 2 小时 1 次，每次 2 片（500mg），吡贝地尔每次 50mg 每日 3 次，后觉药物服用过多自我调整为卡比双多巴每次 2 片每日 3 次，吡贝地尔每次 50mg 每日 3 次。中间曾因卡比双多巴断货改用其他药物，觉症状恶化，后设法购得卡比双多巴，未再调整药物。2019 年 9 月患者因觉乏力及震颤加重，且药物持续时间短，每次持续 2 小时，再次来笔者所在医院，调整药物为雷沙吉兰 1mg 每日 1 次，卡比双多巴每次 2 片每日 3 次。出院后 3 个月随访患者自觉开期时间约 4 小时，夜间有翻身困难，震颤情况较前有好转，患者有手术意愿，期望能在 2020 年完成手术。

【讨论】

1. *LRRK2* G2019S 是该患者的致病突变？

基因变异分为五类："致病的（pathogenic）""可能致病的（likely pathogenic）""良性的（benign）""可能良性的（likely benign）""致病性不明确的（uncertain significance）"，2004 年，*LRRK2* 首次被确认是特发性 PD 致病基因，遗传方式为常染色体显性遗传，随即 *LRRK2*—G2019S 突变已经在 1% 的散发性和 4% 的家族性 PD 被报道，且多见于犹太人群和北美人群。本例患者其父亲有类似病史，符合常染色体显性遗传模式，对其家系进行全外显子测序，发现其小妹同时也为 *LRRK2* G2019S 的携带者，存在家系共分离现象。我们认为 *LRRK2* G2019S 是该患者的致病突变。

LRRK2 G2019S 作为 *LRRK2* 最常见的突变位点，最常见于犹太人群和北美人群，但该患者自述为中华血统，未诉祖先有外籍史，于是对该患者家系进行组源分析，结果确认患者为中华血统，无欧洲血统。

2. *LRRK2* 基因临床表型？

LRRK2 突变携带者以典型 PD 为主要临床表现，如静止性震颤、强直、动作缓慢、姿势平衡障碍，对左旋多巴治疗反应良好，通常发病年龄较晚。同时有研究表明 LRRK2 突变的 PD 患者病程更长，左旋多巴的剂量更大，并且主要表现为姿势障碍及步态不稳，同时患者会有嗅觉减退、便秘，以及 RBD。但是对于 *LRRK2* 基因临床表型仍需更多大规模多中心研究来进一步确认。

3. 哪些帕金森病患者可能有致病突变？

有家族史的和近亲结婚史的 PD 患者，5%~10% 的早发型 PD 患者，有极端表型的 PD 患者等，临床医生需对其进行基因检测，高度怀疑其有致病突变。

（毛成洁）

【专家点评】

2015 年 MDS 帕金森病诊断标准分为三个类目：绝对排除标准（可用于排除 PD）；警示项目（不支持 PD 的诊断，若要诊断 PD 则需要用支持标准抵消）；支持标准（支持帕金森病的诊断）。根据诊断结果的确定性，可将 PD 的最终诊断分为两类：临床确诊的 PD（最大限度提高特异性但敏感性有所下降）和临床可疑 PD（同时考虑特异性和敏感性水平）。对于本病例，该患者符合支持标准中的运动迟缓，同时伴有静止性震颤，对左旋多巴有效，嗅觉减退。无排除标准及警示项目。该患者属于临床确诊的帕金森病。值得注意的是该患者携带有 *LRRK2* G2019S 突变，*LRRK* 基因是 PD 发病的致病基因，亚洲人群常见的突变位点为 *LRRK2* G2385R，但是这例患者却携带了在欧美人群中较常见的 G2019S

突变位点，在亚洲人群中尚属罕见，即使是在亚洲大样本研究中。同时对该患者的祖源分析证实患者为中华血统，这一数据提示 *LRRK2* G2019S 同样会对亚洲人致病，丰富了亚洲人群 *LRRK2* 突变谱。此外，目前研究表示 LRRK2 突变的 PD 患者通常发病年龄较晚，同时病程更长，左旋多巴的剂量更大，运动症状发展得更快，也更易出现症状波动，非运动症状方面如嗅觉减退，RBD 发生率也要高于无突变的 PD 患者，结合本病例也能佐证这一基因临床表型特点。

治疗方面，本例患者在治疗过程中使用卡比双多巴缓释片和多巴胺受体激动剂后逐渐出现症状波动，将其调整为雷沙吉兰后患者自觉症状有好转。诊治过程中，患者因对卡比双多巴有较好的应答，但对药物服用剂量有顾忌，有自行调药过程，易引起症状控制不佳，我们强调在帕金森病患者诊治过程中需与患者建立良好的沟通，如患者因症状波动需调整用药，需遵医嘱，以免引起严重的不良后果，突然停药容易引起撤药综合征，突然增加药量容易诱发异动症。对于该患者，满意改善症状的左旋多巴确实较大，超过 2 000mg/d，进一步的药物基因组学的研究或许有助于解释此原因。同时患者目前病程有 7 年，如症状始终控制不满意，改善意愿强烈，可入院进一步评估手术指征。目前大多数研究指出脑深部电刺激术（DBS）对 PD 患者运动症状的改善与遗传背景的关系不大，所以如患者有手术意愿，可进行详细术前评估，如果符合手术指征，手术治疗是下一步可以考虑选择的治疗方案。

（刘春风）

| 参 考 文 献 |

［1］POSTUMA R B，BERG D，STERN M，et al. MDS clinical diagnostic criteria for Parkinson's disease［J］. Mov Disord，2015，30（12）：1591-1601.

［2］ZHANG J R，JIN H，LI K，et al. Genetic analysis of *LRRK2* in Parkinson's disease in Han Chinese population［J］. Neurobiology of Aging，2018，72（187）：e5-e10.

［3］CORREIA G L，FERREIRA J J，ROSA M M，et al. Worldwide frequency of G2019S *LRRK2* mutation in Parkinson's disease：a systematic review［J］. Parkinsonism Relate Disord，2010，16（4）：237-242.

［4］MARRAS C，ALCALAY R N，CASPELL G，et al. Motor and nonmotor heterogeneity of *LRRK2*-related and idiopathic Parkinson's disease［J］. Mov Disord，2016，31（8）：1192-2025.

［5］RIZZONE M G，MARTONE T，BALESTRINO R，et al. Genetic background and outcome of Deep Brain Stimulation in Parkinson's disease［J］. Parkinsonism Relat Disord，2019，64：8-19.

病例 9

疑似肝豆状核变性的 *PLA2G6* 基因突变的早发型帕金森病

 导读 本例患者青少年起病,表现为进行性运动迟缓、震颤、姿势异常等运动障碍,诊断首先考虑与青少年起病的肝豆状核变性等遗传代谢疾病鉴别;初步诊断为帕金森病后,考虑患者起病年龄小,不排除有遗传变异因素存在,行基因检测明确诊断并进一步基因分型,查找资料了解该分型的治疗及预后,进而调整治疗方案,明确可选择的治疗手段。

【病例简介】

1. **主诉** 四肢颤抖、运动迟缓 3 年余。

2. **现病史** 患者男性,20 岁,于 2013 年 6 月无明显诱因开始出现右手写字变难看,逐渐出现右手抖动,动作缓慢,不灵活;2014 年开始出现右下肢走路拖步,步伐变小,运动不灵活,走上坡路时症状明显,伴右侧肢体僵硬,久坐时明显,情绪较易紧张;2015 年 9 月于笔者所在医院神经遗传病门诊,检查示:谷丙转氨酶 427U/L,谷草转氨酶 171U/L,铜蓝蛋白 0.16g/L(正常值范围 0.26~0.36g/L),疑诊为肝豆状核变性,遂查 24 小时尿铜为阴性,肝豆状核变性 *ATP7B* 基因测序(-),排除肝豆状核变性,予"多巴丝肼、苯海索、金刚烷胺"治疗,患者间断服药,自觉效果不佳。2016 年 2 月开始累及左侧肢体,运动迟缓较前加重,走路时上身前倾,伴多汗、乏力感、肢体及躯干肌肉酸痛,严重时觉胸闷、气促,伴食欲减退、反胃,偶有肢体阵挛,伴睡眠障碍,入睡困难、睡眠中多梦、大喊大叫、拳打脚踢,夜间翻身困难;曾有 2 次因脚乏力抬不起来而向前跌倒,生活可自理,休学一年治病。2017 年于笔者所在医院帕金森病专科门诊诊断为"帕金森病?"患者自起病以来记忆力下降、反应迟钝,多汗、面部油脂分泌增多,无嗅觉减退、情绪低落、紧张、肢体麻木、幻觉、幻听。

3. **既往史** 10 年前曾有"乙肝病毒感染史",长期服用"博路定"抗病毒治疗;否认糖尿病、高血压病、冠心病等病史,否认"重金属、放射性物质、杀虫剂"接触史。

4. **个人史** 患者为大学生,否认吸烟喝酒。

5. **家族史** 否认家庭成员有类似疾病患者。

6. **查体**

(1)血压及脉搏:坐位:120/81mmHg,86 次/min;立 3 分钟:115/76mmHg,95 次/min;立 5 分钟:109/76mmHg,98 次/min;立 7 分钟:116/77mmHg,98 次/min。

（2）内科查体无特殊。

（3）神经系统查体：神志清楚，高级神经活动无异常，脑神经：K-F环（–），眼球各向运动不受限，构音清。运动系统：头颈及四肢肌张力增高（右侧明显），肌力正常，双侧轮替运动及手指拍打缓慢（右侧明显），双上肢可见静止性及姿势性震颤，双侧指鼻、跟-膝-胫试验准确，闭目难立征（–），起步、转身缓慢，行走联带运动减少（右侧明显），后拉试验（–），感觉系统（–）；生理反射对称存在；右侧Babinski征（±），脑膜刺激征（–）。

7. 辅助检查

（1）血清铜蓝蛋白（2015年9月14日，中山大学附属第一医院）0.16g/L（正常值0.26~0.36g/L）；甲状腺功能（–）；乙肝两对半（2016年2月2日，香港大学深圳医院）：乙肝病毒表面抗原（+），乙肝表面抗体（–），乙肝病毒e抗原（+），乙肝病毒e抗体（–），乙肝病毒核心抗体（+）。

（2）肝功能（2016年2月2日，香港大学深圳医院）：谷丙转氨酶427U/L，谷草转氨酶171U/L，γ-谷氨酸转肽酶92U/L；肝豆状核变性*ATP7B*基因测序（–）。

（3）头颅MR（2014年7月27日，深圳市第六人民医院）平扫未见异常。头颅MRI+MRA（2015年2月6日，高州市人民医院）均未见异常。头颅MR平扫+SWI（2015年8月10日，北京大学深圳医院）：①双侧顶叶皮质下少许脑白质变性灶；②SWI脑部未见明确异常信号影；③双侧筛窦炎症，双下鼻甲肥大。

（4）腹部B超（2016年3月29日，香港大学深圳医院）示肝、胆、胰、脾未见明显异常。

（5）简易精神状态检查（MMSE）24分，其中计算部分减4分，回忆部分减1分，语言部分减1分；蒙特利尔认知评估量表（MoCA）22分，其中视空间/执行部分减2分，注意力部分减5分，延迟回忆部分减1分。

（6）PD与肌张力障碍基因筛查（2016年7月，广州金域医学检验中心）：*PLAG65*（c.1427+1G>A）杂合，致病突变，常染色体隐性遗传；*PLA2G6*（c.1423C>T）杂合，错义突变常染色体隐性遗传，临床意义未明。

父亲基因检测：*PLA2G6* c.1423C>T杂合，错义突变，常染色体隐性遗传。

母亲基因检测：*PLA2G6* c.1427+1G>A杂合，剪接突变（致病突变）。

兄长基因检测：*PLA2G6* c.1423C>T杂合，错义突变，常染色体隐性遗传。

（7）患者起病5年行脑VMAT2-AV133 PET/CT（2018年3月，中山大学附属第一医院）：双侧壳核、尾状核单胺囊泡转运体密度减低（左侧甚）。父母及兄：脑VMAT2-AV133 PET/CT均未见异常（图9-1）。

8. 入院诊断　*PLA2G6*基因突变的早发型帕金森病。

【临床分析与决策】

在该患者的临床诊治过程中，需要考虑多方面的问题：

从患者的角度来说，患者使用抗帕金森药物"多巴丝肼、苯海索、金刚烷胺"效果不佳，如何提高药物疗效改善生活质量是首要解决的问题。且患者尚年轻，需要完成大学学业，急需改善症状提高生活质量以继续完成学业。

从医生的角度来说，以往的经验和文献中提示早发型帕金森病一般对药物反应好，但

显影剂：^{18}F-AV133　剂量：10mCi　时间：60min

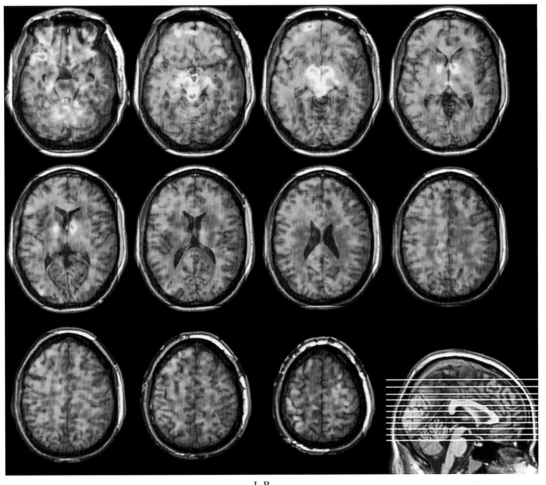

L-R

图 9-1　^{18}F-AV133 PET/CT 表现

是该患者的药物疗效并不好，其可能的原因到底是诊断有误还是药物方案不合适？①调整药物方案最经济，可操作性最强，药物选择、剂量及搭配均可灵活调整，疗效较肯定。劣势是需要按经验尝试用药，可能达到症状改善的时间需较长，并且需要频繁回院随访，因患者住外地，稍有不便。②脑深部电刺激术（DBS）治疗，根据文献资料，*PLA2G6* 基因突变导致的早发型帕金森病对 DBS 疗效好，患者可选择手术方法缓解症状，程控可选择多种模式及参数进行逐一尝试，从而选择最佳参数，并可配合少量药物达到最大改善症状、避免大量药物带来的副作用及运动波动症状；劣势是手术费用较昂贵，而患者用药还有调整空间。③康复锻炼，通过康复锻炼缓解肢体僵硬、运动迟缓、姿势步态异常，该治疗方法无不适副作用且简单可行，但是可能单纯康复锻炼的治疗效果不佳，加上口服药物效果会更好。

　　最终，在和患者深入交流后，决定选择调整药物方案，因患者服用抗帕金森药物时间不长，可选择的药物类型、剂量空间大，此方案也是患者比较容易接受的，最经济也是最可能取得较好疗效的方案。从后面的诊疗和随访过程，也证实我们的选择对于该患者来说是比较合适的，取得了满意的效果。

【诊治过程】

该患者的治疗方案由原来的"多巴丝肼每次 62.5mg 每日 2 次，苯海索每次 1mg 每日 3 次，金刚烷胺每次 0.1g 每日 1 次"调整为"多巴丝肼每次 187.5mg 每日 3 次，苯海索每次 2mg 每日 3 次，金刚烷胺每次 0.1g 每日 2 次"，服药 2 个月后，患者觉药物效果不佳，反而出现头晕、口干、尿频等副作用。患者返院门诊复诊，予调整药物为"司来吉兰 5mg 早上 1 次，吡贝地尔 50mg 每晚 1 次，苯海索每次 2mg 每日 2 次"后，头晕、口干、尿频等不适有所改善，肢体僵硬及运动迟缓较前缓解，为了达到更好的疗效，在下一个月的门诊复诊时，药物调整为"司来吉兰每次 5mg 早午各 1 次，吡贝地尔每次 50mg 每日 3 次，苯海索每次 2mg 每日 2 次"，患者觉效果更佳，僵硬、震颤及运动缓慢明显改善。

【预后及随访】

调整药物 6 周（2017 年）及治疗后 1 年随访见表 9-1，患者病情随着病程进展有加重，服药后症状可改善，改善率达到 30%，基本上生活工作不受太大影响，患者结束休学继续上学完成学业。

表 9-1　服药后开/关期状态下的 UPDRS-Ⅲ量表评分及 Hoehn-Yahr 分期

评估内容	2017 年		2018 年	
	药物开期	药物关期	药物开期	药物关期
UPDRS-Ⅲ评分	37	55	50	72
Hoehn-Yahr 分期	2	3	2	3

2019 年 7 月 18 日（病程第 6 年）患者因症状加重，服药多（服药方案：多巴丝肼 1 063mg，恩他卡朋 0.3g，罗替戈汀 12mg），药物效果持续时间短（0~2 小时），出现明显的开关现象；夜间症状重，平均 10~30 分钟需要家属帮忙翻身或按摩腿部，肢体疼痛及僵硬严重影响睡眠；服用多巴胺受体激动剂后有少许冲动控制障碍；严重影响患者本人及家属生活质量。遂于深圳市第二人民医院行 ROSA 机器人辅助下双侧丘脑底核（STN）脑深部电刺激术。术后开机改善率达到 55%（无服药状态），62.5%（服药状态下），服药剂量也较术前明显下降：多巴丝肼 500mg/d，普拉克索 2mg/d；药物剂量比术前明显减少一半以上（56.8%）且药效长。开机参数为：L-STN：C+7-电压 1.7v、脉宽 60μs、频率 130Hz；R-STN：C+3-电压 1.5v、脉宽 60μs、频率 130Hz。患者手术前后药物及电刺激开/关状态下的 UPDRS-Ⅲ和 Hoehn-Yahr 分级量表评分见表 9-2。

表 9-2　患者手术前后药物及电刺激后开/关状态下的 UPDRS-Ⅲ量表评分及 Hoehn-Yahr 分期

评估内容	手术前		手术后 1 月		
	药物关期	药物开期	药物关期+电刺激关	药物关期+电刺激开	药物开期+电刺激开
UPDRS-Ⅲ评分	61	29	40	18	15
Hoehn-Yahr 分期	3	2	3	2	2

【讨论】

本例为 16 岁起病的青年男性患者。慢性病程，进行性加重，临床表现为运动迟缓、肢体震颤、僵硬和姿势障碍。患者头颅磁共振影像学正常。患者开始对多巴制剂反应差，行基因检测明确诊断为早发型帕金森病（early-onset parkinsonism，EOPD），脑 VMAT2-AV133 PET/CT 示双侧壳核、尾状核单胺囊泡转运体密度减低。

此例无肌张力障碍的早发型帕金森病的致病基因——*PLA2G6* 最早是由 Paisan-Ruiz 等于 2009 年在近亲结婚的肌张力障碍-帕金森综合征家系中克隆出来的，该疾病亚型被命名为 PARK14。EOPD 患者多有明显阳性家族史或父母近亲结婚史，患者多在青年发病，主要表现为肢体震颤及步态异常，无肌张力障碍及锥体束征，多数患者对多巴制剂有迟缓的积极作用。影像学检查多无铁沉积的表现，正电子发射体层成像（positron emission tomography，PET）有多巴胺转运体（dopamine transporter，DAT）减少的表现。在目前已知的报道中，EOPD 患者多为杂合突变或 SNP 位点的改变，在孟德尔隐性遗传模式中，杂合改变多不会出现临床表现，目前杂合位点突变的致病机制仍存在争议，而其中的多个微效基因突变的叠加作用、环境因素等可能是其中的原因之一。

（许少华　刘佳丽）

【专家点评】

该患者首诊是在神经遗传病专科门诊，首先考虑可治疗性疾病且青少年常见的肝豆状核变性，排除肝豆状核变性之后再考虑 PD。患者比较年轻，基因突变因素参与起病的可能性较大，明确诊断对疾病治疗及判断预后有极大必要性，而且患者及家属也迫切希望尽快明确诊断，所以基因检测是首选也是最优的检查手段，可以明确诊断且确切到疾病基因类型，也可以明确家族遗传方式，对婚前、产前遗传咨询及下一代发病可能有重要意义。患者的治疗方案在病程前 5 年选择药物治疗是比较恰当的，患者早期使用左旋多巴效果不佳，使用金刚烷胺出现较大副作用，遂改为多巴受体激动剂及司来吉兰，避免较大副作用且起到较好治疗效果，患者日后病情加重可再尝试使用左旋多巴制剂。同其他帕金森病患者一样，本例患者随着病程进展病情进一步加重，药物治疗出现运动并发症还可以选择脑深部电刺激术，通过电刺激颅内相应核团释放多巴胺，从而达到与外源性补充多巴制剂效果一样，产生内源性多巴胺。电刺激手术相较于传统的损毁术是可逆的；且手术后可大幅度减少药物总剂量，减少服用过多药物导致的副作用；术后还可通过程控参数调整刺激电极强度及模式，从而实现个体化治理方案。患者在病程 6 年选择了脑深部电刺激术，术后也达到较好疗效。在经济条件允许的情况下，手术是中晚期帕金森病患者较好的控制手段。

（陈玲）

| 参考文献 |

［1］PAISAN-RUIZ C，BHATIA K P，LI A，et al. Characterzation of *PLA2G6* as a locus for dystonia-parkinsonism［J］. Ann Neurol，2009，65（1）：19-23.

［2］康纪峰，唐北沙，郭纪峰. *PLA2G6* 基因与帕金森病［J］. 中华神经科杂志. 2016，49（2）：145-149.

［3］赵思源，张剑宁，常洪波，等. 早发性肌张力障碍-帕金森综合征 1 例并文献复习［J］. 中国临床神经科学，2014，22（2）：208-211.

［4］LU C S, LAI S C, WU R M, et al. *PLA2G6* mutation in PARK14-linked young-onset parkinsonism and sporadic Parkinson's disease［J］. Am J Med Genet B Neuropsychiatr Genet, 2012, 159B（2）：183-191.

［5］TIAN J Y, TANG B S, SHI C H, et al. Analysis of *PLA2G6* gene mutation in sporadic early-onset parkinsonism patients from Chinese population［J］. Neurosci Lett, 2012, 514（2）：156-158.

［6］MALAGUTI M C, MELZI V, DI GIACOPO R, et al. A novel homozygous *PLA2G6* mutation causes dystonia- parkinsonism［J］. Parkinsonism Relat Disord, 2015, 21（3）：337-339.

病例 10

PLA2G6 基因突变相关的肌张力障碍-帕金森病

 导读 本病例的要点和学习点在于认识疾病的首发症状和主要症状对于最终诊断的意义。该患者以步态障碍为首发症状，随后出现明显的帕金森样症状和肌张力障碍表现。其帕金森样症状最为突出，且早于肌张力障碍，所以明确了从"早发型帕金森病"这条线上来鉴别。最终基因检测明确诊断。

【病例简介】

1. **主诉** 行走困难伴不自主运动 3 年。

2. **现病史** 患者男性，25 岁，2010 年 1 月无明显诱因下出现头昏、头沉感，3 月中旬就诊于当地医院，予以氟哌噻吨美利曲辛片每次 1 片每日 2 次口服，第 2 天出现行走困难，服药 1 周后自行停药。3 月底行走困难加重，并出现言语不清。5 月初症状曾出现短暂改善，之后进一步加重，于当地医院行头颅 MRI 未见异常。患者常感心慌，出汗，紧张时肢体发抖，睡眠差，口服劳拉西泮、西酞普兰、丁螺环酮半年无效，行走困难进一步加重，出现脚尖走路、双小腿抽筋。2011 年初逐渐出现眼睑、口唇及肢体抖动，以左侧为主，走路易摔跤。就诊于北京某医院，行头颅 MRI 示小脑萎缩，诊断为"帕金森综合征"，口服多巴丝肼每次 125mg 每日 3 次，自感行走费力明显缓解，但两周后又无效，加大多巴丝肼剂量至每日共 500mg 仍无效。患者自述服药时间不规律，常于饭前或饭后半小时服药。之后回当地医院继续按"帕金森综合征"治疗，服用普拉克索、苯海索等症状曾明显好转，但之后又加重。2011 年 10 月就诊于上海某医院，口服硫必利、氟哌啶醇等药物，患者出现头颈僵硬、歪斜、不自主眨眼及噘嘴动作。11 月于当地医院诊断为"僵人综合征，面肌痉挛，焦虑状态，早期复极综合征"，予地塞米松治疗，自觉用药 2~3 天后症状明显改善，1 周后又无效。12 月因眨眼、噘嘴分别给予肉毒毒素治疗，后患者出现频繁双眼不自主闭紧，2012 年 3 月开始闭眼情况有所缓解。2012 年 3 月和 4 月两次于北京某医院诊断为"帕金森综合征"。6 月出现双耳听力下降，7 月出现双眼视物模糊，再次予肉毒毒素治疗。患病期间口服普拉克索、苯海索、金刚烷胺、劳拉西泮、巴氯芬等。目前口服普拉克索每次 0.25mg 每日 2 次，金刚烷胺每次 100mg 每日 3 次，叶酸片每次 5mg 每日 3 次，苯海索每次 2mg 每日 2 次，氯硝西泮 2mg 每晚 1 次，酒石酸美托洛尔 25mg 每晚 1 次。患者于 2013 年 1 月 16 日收治入院。自发病以来，精神一般，饮水呛咳，小便困难，大便可。

3. 既往史　患者自幼紧张时双上肢僵硬、抖动，小学五年级、初二、初三、高三曾有头昏持续 3~6 个月不等。

4. 个人史　否认疫区疫水接触史。否认饮酒史。

5. 家族史　否认家族遗传病病史。

6. 查体

（1）内科系统体格检查：体温 36.5℃，脉搏 80 次/min，呼吸 20 次/min，血压 110/70mmHg，心肺腹查体无明显异常。

（2）神经系统专科检查：①精神智能状态：神志清楚，对答切题，计算力、定向力正常。②脑神经：双侧上睑下垂，不时闭眼。双侧瞳孔等大等圆，直径 2.5mm，直接及间接对光反射存在，双眼各向运动充分，无眼震及复视。额纹对称，鼻唇沟对称，伸舌略左偏，嘴角抽动。眉心征（+）。③运动系统：四肢肌张力增高，右侧明显，四肢肌力 5 级。四肢腱反射（++）。④感觉系统：四肢远端针刺觉略差，余正常。病理征：未引出。⑤共济运动：轮替试验缓慢，左侧慢于右侧。指鼻可，跟-膝-胫试验欠稳准。步态：行走缓慢，步距偏小，双上肢联动减少，右侧明显。⑥脑膜刺激征：阴性。⑦其他体征：四肢间断性姿势性震颤，左侧明显。

7. 辅助检查

（1）实验室检查：血常规、尿常规、粪便常规未见异常。血糖、生化、电解质、DIC、肿瘤指标、甲状腺功能全套未见异常。铁代谢：血清铁蛋白 210.61ng/ml，转铁蛋白 1.6g/l，血清铁 112μg/dl。血清维生素 B_{12} 正常（228.00pg/ml）。血清叶酸 2.54ng/ml↓。球蛋白：IgG↓，IgA↓，IgM↓。血乳酸 2.69mmol/L↑。铜蓝蛋白 0.18g/L。尿有机酸谱、血酰基肉碱谱基本正常。血液重金属含量：汞 3.0ng/ml↑、砷 17.0ng/ml、铬 37.5ng/ml、镉 0.2ng/ml、铊 0.03ng/ml、铅 17.7ng/ml。尿液重金属含量：汞 1.8ng/ml。送检尿液、血液未检到其他毒物。脑脊液涂片：镜下可见多量红细胞，散在淋巴细胞及中性粒细胞，细胞总数 $89×10^6$/L，白细胞计数 $0×10^6$/L，蛋白 34mg/dl，氯 106mmol/L↓，葡萄糖 70mg/dl。脑脊液寡克隆区带（−），血寡克隆区带（−），脑脊液 IgG 鞘内合成率（IgG-Syn）2.4mg/24h（正常值范围 <7.0mg/24h）；IgG 指数 0.77（正常值范围 <0.85）；血脑屏障（BBB）通透性为 $5.82×10^{-3}$↑；脑脊液髓鞘碱性蛋白（MBP）1.42μg/L（正常值范围 <3.5μg/L）；血髓鞘碱性蛋白（MBP）1.91μg/L（正常值范围 <2.5μg/L）；脑脊液髓鞘碱性蛋白自身抗体（MBP.Ab）0.667（正常值范围 <0.650）；血髓鞘碱性蛋白自身抗体（MBP.Ab）0.596（正常值范围 <0.750）；脑脊液抗髓鞘少突角质细胞糖蛋白抗体（MOG.Ab）0.552（正常值范围 <0.560）；血抗髓鞘少突角质细胞糖蛋白抗体（MOG.Ab）0.593（正常值范围 <0.640）。

（2）基因检测（图 10-1）：*PLA2G6* 基因复合杂合突变。

（3）肝胆胰脾肾 B 超：未见明显异常。

（4）头颅磁共振 SWI（外院）：双侧基底节区对称小片状低信号区，考虑铁质沉着。MRS：右侧丘脑水平 NAA 浓度（NAA/Cr：1.3），左侧相应部位（NAA/Cr：1.6）；右侧丘脑水平 CHo 浓度（CHo/Cr：0.8），左侧相应部位（CHo/Cr：1.0）。

（5）头颅 MRI 平扫：小脑轻度萎缩（图 10-2）。

8. 入院诊断　帕金森综合征。

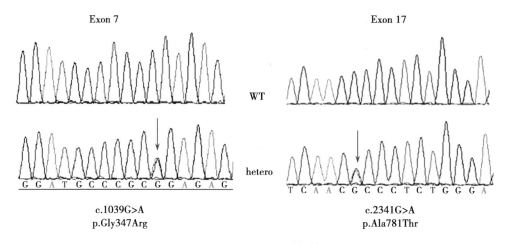

Exon 7

Exon 17

WT

hetero

G G A T G C C C G C G G A G A G

T C A A C G C C C T C T G G G A

c.1039G>A
p.Gly347Arg

c.2341G>A
p.Ala781Thr

图 10-1　*PLA2G6* 基因检测结果

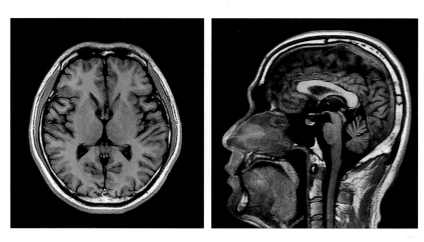

图 10-2　头颅 MRI 平扫示小脑轻度萎缩

【临床分析与决策】

患者以步态障碍为首发症状，主要表现为行走困难、脚尖走路、易摔跤等，提示可能存在锥体外系损害。随后患者出现肢体抖动，查体四肢肌张力增高，联动减少，步距偏小，轮替动作缓慢，眉心征（＋），为帕金森病样临床表现。继而出现头颈歪斜、僵硬，不自主眨眼，嘴角抽动、噘嘴等肌张力障碍的表现。以上提示患者存在明显的锥体外系损害。患者虽然没有明显的共济失调临床表现，但是头颅影像显示小脑存在萎缩。病程中有心慌、出汗等自主神经症状。综上分析，患者定位诊断为锥体外系受累为主，可能累及小脑及自主神经功能。总结该病例特点：男性，25 岁，青年期，亚急性起病，逐渐进展病程，锥体外系症状主要表现为帕金森样症状和肌张力障碍，其中以步态障碍为首发，对左旋多巴早期有一定反应，但很快失效。根据最新国际运动障碍协会（MDS）PD 诊断流程，该患者排除原发性帕金森病。患者无药物、血管、中毒、感染等继发因素，暂时也不考虑继发性帕金森综合征。患者 22 岁起病，发病年龄早，也不符合帕金森叠加综合征表现，如多系统萎缩、进行性核上性麻痹等。因此，初步定性诊断考虑为早发型帕金森病可能。

青少年起病的帕金森病多为基因突变导致，包括常染色体显性遗传性帕金森病和常染色体隐性遗传性帕金森病。该患者没有阳性家族史，倾向于考虑为常染色体隐性遗传性早发型帕金森病。在这一类帕金森病中，目前已经确定致病基因的共有 6 个，其中 *Parkin*、*PINK1* 和 *DJ-1* 突变所致的帕金森表型相对典型，对左旋多巴反应敏感而且持续；*ATP13A2*、*PLA2G6* 和 *FBXO7* 突变常常表现为快速进展的帕金森病样临床表现以及其他叠加的特征包括锥体束征、认知功能下降和持续左旋多巴反应的丧失。因此，后三者的可能性较大。究竟是哪一个基因突变导致，需要基因检测来确定。本例患者最终基因检测确定为 *PLA2G6* 基因复合杂合突变，最终诊断为非钙依赖型磷脂酶 A2 相关性神经变性病（phospholipase A2 associated neurodegeneration，PLAN）中的一个亚型：*PLA2G6* 基因突变相关的肌张力障碍-帕金森综合征（*PLA2G6*-associated dystonia-parkinsonism，PLAN-DP）。

【诊断】

PLA2G6 基因突变相关的肌张力障碍-帕金森病

【诊治过程】

该患者对左旋多巴制剂治疗初始有明显反应，但反应不持久；加用多巴胺受体激动剂改善不明显。眼睑痉挛采用肉毒毒素注射，效果不明显。

【预后及随访】

该患者对于治疗的反应均不理想，预后差。

【讨论】

ATP13A2 基因的隐性突变可导致 Kufor-Rakeb 综合征，主要表现为青少年起病的帕金森综合征、痴呆、锥体束征、核上性麻痹、面-喉-手肌阵挛、视幻觉和眼动肌张力障碍性痉挛。*FBXO7* 基因的隐性突变所导致的早发型帕金森病也被称为帕金森-锥体束综合征（Parkinsonian-pyramidal syndrome，PPS）或苍白球-锥体束病（pallido-pyramidal disease，PPD），患者除帕金森样表现外尚合并有痉挛、腱反射亢进、病理征阳性等锥体束征。本病例从临床表型与上述两种基因突变的表型不尽相同，因此锁定了 *PLA2G6* 基因。

PLA2G6 基因的隐性突变所导致的临床表现比较广谱，主要包括经典型、非经典型以及 *PLA2G6* 突变相关的肌张力障碍-帕金森病。经典型的临床表现为婴幼儿发病，通常在 2 岁前，最主要特点是婴儿神经轴索性营养不良（infantile neuroaxonal dystrophy，INAD），早期有躯干张力减低，然后发展为四肢轻瘫，共济失调和步态失稳，伴视神经萎缩和癫痫发作，患儿通常最多能存活到 10 多岁；非经典型发病通常在 4~5 岁，临床特点与典型 INAD 相类似，但病程进展较慢；而 *PLA2G6* 突变相关的肌张力障碍-帕金森病表现为青春期或成年早期亚急性起病的肌张力障碍合并帕金森样表现，发病年龄在 10~26 岁，首发症状表现多样，可以是步态障碍起病，也可以是肌张力障碍、帕金森样起病，甚至以语言障碍，或抑郁焦虑、精神症状、认知减退等精神症状起病。随着疾病进展，行动迟缓及肌强直等帕金森症状以及肌张力障碍是最常见和突出的临床表现，也可以出现锥体束症、肌阵挛、自主神经功能障碍、癫痫等临床表现，但相对少见。头颅影像多正常，有报道约 33% 的患者可有基底节部位的铁沉积，采用磁敏感序列可能更易发现，如梯度回波序列（GRE）和磁敏感加权成像（SWI）。少数患者可能存在大脑及小脑萎缩。治疗上对左旋多巴的反应不持续，大部分患者在发病 3 年内丧失活动能力。此例患者发病年龄和临床特征

基本与之相符，通过基因检测也最终证实了这一诊断。

（周海燕　潘静　马建芳）

【专家点评】

该病例对于临床医生如何通过解析复杂的临床表现和体征，梳理出清晰的诊断思路具有非常好的示范和借鉴作用。患者 22 岁发病，经历 3 年辗转就诊于多家大医院，虽然得到了"帕金森综合征"的诊断，但始终未明确病因。究其原因在于：①该患者以步态障碍为首发症状，随后出现明显的帕金森样症状和肌张力障碍的锥体外系表现。这两方面表现都比较突出，因此在鉴别诊断方面涉及的面比较广，究竟是从帕金森样症状方面来鉴别还是从肌张力障碍方面来鉴别确实有一定的争议和疑惑。②该患者发病年龄轻，无论是考虑"帕金森综合征"还是"肌张力障碍叠加综合征"，病因都需要考虑是遗传因素。而导致这两类疾病的突变基因很多，寻找致病基因如同"大海捞针"，而如何缩短进程，更快捷锁定目标基因的确具有一定挑战性。③该患者的头颅 MRI 没有给予很好的提示，虽然有医院认为存在"铁沉积"，但不典型。

临床医生经过认真复习回顾病史，肯定了患者的临床症状和体征中以帕金森样症状最为突出，且早于肌张力障碍，所以明确了从"早发型帕金森病"这条线上来鉴别。结合他的阴性家族史，锁定为常染色体隐性遗传方式可能性大。最终基因检测结果证实了诊断思路的正确性。

（刘军）

| 参考文献 |

[1] KHATEEB S，FLUSSER H，OFIR R，et al. *PLA2G6* mutation underlies infantile neuroaxonal dystrophy [J]. Am J Hum Genet，2006，79（5）：942-948.

[2] LU C S，LAI S C，WU R M，et al. *PLA2G6* mutations in PARK14-linked young-onset parkinsonism and sporadic Parkinson's disease [J]. Am J Med Genet B Neuropsychiatr Genet，2012，159B（2）：183-191.

[3] MORGAN N V，WESTAWAY S K，MORTON J E，et al. *PLA2G6*，encoding a phospholipase A2，is mutated in neurodegenerative disorders with high brain iron [J]. Nat Genet，2006，38（7）：752-754.

[4] PAISAN-RUIZ C，BHATIA K P，LI A，et al. Characterization of *PLA2G6* as a locus for dystonia-parkinsonism [J]. Ann Neurol，2009，65（1）：19-23.

[5] SHI C H，TANG B S，WANG L，et al. *PLA2G6* gene mutation in autosomal recessive early-onset parkinsonism in a Chinese cohort [J]. Neurology，2011，77（1）：75-81.

[6] SINA F，SHOJAEE S，ELAHI E，et al. R632W mutation in *PLA2G6* segregates with dystonia-parkinsonism in a consanguineous Iranian family [J]. Eur J Neurol，2009，16（1）：101-104.

病例 11

PLA2G6 基因复合杂合突变的
婴儿神经轴索营养不良

 导读　本例患者婴儿期发病，表现为进展性运动、语言及认知功能发育障碍，被误诊为脑瘫、痉挛性截瘫。临床考虑神经遗传病，经过外显子组测序，发现 *PLA2G6* 复合杂合突变，由此诊断为婴儿神经轴索营养不良（infantile neuroaxonal dystrophy，INAD）。

【病例简介】

1. **主诉**　进展性行走不稳伴语言、认知发育障碍 10 年。

2. **现病史**　患者女性，11 岁，于 10 年前（12 月龄时）被发现行走不稳，后随着岁数增加，2 岁时仍不会跑步，走路易摔倒，伴言语含糊不清，可以应答，伴精神运动发育迟滞、易激惹。3 岁时不会倒水、穿鞋、解纽扣，会逐页翻书，不会手指执笔，语言发育稍差，会说短句及自己名字，但吐词不清楚，认识部分图形，不识形状，分不清方向，应人应物稍差，当地医院诊断"脑瘫？"，具体治疗不详。后患者症状进行性加重，多次就诊。4 岁时就诊，行头部 MRI 示小脑萎缩，当地医院诊断"小脑性共济失调？"。6 岁时就诊，查体示双下肢肌张力增高，双侧膝反射活跃，双侧 Babinski 征阳性，当地医院诊断"痉挛性截瘫？"。期间行核型分析，未见明显异常。行血代谢组套筛查（氨基酸代谢疾病、有机酸代谢疾病、脂肪酸代谢疾病）示阴性。期间颈椎、胸椎 MRI 未见明显异常。2019 年 1 月，患者就诊于笔者所在医院。

3. **既往史**　无特殊。

4. **个人史**　患儿足月顺产，体格可，精神发育迟滞，预防接种史无特殊，无传染病接触史。

5. **家族史**　患者有一个弟弟，现 5 岁，1 岁时被发现行走不稳，伴语言功能、认知发育障碍，症状同姐姐。余家族史无特殊。父母非近亲结婚。

6. **查体**

（1）体温 36.5℃，血压 108/80mmHg，心律齐，心率 102 次/min，营养状况一般，皮肤黏膜无黄染，心肺听诊无异常，肝脾未触及，肾区无叩击痛，四肢无水肿，无肢体畸形。

（2）神经系统专科查体：神志清楚，注意力差，反应迟钝，言语含糊，可言语交流，时间、地点、人物定向力差，双侧瞳孔等大等圆，2.5mm，对光反射敏感，双眼活动可，无 K-F 环，有水平眼震，视力、听力粗测正常，余脑神经查体阴性。四肢肌力 3~4 级，躯干及四肢肌张力增高，四肢腱反射对称存在，双侧肢体末端浅感觉对称减弱，双侧指鼻及跟-膝-胫试验不配合，脑膜刺激征阴性，患者卧床，行走不配合，双侧 Babinski 征阳性。

7. 辅助检查

（1）染色体核型分析（3 岁时）：阴性。

（2）血代谢组套筛查（3 岁时）：阴性。

（3）影像学结果（4 岁时）：小脑萎缩，未及其他异常（图 11-1~图 11-3）。

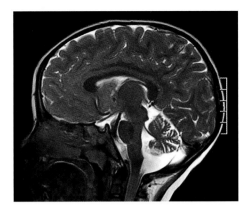

图 11-1　头颅 MRI T$_2$ 加权像可见小脑萎缩

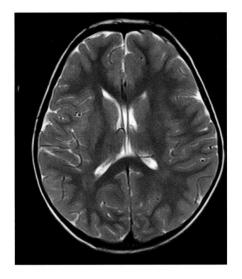

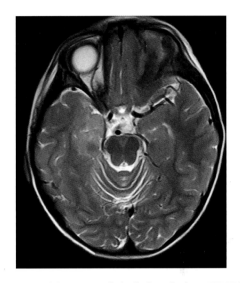

图 11-2　头颅 MRI T$_2$ 加权像未见基底节区明显异常　图 11-3　头颅 MRI T$_2$ 加权像未见中脑区明显异常

（4）血生化：乳酸脱氢酶增高（303~331U/L，正常参考值：109~245U/L），谷草转氨酶增高（50.4~57.5U/L，正常参考值：0~40U/L）。

（5）神经电生理检查（8 岁时）：提示周围神经损害，深感觉障碍（双腓总神经 CMAP 波形缺失，SEP 波形分化差，重复性差）。视觉诱发电位（VEP）未见明显异常。听觉诱发电位（AEP）未见明显异常。

（6）外显子组测序（11 岁时）：存在 *PLA2G6* 基因复合杂合突变（错义突变，其中一个突变导致蛋白第 665 位氨基酸由蛋氨酸突变为缬氨酸；插入碱基突变，另一个突变导致蛋白第 10 位苏氨酸开始的氨基酸合成发生框移改变）。*PLA2G6*（NM_003560.2）：chr22：38511575T>C，c.1993A>G（p.Met665Val）；chr22：38565405G>GT，c.28dupA（p.Thr10AsnfsTer11）（图 11-4）。

8. 入院诊断　婴儿神经轴索营养不良可能。

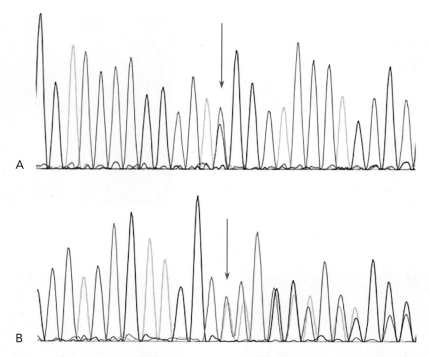

图 11-4　患者 Sanger 测序图

A. 箭头处 *PLA2G6*（NM_003560.2）: chr22: 38511575T>C，c.1993A>G（p.Met665Val）；

B. 箭头处 *PLA2G6*（NM_003560.2）: chr22: 38565405G>GT，c.28dupA（p.Thr10AsnfsTer11）。

【临床分析与决策】

1. **定位诊断**　结合患者高级神经功能受损、四肢肌张力增高、双侧 Babinski 征阳性提示中枢神经系统受损；患者双侧肢体末端浅感觉对称减弱，以及神经电生理检查提示存在周围神经病变，定位考虑中枢神经周围神经系统受累。

2. **定性诊断**　患者发病年龄早，患者弟弟也存在类似的表现，结合患者的临床表现及受损定位，定性诊断考虑神经遗传病。

3. **鉴别诊断**　婴幼儿起病，累及中枢神经及周围神经的神经遗传病临床鉴别较难，早期临床表现往往不典型，需要借助多种辅助检查。本例患儿，经过多次就诊，期间被诊断为脑瘫、小脑性共济失调、痉挛性截瘫等，最终借助二代测序技术，进行分子诊断。

患者入院前，临床表现不具备特异性，与很多神经遗传病及代谢性疾病临床表现相似，很难从临床症状及实验室常规检查进行鉴别，临床诊断不明确。针对具有家族史的患者，或具有遗传背景的患者，二代测序技术可作为重要的辅助检查手段之一，对患者病因进行有效探索，为临床医生提供重要的参考。与患者及家属进行有效沟通后，运用外显子组测序发现了 *PLA2G6* 基因的复合杂合突变，分子诊断明确，对应临床表现诊断为婴儿神经轴索营养不良。

目前对于婴儿神经轴索营养不良还缺乏有效的治疗手段。主要是对症治疗、营养支持、预防并发症、其他治疗。针对患儿四肢肌张力增高表现，给予多巴丝肼、巴氯芬对症处理；针对神经损害，给予营养神经治疗；针对肝损害，给予护肝治疗；并加强康复锻炼、营养支持及护理；以尽可能改善患儿生活质量、尽可能延长生命。

【诊断】

婴儿神经轴索营养不良

【诊治过程】

给予患儿药物改善肌张力、护肝、营养神经并加强康复锻炼、营养支持及护理治疗。患儿期间生命体征平稳，肌张力障碍较前改善，提示对症处理一定程度可缓解症状，改善生活质量。

【预后及随访】

患儿生命体征暂平稳，目前无肺部感染，营养状况尚可，在家人护理下长期卧床，四肢可自主活动，平日可简单言语交流，生活质量改善。INAD目前无法治愈，疾病进程无法逆转，后期预后不佳。

【讨论】

INAD常在出生后6个月至3岁之间发病，首发症状为精神运动发育迟滞或退后，随后出现肌无力、躯干肌张力减低、小脑共济失调、腱反射减弱或消失、视神经萎缩致视力障碍、斜视、眼震等。随着疾病的进展，患者出现上运动神经元受损体征，最初患者表现为肌张力增高、腱反射亢进，之后表现为进行性痉挛性四肢轻瘫、对称性锥体束征、腱反射亢进消失。典型INAD在实验室检查上通常可表现为谷草转氨酶/谷丙转氨酶比值升高和乳酸脱氢酶升高，其余暂无特殊；影像学检查可表现为T_2加权像上小脑蚓部和小脑半球萎缩、神经萎缩、视交叉容量减少和胼胝体压部萎缩变细；少部分患者因小脑半球萎缩呈现高信号；SWI像上异常铁沉积，表现为苍白球部位低信号，不同于泛酸激酶相关性神经变性病（PKAN）"虎眼征"；在神经电生理检查方面，INAD肌电图（EMG）可呈现去神经支配；脑电图（EEG）可表现为快节律脑电波；视觉诱发电位（VEP）可表现为潜伏期延迟，波幅下降；神经传导速度（NCV）表现为远端轴索型感觉运动神经病。在神经病理学方面，可见病理性球体轴突。一个或多个组织的活检中可观察到轴突营养不良组织病理学的证据，包括膜管外形、线粒体聚集体、轴突直径增粗、内膜变薄；轴突球体随着年龄增长在所有组织中可能不明显，所以怀疑患有INAD需随着时间推移多次活检才能识别。

随着二代测序技术的不断发展及应用，国内外对于INAD报道较多，报道的*PLA2G6*突变也越来越多，在丰富疾病临床表现的同时，亦可增加疾病基因突变谱。目前发现的*PLA2G6*基因突变大多数为错义突变，少数为插入/缺失突变。本例患儿携带的p.Met665Val、p.Thr10AsnfsTer11文献报道较少。INAD的突出特征是可同时累及中枢及周围神经，报道多伴肌张力低下，而本组患儿躯干及四肢肌张力增高，四肢腱反射对称存在，可能是主要累及中枢神经轴索，而较少累及周围神经轴索的原因。INAD典型MRI特征为小脑萎缩，多伴小脑皮质T_2加权像高信号，苍白球铁沉积呈现T_2加权像高信号。本例患儿发现小脑明显萎缩，未见苍白球出现铁沉积，无T_2加权像高信号，可能与病程尚短有关，之前文献亦有该报道。

（毛成洁）

【专家点评】

本例患儿初期临床表现无特异性，诊治过程长。在行基因检测之前，临床诊断不明确，鉴别诊断难。

典型INAD临床表现进展快，本例患者症状整体发展较慢，提示存在个体差异。典型

INAD 通常伴有谷草转氨酶/谷丙转氨酶比值升高和乳酸脱氢酶升高，但该指标特异性较差，对于明确诊断，作用不大。INAD 也存在影像学个体差异，脑内铁沉积是相对特异性的表现，但有些患者疾病早期也无该表现，这增加了从影像学角度早期诊断该病的难度。病理学是 INAD 特异性较高的辅助检查方法之一，神经活检可见病理性球体轴突。一个或多个组织的活检中可观察到轴突营养不良组织病理学的证据，包括膜管外形、线粒体聚集体、轴突直径增粗、内膜变薄。需注意，由于取材或病程等原因，怀疑患有 INAD 需随着时间推移多次活检才能识别。

结合患者家族史及发病年龄早的特点，及时进行基因检测，且全基因组水平检测是值得推荐的辅助检查手段。基因检测对于进一步明确疾病遗传背景，寻找致病突变，以尽早明确诊断，指导患儿家庭开展遗传咨询，指导产前诊断具有重要意义。针对该家庭，若对第一位患儿尽早开展基因检测、及时明确分子诊断，在该家庭生二胎时进行产前诊断，或可避免患儿弟弟出生患同病可能。在该家庭，患儿早期开展了遗传致病因素筛查，但采取的是核型分析，分析结果阴性，未有明确提示。考虑神经系统遗传病突变形式多样，不仅仅存在染色体异常，还可存在点突变、插入/缺失突变、拷贝数变异、外显子重排等众多突变形式，增加突变筛查即基因测序策略是可取的。为此，建议完善外显子组测序是可取的。测序数据分析提示患儿存在 *PLA2G6* 基因复合杂合的罕见变异。发现的罕见变异在正常对照数据库中并不存在，提示其致病性可能，结合家系共分离验证，以及生物信息学软件预测该罕见变异具有危害性。对应 2015 年美国医学遗传学与基因组学学会（ACMG）发布了序列变异的解析标准指南，判断该复合杂合变异为该家系的致病突变，作出明确分子诊断，结合临床特征诊断为 INAD。

（刘春风）

| 参考文献 |

［1］中华医学会神经病学分会帕金森病及运动障碍学组. 脑组织铁沉积神经变性病诊治专家共识［J］. 中华医学杂志，2016，96（27）：2126-2133.

［2］TELLO C，DARLING A，LUPO V，et al. On the complexity of clinical and molecular bases of neurodegeneration with brain iron accumulation［J］. Clin Genet，2018，93（4）：731-740.

［3］HOGARTH P. Neurodegeneration with brain iron accumulation：diagnosis and management［J］. Journal of Movement Disorders，2015，8（1）：1-13.

［4］RICHARDS S，AZIZ N，BALE S，et al. Standards and guidelines for the interpretation of sequence variants：a joint consensus recommendation of the American College of Medical Genetics and Genomics and the Association for Molecular Pathology［J］. Genetics in medicine，2015，17（5）：405.

［5］SCHNEIDER S A. Neurodegeneration with Brain Iron Accumulation［J］. Curr Neurol Neurosci Rep，2016，16（1）：9.

［6］SCHNEIDER S A，HARDY J，BHATIA K P. Syndromes of neurodegeneration with brain iron accumulation（NBIA）：an update on clinical presentations，histological and genetic underpinnings，and treatment considerations［J］. Mov Disord，2012，27（1）：42-53.

病例 **12**

以下肢肌张力障碍为特点的 *PINK1* 基因突变的帕金森病

导读 起病年龄 <50 岁帕金森病被称为早发型帕金森病（early-onset Parkinson disease, EOPD），*PINK1* 是继 *Parkin* 之后常见的 PD 致病基因，部分患者临床表现不典型，携带 *PINK1* 基因突变的患者通常进展缓慢，嗅觉及认知功能相对保存完好，并可能较早出现药物所致的运动并发症。相比于其他类型的 EOPD 来说，*PINK1* 基因突变的患者对小剂量左旋多巴更为敏感。本文呈现了 *PINK1* 基因突变的病例的诊治经过，提示这是一种临床异质性较大的疾病。

【病例简介】

1. **主诉** 右下肢"发作性"抖动伴行动不便 5 年余。

2. **病史** 患者女性，29 岁，5 年前开始出现右脚走路不便，表现为右下肢紧绷感，偶有右下肢抖动，变化体位、放置舒服的体位症状缓解，无乏力，无麻木，无头晕头痛，患者未予重视，未曾就医治疗。2 年前，直立状态下抖动明显，运动时减轻，变换体位难以缓解，外院多次就诊，曾被诊断为"焦虑状态，躯体化形式障碍"，口服抗焦虑药物效果差，后就诊于某医院，考虑"锥体外系疾病可能"，给予谷维素、金刚烷胺、维生素 B_{12} 等，患者自觉症状略有改善；曾自服多巴丝肼 62.5mg 后觉下肢抖动及僵硬感消失，症状持续改善 5 天，后又出现下肢抖动。近来自觉抖动较前有所加重，来笔者所在科室就诊，以"帕金森综合征"收入院。发病以来，二便可，没有明显体重减轻。

3. **既往史** 否认手术外伤史；否认高血压、糖尿病病史；否认脑炎史。

4. **个人史** 出生生长于贵州，自 2010 年一直居住上海，无烟、酒等不良嗜好。

5. **家族史** 否认家族遗传史。

6. **体格检查**

（1）内科系统体格检查：体温 36.6℃，脉搏 72 次/min，呼吸 18 次/min，血压 120/70mmHg。心肺腹查体无明显异常。

（2）神经内科查体：神志清楚，语利，精神可，查体尚合作，定向力可，记忆力、理解力及计算力粗测可。双侧瞳孔等大等圆，对光反射灵敏，未见眼球震颤，眼球各向活动到位，双侧鼻唇沟对称，咽反射存在，伸舌居中，右下肢有静止性、直立性震颤，四肢肌力 5 级，四肢腱反射（+++），右足略拖曳，右下肢踝部内翻，右下肢张力可疑增高，双上肢轮替、对指、拍打动作完成可，后拉试验可疑阳性，未见明显前冲步态，双侧指鼻试验、跟-膝-胫试验稳准，深浅感觉粗测对称，双侧病理征（–），脑膜刺激征（–）。

7. 辅助检查

（1）血常规生化、肝肾功能、电解质（–）；甲状腺功能（–）；肿瘤指标（–）；免疫五项正常；铁代谢全套正常；血清铜蓝蛋白（–）；外周血涂片未见大小不均棘细胞。

（2）甲状腺 B 超：甲状腺未见明显异常。

（3）电生理：脑电图及肌电图未见明显异常。

（4）简易精神状态检查（MMSE）30 分，蒙特利尔认知评估量表（MOCA）29 分（患者为大学文化程度）。

（5）头颅 B 超：颞窗透声差。

（6）头颅 MRI 平扫：颅内少许腔隙灶，双侧筛窦轻度炎症改变（图 12-1）。

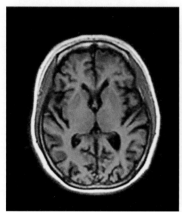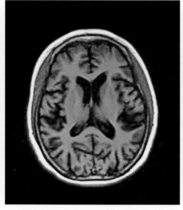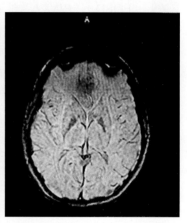

图 12-1　头颅 MRI 平扫显示颅内少许腔隙灶，双侧筛窦轻度炎症改变

（7）便秘量表：3~4 天 1 次。

（8）焦虑和抑郁相关量表提示轻度焦虑和轻度抑郁。

（9）嗅觉：未见明显减退。

（10）快速眼动睡眠行为障碍（RBD）筛查问卷（RBDSQ）：未见异常。

（11）多巴胺转运体正电子发射体层仪（DAT-PET）：显示左侧壳核分布略减低。

（12）运动障碍基因检测：*PINK1* 基因第 7 号外显子上存在 c.C1474T 碱基纯合改变，*PINK1* 基因 c.C1474T 的变异性质为"致病"基因（图 12-2）。

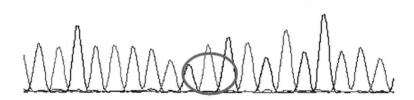

PINK1：NM_032409：exon7：c.C1474T（纯合变异）

图 12-2　患者基因测定结果

8. **入院诊断** 帕金森综合征。

【临床分析与决策】

患者的临床症状学诊断：①肌张力障碍，患者表现行走时右下肢踝部内翻。从症状学角度考虑是局灶性肌张力障碍，符合一种不自主、持续性肌肉收缩引起的扭曲、重复运动或姿势异常综合征的定义。②帕金森症候群，患者行走拖曳，右下肢"发作性"抖动。查体见右下肢张力可疑增高，右下肢有静止性"直立性震颤"。

青年起病，合并肌张力障碍和帕金森综合征症候群。可根据青年起病的肌张力障碍-帕金森综合征诊断流程，辅助检查，铜蓝蛋白检测（－），排除肝豆状核变性。影像学检查有可疑铁沉积，没有明确的萎缩。DAT-PET 结果提示壳核多巴摄取减少，需要考虑早发型帕金森病可能。

入院后给予多巴丝肼试验性治疗：多巴丝肼 125mg，每日 3 次，右下肢抖动，拖曳有改善。

根据国际运动障碍协会（MDS）2015 年帕金森病诊断标准，要求临床确诊帕金森病需同时符合：无绝对排除标准，至少 2 条支持标准，无警示征象。临床可能的帕金森病需满足：无绝对排除标准，1 条警示征象需对应 1 条支持标准抵消，不超过 2 条警示征象。此患者在 PD 诊断过程中，存在核心标准（行动迟缓＋静止性震颤＋肌强直），支持标准（2条），警示征象（0条），可疑排除标准（1条），即发病 3 年后仍局限于下肢的帕金森样症状，此患者病程 5 年，仍然表现在下肢，是诊断 PD 的一大困惑点。

最后，根据图 12-3 的流程进一步进行基因检测：结果提示 *PINK1* 基因第 7 号外显子上存在 c.C1474T 碱基纯合改变。

【诊断】

PINK1 基因突变的早发型帕金森病（PINK1）

【诊治过程】

对于药物选择尚需遵循个体化治疗。该患者为早发型帕金森病（*PINK1* 基因突变型），根据我国帕金森病治疗指南，早发型患者，在不伴有智能减退的情况下，可以选择：非麦角类多巴胺受体激动剂，单胺氧化酶 B 抑制剂，金刚烷胺，复方左旋多巴，复方左旋多巴＋儿茶酚-O-甲基转移酶（COMT）抑制剂。该患者住院过程中行多巴丝肼药物测评，基线统一帕金森病评分量表Ⅲ（UPDRS-Ⅲ）25 分，最佳改善率为 37%，采用小剂量多巴替代治疗。此外，早发型帕金森病患者容易出现运动并发症、焦虑抑郁情绪，故多巴胺受体激动剂亦可选择。但该患者行普拉克索 0.25mg 药物测评，最佳改善率为 26%，疗效不及多巴丝肼，但仍可维持患者较好的日常生活能力。综上，该患者最终药物治疗以多巴替代治疗为主，采用多巴丝肼每次 62.5mg、每日 3 次（三餐前 1 小时），普拉克索每次0.25mg、每日 3 次（三餐后），患者症状控制良好。

【预后及随访】

随访 1 年，患者病情有所进展，开始出现右手震颤。继续给予多巴丝肼每次 62.5mg、每日 3 次（三餐前 1 小时），普拉克索每次 0.25mg、每日 3 次（三餐后）。

【讨论】

本例患者临床表现为青年起病的帕金森综合征，隐匿起病，缓慢进展。在基因检测明确诊断前，需鉴别其他基因类型的早发型帕金森病、肌张力障碍-帕金森综合征。（表 12-1）

表 12-1　帕金森病与多巴反应性肌张力障碍鉴别

鉴别点	帕金森病	多巴反应性肌张力障碍
起病年龄	成年起病	儿童、青少年起病
日间症状波动	无	晨轻暮重
非运动症状	多	少/无
胆碱能类药物	有效	有效
多巴胺反应性	好	极好,低剂量
病程	进行性加重	不进展
随访	运动并发症多见	无运动并发症

　　患者青年发病,早期诊断为"帕金森综合征",对该患者作出正确诊断的挑战性在于临床表型的识别与判定,究其原因可能在于:①在帕金森病的诊断标准中,有一条排除标准,即"发病 3 年后仍局限于下肢的帕金森样症状",本例患者发病 5 年仍局限于下肢,目前认为是肌张力障碍的表现,而并非帕金森样症状,容易被误解。②该患者发病年龄轻,不管考虑为"帕金森叠加"还是"肌张力障碍叠加",病因中都需要考虑可能与遗传有关。而导致这两类疾病的突变基因很多,而如何缩短进程,更快捷锁定目标基因的确具有一定挑战性。

　　对于临床具有帕金森病特征的年轻(50 岁前)发病患者,本例可以初步诊断为早发型帕金森病,根据"早发型帕金森病(EOPD)"的诊断流程(图 12-3),通过临床、血液

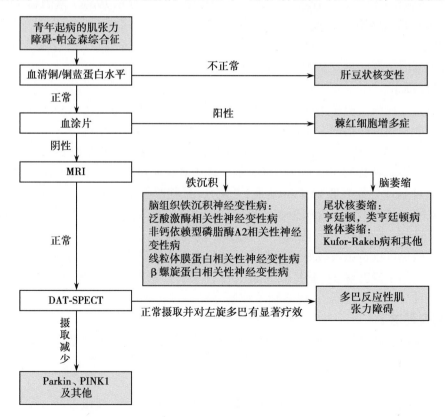

图 12-3　青年起病的肌张力障碍-帕金森综合征诊断流程

生化，影像学进行排查，最后借助基因诊断技术明确了导致本病的突变基因类型。PINK1（PARK6）是一种蛋白激酶。国外研究报道 *PINK1* 突变的帕金森病患者的主要临床特点是：①常染色体隐性遗传，是 *Parkin* 之后常见的 PD 致病基因。②发病年龄早（小于 50 岁）。③临床表现与 *Parkin* 突变的 PD 很难鉴别；除了帕金森样症状外，足部肌张力障碍、腱反射活跃、早期出现运动并发症也是常见伴随表现。④左旋多巴治疗有效。⑤病程进展缓慢。^{18}F-多巴 PET（^{18}F-DOPA-PET）每年随访显示再摄取缓慢下降。⑥病理上类似于散发性 PD，如黑质多巴胺能神经元缺失、Lewy 小体形成，但是蓝斑核很少累及。

　　本例患者发病年龄和临床特征基本与之相符，基因检测也最终证实了这一诊断。但也有所不同：①本例患者症状波动明显，睡眠后症状减轻；②未见左旋多巴诱导的运动并发症。造成这种原因，与 *Parkin* 突变所导致的早发型帕金森病的临床表型多样性相类似，PINK1 也是一种临床异质性较大的疾病。

（潘静）

【专家点评】

　　早发型帕金森病相对少见，发病率占帕金森病 5%~10%，多数具有阳性家族史，包括常染色体显性和隐性两种遗传方式。常染色体显性遗传的基因常见的如 *SNCA*、*LRRK2*、*UCH-L1*、*VPS35* 等。常染色体隐性遗传的基因常见的如 *Parkin*、*PINK1*、*DJ-1*、*ATP13A2*、*PLA2G6* 等。除了帕金森病基本特征之外，青年型 PD 患者常具有一些与特定基因相关的特征，如 *PINK1* 基因常以肌张力障碍为首发症状；*PLA2G6* 基因突变常以非运动障碍或认知功能障碍为首发。*PINK1* 基因的突变在隐性遗传性 PD 中较为常见。本例患者最初表现为肌张力障碍则为该病的诊断提供了有力线索。不过，由于有些临床医生对不典型肌张力障碍的认识不足，部分患者同时伴有程度不等的其他症状，导致该病早期易被误诊。

　　本文作者在讨论中详细介绍了国外研究报道 *PINK1* 突变的帕金森病患者的主要临床特点，如果临床医生能够熟悉掌握这些特点，在临床上遇到青年期发病，主要表现为肌张力障碍和帕金森样症候群的患者时，就能够考虑到该疾病的初步诊断，然后针对性地给予患者进行相关基因检测，及时准确作出诊断。

（陈生弟）

| 参考文献 |

［1］AL-RUMAYYAN A，KLEIN C，ALFADHEL M. Early-Onset Parkinsonism：Case Report and Review of the Literature［J］. Pediatr Neurol，2017，67：102-106e1.

［2］中华医学会神经病学分会帕金森病及运动障碍学组. 中国帕金森病的诊断标准（2016 版）［J］. 中华神经科杂志，2016，49（4）：268-271.

［3］中华医学会神经病学分会帕金森病及运动障碍学组. 中国帕金森病治疗指南（第三版）［J］. 中华神经科杂志，2014，47（6）：428-431.

［4］KASTEN M，HARTMANN C，HAMPF J，et al. Genotype-Phenotype Relations for the Parkinson's Disease Genes *Parkin*，*PINK1*，*DJ1*：MDSGene Systematic Review［J］. Mov Disord，2018，33（5）：730-741.

病例 13

以治疗窗狭窄为特点的 *PINK1* 基因突变的帕金森病

 导读 这是一例青少年发病的帕金森病患者，临床表现以对左旋多巴药物剂量反应窗极为狭窄为特点，即药物需达到一定剂量后症状方可改善，但同时立即伴有显著的精神兴奋副作用。基因检测提示患者存在 *PINK1* 基因的复合杂合突变，其中一个为已报道的致病突变，另一个为新突变。本病例展示了 *PINK1* 基因突变所致青少年型帕金森病对药物治疗的独特反应，强调在临床实践中注意对患者临床表型特点的识别，通过精细调整药物用量以尽可能达到病症的最佳控制点。

【病例简介】

1. 主诉　双下肢僵硬 13 年，行走不利 11 年，加重 9 个月；右手不灵活伴情绪暴躁、学习成绩下降 7 个月。

2. 现病史　患者女性，13 岁。出生后家长即发现患者双下肢逐渐僵硬，余无明显异常，未予重视。11 年前，家长发现其行走较缓慢、不稳，右足跟有时不能落地；跑跳均较同龄人稍差，但四肢的力量可。症状缓慢加重，至 9 个月前患者开始出现右足跟持续不能着地，并向后跌倒。7 个月前出现右手持筷不灵活，字越写越小，伴随情绪暴躁，学习成绩明显下降。曾在某医院行基因检测，发现 *SETX* 基因第 12 外显子一处杂合变异（c.5536C>T，p.Arg1846Cys），父母均无此变异，符合新生（de novo）变异，被诊断为青少年型肌萎缩侧索硬化症。3 个月前来京在某医院住院，住院时行走困难，需坐轮椅，站立时明显向后倾倒。住院期间予巴氯芬降低肌张力，并予多巴丝肼每次 62.5mg 每日 2 次口服治疗，但未见任何效果；1 周后多巴丝肼加量至每次 62.5mg 每日 3 次，仍未见效而出院。出院后患者家长继续给予前量多巴丝肼服用 1 周（每次 62.5mg 每日 3 次，共 2 周），因仍未见症状改善，故进一步加量至早、中、晚分别为 125mg、62.5mg、62.5mg，当天患者行走不稳症状明显戏剧性减轻，可自行站立并行走，速度较快，余症状也好转，但同时出现精神亢奋表现，并有幻觉症状；次日家人将多巴丝肼重新减量至每次 62.5mg 每日 3 次，精神症状好转，但行走情况旋即恢复至原先水平。患者自服药以来饮食、睡眠、体重及大小便未见明显变化。

3. 既往史　2013 年（7 岁）曾被诊断"中枢性性早熟"，予以曲普瑞林、亮丙瑞林等药物治疗（具体不详）；2016 年（10 岁）身高增长缓慢，曾予重组生长激素注射治疗。

4. 个人史　剖宫产出生，新生儿 apagar 评分正常，产检及喂养过程无特殊。出生后早期运动发育正常，1 岁半走路，后逐渐落后于同龄人；自幼智力发育较同龄儿基本正常，10 岁（5 年级）学习成绩下降，由原来中上游变为下游，主要原因在于注意力无法集中。患者自 4 岁起出现贪食，一顿可进食 1 斤牛肉（1 斤 =500g），需家长控制饮食。无化学性物质、放射性物质、有毒物质接触史。

5. **家族史**　患者姐姐自幼行走也较正常同龄儿慢，智力发育迟缓，临床表现与患者相似；2002 年（15 岁）家长发现姐姐吞咽困难，于 2003 年就诊外院，考虑"进行性延髓麻痹"可能性大（具体不详），2004 年（17 岁）因营养不良、肺部感染在家中去世。患者父亲与母亲的外祖父为亲兄弟。父母、祖父母、外祖父母，及父母兄弟姐妹及其子女均体健（图 13-1）。

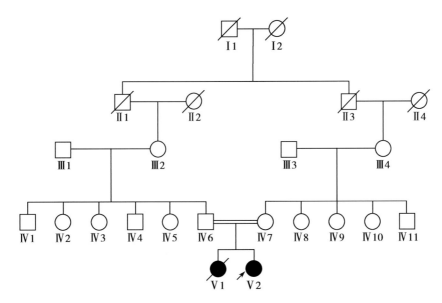

□健康男性　○健康女性　●女性患者　↗先证者　／死亡　══近亲结婚

图 13-1　家系图谱

6. **查体**　神志清楚，言语欠清。查体欠合作。语言表达能力下降，沟通费力，计算力、记忆力尚可。双侧瞳孔等大正圆，直径 3mm，对光反射灵敏。下颌反射（＋），双侧掌颌反射、吸吮反射（＋）。余脑神经未见异常。右下肢较左下肢萎缩明显；双上肢旋前旋后肌张力铅管样增高，屈伸折刀伴齿轮样增高；双下肢铅管样增高，左下肢明显。左上肢、左下肢肌力 5 级。右上肢、右下肢肌力 4 级，小写征（＋）。痉挛步态。双上肢、双下肢偶可见震颤。四肢深浅感觉未见明显异常。腹壁反射存在，双侧肱二头肌反射、肱三头肌反射对称（＋＋＋），桡骨膜反射对称（＋＋）；双侧膝反射对称（＋＋＋）、跟腱反射对称（＋＋）；Hoffmann 征（＋）、Rossolimo 征（－），双下肢踝阵挛（＋），病理征（－）。指鼻试验、轮替运动、跟-膝-胫试验稳准，Romberg 征睁眼闭眼均不稳。后拉试验（＋）。脑膜刺激征（－），皮肤划痕征（－）。

7. **辅助检查（外院检查）**

（1）血常规、肝肾功能、血脂、肌酶谱、甲状腺功能、糖化血红蛋白、肿瘤标志物、乳酸、铜蓝蛋白、自身免疫抗体均（－）。

（2）血氨、代谢脑病及有机酸等检查：均未见明显异常。

（3）脑脊液：常规、生化、碱性髓鞘蛋白（MBP）、细胞学、免疫组化6项（VGKC、NMDA）未见明显异常。

（4）头颅MRI：双侧大脑半球脑沟加深。

（5）普通脑电图：清醒期正常范围脑电图/脑地形图。

（6）肌电图：未见肯定神经源或肌源性损害。

8. 入院诊断　行走困难原因待查。

【临床分析与决策】

定位诊断上，患者受累范围较广。认知功能下降，定位于高级皮质；下颌反射、掌颌反射、吸吮反射（+），双下肢肌力下降，腱反射亢进、踝阵挛阳性，定位于锥体束；四肢肌张力铅管样增高，双上肢伴齿轮样增高，"小写征"，后拉试验阳性，定位于锥体外系。综合定位在高级皮质、锥体束及锥体外系。

定性诊断方面，该患者自学会行走时开始出现症状，具有父母近亲婚育的家族史，临床表现上有两个突出特点：一是以肌张力障碍为突出表现，二是对左旋多巴的剂量变化反应窗狭窄。患者外院已完善代谢脑病及有机酸等化验，均未见明显异常，因此最后指向神经系统遗传病，包括多巴反应性肌张力障碍（DRD）及青少年起病的帕金森病等可能。

由于该患者除锥体外系的临床表现外，还合并了明显的锥体束征及大脑皮质损害，治疗方面表现为对左旋多巴的剂量变化反应窗狭窄而不是敏感，考虑单纯的DRD可能难以解释患者受累范围广泛的特点。而青少年型帕金森病常合并腱反射活跃及亢进表现，也可以有高级皮质功能异常等，因此，给患者进行了全基因组二代测序并重点关注青少年型帕金森病相关基因。

需要指出的是，患者在外院行二代测序曾发现 SETX 基因第12外显子一处杂合变异，结合其姐姐有"进行性延髓麻痹"史，故曾被诊断为"青少年型肌萎缩侧索硬化症"。但其姐姐生前并未行肌电图检查，并没有明确的运动神经元病的诊断证据，而是有与患者类似的临床表现，即以锥体外系损害为主的临床表现，故其"运动神经元病"的诊断存在很大疑问。而本患者就诊过程中曾完善了肌电图检查，并未发现任何神经源性损害证据，虽然患者存在 SETX 基因的一处新生杂合变异，但由于 SETX 基因所致青少年型 ALS 为常染色体隐性遗传，该变异无论从基因还是临床都无法确定是其致病的突变。

【诊断】

PINK1 基因突变的青少年型帕金森病

【诊治过程】

如前所述，针对患者的定位诊断特点，入院后对患者及其父母进行了全基因测序，结果在患者的 PINK1 基因发现一个复合杂合突变，携带一个来自父亲的已知突变：1231G>A/p.G411S，以及来自母亲的一个新突变：c.*40（exon8）G>A，最终确诊为 PINK1 基因突变的青少年型帕金森病。

入院后，调整药物剂量。由于患者多巴丝肼每日剂量低于250mg时无任何效果，而服用250mg后症状可显著恢复，但同时出现明显精神兴奋副作用，即表现为治疗剂量反应窗十分狭窄，因此在降低多巴丝肼用量情况下，合并加用普拉克索、司来吉兰等药物控制和改善症状。考虑 PINK1 基因与线粒体功能相关，加用了辅酶Q10辅助治疗。患者用药及病情变化情况如下表所示（表 13-1）。

表 13-1　患者用药及病情变化情况

日期	多巴丝肼[a]	普拉克索[b]	司来吉兰[c]	病情变化
6 月 14 日	1/4 片每日 3 次	1/2 片每日 3 次	—	行走明显好转，在病房快速行走； 精神亢奋，胡言乱语
6 月 15 日	—	1/2 片每日 3 次	—	需搀扶，较最差时好； 行走过程中偶有哭喊
6 月 17 日	—	3/4 片每日 3 次	—	较之前好转，可独立行走，但过程中有停顿现象； 未出现精神兴奋症状
6 月 19 日	—	1 片每日 3 次	—	较前好转，过程中仍有停顿； 偶有一过性精神兴奋
6 月 24 日	—	5/4 片每日 3 次	—	行走变化不大，偶有精神兴奋症状出现； 身上出现皮疹，伴痒感
6 月 26 日	1/8 片每日 3 次	1 片每日 3 次		行走较前无明显变化，偶有精神兴奋症状出现
6 月 27 日	1/4 片每日 3 次	1 片每日 3 次		大致同前，未出现明显精神反应
7 月 1 日	1/4 片每日 3 次	1 片每日 3 次	1/2 片每日 1 次	行走较前好转，无停顿、后退； 无精神症状
7 月 3 日	1/4 片每日 3 次	1 片每日 3 次	—	较差，行走过程中停顿、后退
7 月 8 日	1/4 片每日 3 次	1 片每日 3 次	1/2 片每日 1 次	行走较前明显好转，速度快，有精神兴奋症状

注：[a]250mg/ 片；[b]250mg/ 片；[c]5mg/ 片。

【预后及随访】

出院后半年电话随访，家属将多巴丝肼药物溶于水中，白天间隔 2 小时给患者服用一次，每日总剂量为 125mg（1/2 片）。司来吉兰 5mg/d。在家属帮助下患者可行走，精神兴奋症状在服药后偶有出现。

【讨论】

本病例具有典型的早发型帕金森病特点：①PD 三联征（运动迟缓、肌强直、静止性震颤）均较轻，早期症状常不典型；②局限性肌张力障碍常见，尤以足部肌张力障碍常见；③腱反射活跃或亢进常见；④病程长，病情进展缓慢；⑤对多巴制剂治疗反应良好，但由于多巴制剂引起的运动障碍和症状波动常见。此外，患者还存在一个显著特点：对左旋多巴药物治疗反应窗狭窄，临床症状的变化具有戏剧性，这可能与该患者基因型所致表型的独特性有关。

PTEN 诱导激酶 1（PTEN-induced kinase 1，PINK1）是线粒体中一种核基因组编码的丝氨酸/苏氨酸激酶。*PINK1* 基因突变和缺失被认为是常染色体隐性遗传帕金森病 6 型（PD6）的致病基因，发病年龄通常在 18~56 岁。*PINK1* 基因突变所致帕金森病表型各异，基因型和表型没有严格的对应关系，有的与散发性 PD 表现相似，有的具有典型的早发型 PD 的特点。

根据家族史、临床表现及基因检测结果，本患者发现分别来自父母双方的一个 *PINK1* 基因复合杂合突变。其中，c.1231G>A，p.G411S 点突变来自父亲，该位点文献已有致病性报道。新近在 PD 患者中发现该位点的杂合突变在隐性遗传方式中也可能有助于疾病的发展。根据遗传和临床评估以及对蛋白产物的功能和结构特征分析，Puschmann 等证实杂合子 *PINK1* p.G411S 通过显性负性机制增加帕金森病的风险。该突变在家族中可以没有家系共分离现象，外显率的降低可能是多种因素造成的，如野生型 *PINK1* 等位基因表达水平的差异以及在翻译水平上的调节；此外，还存在二次"打击"假说，可能是在另一个 PD 基因或相关通路中存在突变，或患者暴露于特殊的外源毒素中。

本例患者还发现了两个来自母亲的非编码区新突变，即 c.*40（exon8）G>A 和 c.1252-25（IVS6）T>C。其中，前者位于 3'UTR 区，目前越来越多的证据表明，mRNA 的 3'UTR 具有调节基因表达的作用，可以通过控制在细胞核内外的运输、多腺苷酸化状态、亚细胞靶向、翻译和降解率等方式影响 mRNA 的表达。在地中海贫血、强直性肌营养不良等疾病中，3'UTR 区的突变已证明与疾病相关，因此该新突变可能与患者发病密切相关；而另一个变异 c.1252-25（IVS6）T>c 经生信分析提示与致病无明显关系。因此，结合患者临床表现、家系特点及突变特点，我们考虑为来自母亲的 c.*40（exon8）G>A 与来自父亲的已知 c.1231G>A 形成的 *PINK1* 基因复合杂合突变所致，与患者临床表现相符，导致 *PINK1* 突变相关青少年型帕金森病。

在临床诊疗中，当青少年存在锥体外系表现时，由于顾虑多巴丝肼对骨骼发育影响，常不敢加量太多，以致会错过患者对药物敏感的最佳治疗窗，从而妨碍诊断与治疗。因此对于临床表现高度怀疑青少年型帕金森病的患者，可适当增加多巴丝肼用量以判断对该药物的反应性，同时完善基因检测以明确诊断。

（廖冰　郭纪锋）

【专家点评】

在本病例诊断中，重要的第一步是识别临床表型。根据患者的病史及查体，锥体外系受累比较明确，虽然也有明显的锥体束及皮质功能受损，仍不难将疾病范围缩小至青少年型帕金森相关疾病。但是，在患者就诊过程中，某医院由于受基因检测发现的 *SETX* 基因变异的干扰，导致患者最初被误诊为青少年型肌萎缩侧索硬化症，提示在临床实践中一定要注意基本功的训练和养成，对任何辅助检查结果不能盲目相信。虽然该患者姐姐既往被诊断为"进行性延髓麻痹"有一定误导倾向，但患者病史中较早便出现跌倒、字越写越小等情况，查体中稍加注意，锥体外系明显受累体征不难发现，而这些并不是青少年型肌萎缩侧索硬化症的主要临床特点，结合肌电图等检查结果，再加上对遗传形式稍有了解的话，就不应该被现在在临床中应用越来越广泛的二代测序结果牵着鼻子走。

本病例为 *PINK1* 基因复合杂合突变患者，由来自父亲的已知突变与来自母亲的一个新突变组成。除具有典型早发型帕金森病特点外，患者对左旋多巴治疗反应窗极为狭窄，具有戏剧性的变化，可能是该基因型所致表型的一个特点。在临床实践中对于高度怀疑青少年型帕金森病的患者，如果对多巴丝肼治疗反应不佳，可考虑适当增加多巴丝肼用量以判断是否存在本病例所具有的反应特点，同时完善基因检测以明确诊断，进而通过精细调整药物用量以达到症状的最佳控制。

（唐北沙）

参考文献

［1］严新翔，郭纪锋，唐北沙，等. 青少年型帕金森病 60 例临床分析［J］. 卒中与神经疾病，2005，12（4）：227-229.

［2］廖冰，郭纪锋，唐北沙. *PINK1* 基因与帕金森病［J］. 中华神经科杂志，2007，40（2）：136-138.

［3］ZHI L，QIN Q，MUQEEM T，et al. Loss of *PINK1* causes age-dependent decrease of dopamine release and mitochondrial dysfunction［J］. Neurobiol. Aging，2019，75：1-10.

［4］BONIFATI V，ROHÉ C F，BREEDVELD G J，et al. Early-onset parkinsonism associated with *PINK1* mutations：frequency，genotypes，and phenotypes［J］. Neurology，2005，65（1）：87-95.

［5］PUSCHMANN A，FIESEL F C，CAULFIELD T R，et al. Heterozygous *PINK1* p.G411S increases risk of Parkinson's disease via a dominant-negative mechanism［J］. Brain，2017，140（1）：98-117.

病例 14

22q11.2 缺失突变的早发型帕金森病

导读　近年来发现早发型帕金森病（early-onset Parkinson disease，EOPD）和22q11.2染色体区域的缺失（22q11.2 deletion syndrome，22q11.2DS）之间具有关联性，但国内尚未见报道。22q11.2缺失综合征是一种具有高度临床异质性的综合征，缺失发生在22号染色体中部附近的q11.2位置，跨度为1.5~3Mb，涉及神经发育、精神、心脏、免疫和内分泌异常。本文介绍我国首例22q11.2缺失突变的早发型帕金森病病例。

【病例简介】

1. **主诉**　四肢抖动、运动迟缓17个月，加重1个月。

2. **现病史**　患者女性，33岁，入院前17个月即在怀孕10个月时开始出现左侧肢体不自主抖动，静止、持物时明显，活动后好转，伴有行走缓慢，穿鞋、穿衣、吃饭等动作笨拙，日常生活尚可自理，上述症状缓慢进展，不规律就诊当地医院，查头颅MRI+MRV示"右侧额叶异常血管影，考虑静脉畸形，脑内多发小腔隙灶"，考虑"帕金森综合征"，予"多巴丝肼0.125g每日3次"等药物治疗，抖动及运动迟缓症状稍有缓解。入院前1个月上述症状加重，逐渐出现右侧肢体不自主抖动，运动迟缓加重，表现为起步、转身、翻身、上下床困难，行走不稳需搀扶行走，穿鞋、穿衣、吃饭等日常生活不能独立完成，就诊当地另一家医院，诊断为"帕金森综合征"，予"多巴丝肼0.125g每日3次、吡贝地尔25mg每日3次"等药物治疗，症状未见明显改善。遂就诊笔者所在医院门诊，门诊拟"帕金森病"收入院。自发病以来，精神倦怠，饮食、睡眠尚可，大小便正常，体重近1个月来减轻5kg。

3. **既往史**　言语欠流利，智力发育迟滞，乙肝病毒携带者，幼儿时反复上呼吸道感染史。否认高血压、糖尿病病史，否认结核等传染病病史，否认外伤、手术史。

4. **个人史**　农药接触史。

5. **婚育史**　孕3产3（G3P3），大儿子2岁时因"复杂性心脏病"夭折，爱人及另2个儿子均体健。

6. **家族史**　父母为姨表近亲结婚，兄弟姐妹5人，均无类似病史。

7. **查体**

（1）内科检查：体温36.2℃，脉搏70次/min，呼吸17次/min，血压118/70mmHg（立

位），120/74mmHg（卧位）。双肺呼吸音清，心律齐。腹软，肠鸣音正常，肝脾无肿大。脊柱侧弯明显，左足内翻。

（2）神经系统检查：神志清楚，精神可，言语含糊，对答切题。

脑神经：双侧瞳孔等大等圆，直径约 3.0mm，对光反射灵敏，眼球各向运动无受限。鼻唇沟对称，伸舌居中，咽反射对称存在。

运动系统：四肢肌张力增高，上肢＞下肢，左侧＞右侧。四肢肌力 5 级，四肢腱反射（+++），双侧指鼻试验、跟-膝-胫试验无法配合，闭目难立征、直线行走试验无法配合。双侧病理征（-），脑膜刺激征（-）。面具脸，四肢静止性震颤，上肢＜下肢，左侧＞右侧，双上肢姿势性震颤，左侧＞右侧，双手快复轮替动作、对指拍打试验完成差，左侧更明显，行走缓慢，双上肢联带动作减少，步距小，转身慢，后拉试验（+）。

感觉系统：四肢浅、深感觉与复合感觉正常。

8. 神经心理学　简易精神状态检查（MMSE）12 分（文化程度为初中一年级），蒙特利尔认知评估量表（MoCA）6 分，汉密尔顿抑郁量表（HAMD）9 分；汉密尔顿焦虑量表（HAMA）7 分。

9. 辅助检查　血常规：血红蛋白（HB）109g/L；生化全套：谷丙转氨酶（ALT）114IU/L，谷草转氨酶（AST）73IU/L；肿瘤标志物 CA125 42.59U/ml；乙肝病毒 DNA $7.766×10^7$IU/L；钙 2.06mmol/L，低密度脂蛋白胆固醇（LDL-C）4.17mmol/L；铜蓝蛋白、血乳酸、抗核抗体及相关抗体谱、尿常规、凝血四项+D-Di 均正常范围。

角膜 K-F 环（-）。

全腹彩超：宫颈潴留囊肿。

头颅磁共振：右侧额叶异常血管影，余未见铁沉积及其他异常。

黑质超声：黑质高回声面积 $0.35cm^2$。

肛周肌电图未见明显异常。

全外显子检测：检测到 4 个点突变（表 14-1）。三核苷酸重复检测：未检出能解释患者临床表型的三核苷酸重复（表 14-2）。拷贝数变异分析：22q11.2 发生大片段杂合缺失（图 14-1）。

表 14-1　全外显子的基因检测结果

基因和转录本	染色体位置和 rs 编号	外显子/内含子	核苷酸和氨基酸改变	基因型	人群频率	致病性分级	疾病及表型/遗传模式
ERBB4 NM_005235.2	2:212570064 rs55671017	Exon 10	c.1177C>T p.Arg393Trp	杂合	0.000 008 12	疑似致病	肌萎缩性脊髓侧索硬化症 19 型（ALS19）/AD
PSEN2 NM_000447.2	1:227075798 rs533813519	Exon 7	c.505C>A p.His169Asn	杂合	0.003 09	致病	1. 阿尔茨海默病4 型/AD 2. 扩张型心肌病IV型（CMDIV）/AD
GNB1L NM_053004.2	22:19799963 rs201108123	Exon 5	c.262C>T p.Arg88Trp	纯合	0.003 7	致病	—
VWA3B NM_144992.4	2:98737874 rs139296152	Exon 5	c.655G>T p.Glu219Ter	纯合	0.008 9	意义不明确	常染色体隐性脊髓小脑共济失调 22 型（SCAR22）/AR

注：基因组版本是 hg19；人群频率是千人基因组、ExAC、gnomAD 数据库中位点频率的最大者；AD，常染色体显性遗传；AR，常染色体隐性遗传。

表 14-2　三核苷酸重复的基因检测结果

疾病缩写	疾病名称	基因名称	重复类型	正常拷贝数	患者拷贝数	异常拷贝数	OMIM
SCA1	脊髓小脑共计失调 1 型	*ATXN1*	CAG	6~39	23/30	40~83	164400
SCA2	脊髓小脑共计失调 2 型	*ATXN2*	CAG	14~31	22/22	32~200	183090
SCA3	脊髓小脑共计失调 3 型	*ATXN3*	CAG	12~44	14/41	52~86	109150
SCA6	脊髓小脑共计失调 6 型	*CACNA1A*	CAG	4~18	12/13	21~33	183086
SCA7	脊髓小脑共计失调 7 型	*ATXN7*	CAG	4~35	10/10	37~306	164500
SCA8	脊髓小脑共计失调 8 型	*ATXN80S*	CTG	15~50	15/23	>71	608768
SCA12	脊髓小脑共计失调 12 型	*PPP2R2B*	CAG	7~28	13/26	55~78	604326
SCA17	脊髓小脑共计失调 17 型	*TBP*	CAG	25~42	35/36	45~66	607136
DRPLA	齿状核红核苍白球丘脑底核萎缩性	*ATN1*	CAG	7~35	21/23	49~93	125370
FRDA	Friedreich 型共济失调	*FXN*	CAA	8~33	9/9	>90	229300

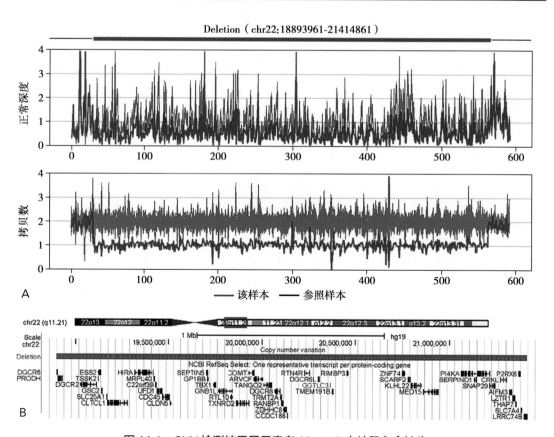

图 14-1　CNV 检测结果显示患者 22q11.2 大片段杂合缺失

A. CNV 检测显示患者 22q11.2 大片段杂合缺失，红色横线所示；B. 22q11.2 大片段中所包含的基因。

H-Y 分期为 4 期；帕金森嗅觉障碍检查（SS-12）2 分；多巴丝肼冲击试验示改善率为 33.33%；MDS-UPDRS 评分 120 分（第Ⅰ部分 11 分；第Ⅱ部分 31 分；第Ⅲ部分 78 分）；帕金森病非运动症状评价量表（NMSS）40 分；帕金森病睡眠量表-2（PDSS-2）19 分；帕金森患者的生活质量问卷（PDQ-39）66 分。

10. **入院诊断** 早发型帕金森病（EOPD）；乙肝病毒携带者。

【临床分析与决策】

1. **定位诊断** 从症状出发，患者以左侧肢体不自主抖动起病，逐渐累及右侧肢体，伴运动迟缓等；神经系统查体发现面容刻板，四肢肌张力增高，四肢静止性震颤，四肢腱反射活跃，定位于双侧锥体外系，可疑锥体束受累。

2. **定性诊断** 该患者的临床特征符合《中国帕金森病的诊断标准（2016 版）》中的必备条件，即运动迟缓，同时具备肌强直、静止性震颤，无绝对排除标准，具备一条警示征，即不能解释的双侧锥体束征，具备三条支持项，即对多巴胺能药物治疗明确且显著有效，单个肢体的静止性震颤，嗅觉减退，黑质超声异常高回声，故临床诊断为很可能帕金森病。

患者 33 岁，孕期起病，初始多巴丝肼治疗症状稍有改善，后病情进行性加重，起步、转身、翻身、上下床困难，行走不稳需搀扶行走，穿鞋、穿衣、吃饭等日常生活不能独立完成，更无法照顾一周岁的小儿子，调整用药后效果不佳，此次入院希望明确诊断以及病因，治疗后能够生活自理并照顾两个儿子。

患者青年起病，父母系近亲结婚，从小言语欠流利，智力发育障碍，存在脊柱侧弯、左足内翻等畸形，其大儿子因先天性心脏病夭折，提示发病可能与遗传相关。与早发型帕金森病（EOPD）相关的基因包括 *SNCA*、*Parkin*、*LRRK2*、*PINK1*、*DJ-1* 等，故进一步完善全外显子检测，发现存在 4 个点突变（见表 14-1），其中 *ERBB4*、*PSEN2* 为常染色体显性遗传，与疾病的遗传模式不符；*GNB1L* 基因与孤独症谱系障碍相关，与患者的临床表型不相符；*VWA3B* 基因与常染色体隐性脊髓小脑共济失调 22 型（SCAR22）相关，但其致病性意义未明，且常染色体隐性脊髓小脑共济失调 22 型（SCAR22）与患者的临床表型不相符。患者除了帕金森综合征表现，还有认知受损，姿势性震颤以及可疑的锥体束受累体征，因此我们也完善了三核苷酸重复检测排除常见的脊髓小脑共济失调。全外显子测序和三核苷酸重复检测均未能发现能解释患者临床表型的点突变或微小插入/缺失及三核苷酸重复，进一步从全外显子测序数据中检测拷贝数变异（copy number variation，CNV），发现 22q11.2 发生大片段杂合缺失。

【诊断】

22q11.2 缺失突变的早发型帕金森病

【诊治过程】

维持多巴丝肼剂量不变，将吡贝地尔 25mg 每日 3 次改成普拉克索 0.25mg 每日 3 次，并加用金刚烷胺 50mg 每日 2 次。改用普拉克索，加用金刚烷胺后患者症状明显改善，起步、转身、翻身、上下床困难改善，行走不需搀扶，穿鞋、穿衣、吃饭等日常生活能独立完成。嘱出院加强体育锻炼，定期帕金森病专科门诊随访。

【预后及随访】

患者诊断为 22q11.2 缺失突变的早发型帕金森病，调整用药方案后症状改善较满意，生活能自理，能够照顾两个幼儿。

【讨论】

22q11.2 缺失综合征（22q11.2 deletion syndrome，22q11.2DS），指由人类 22 号染色体长臂上 11.2 条带的一个片段的半合子缺失引起的一类临床症候群，几乎可累及全身各个组织和器官，如神经系统的早发型帕金森病及智力发育迟滞，感觉系统的嗅觉减退，内分泌系统的低钙血症，骨骼系统的脊柱侧凸，免疫系统的反复感染（幼儿时期）。22q11.2DS 最常见缺失约为 3Mb（染色体 22：18.8-21.8Mb），缺失区域包含大约 40 个基因，包括多巴胺清除相关基因，如 *COMT* 基因，以及线粒体功能相关基因，如 *MRPL40*，*PRODH*，*SLC25A1*，*TANGO2*，*TXNRD2* 和 *ZDDHC8*。

22q11.2 缺失显著增加了早发型 PD 的风险，约 0.5% 的 EOPD 患者携带半合子 22q11.2 缺失。与普通人群相比，在 22q11.2 缺失携带者 PD 患病风险增加 20~70 倍。与其他具有 PD 遗传风险的人群一样，22q11.2 缺失外显率并不完全。在 22q11.2 缺失相关的 PD 报道中，男女比例约为 2.5∶1，显示出男性优势，在早期阶段主要运动特征（即运动迟缓，僵硬和震颤）占主导地位。随着病情发展逐渐出现姿势不稳，步态障碍和非运动症状（如精神症状、焦虑抑郁）。与特发性 PD 的差异主要表现在 22q11.2 相关的 PD 发病年龄通常更早，早期肌张力障碍、癫痫发作史及 PD 发作前的神经精神症状更常见。此外，睡眠障碍、嗅觉障碍、便秘等非运动症状在 22q11.2 缺失综合征伴或不伴 PD 的患者中被观察到。步态冻结和左旋多巴诱发的运动并发症尚未在 22q11.2 缺失中进行系统研究。

针对 22q11.2 缺失相关的 PD，其治疗方案目前建议使用特发性 PD 的标准治疗方法。大多数 22q11.2 缺失相关 PD 患者对左旋多巴（93%）和多巴胺受体激动剂（86%）有效。目前尚无明确证据提示儿茶酚-O-甲基转移酶抑制剂（COMTI）和单胺氧化酶 B 抑制剂（MAO-BI）在 22q11.2 缺失相关的 PD 的作用如何，但是根据其可能的发病机制我们可以推测，COMTI 和 MAO-BI 在 22q11.2 缺失相关的 PD 中可能不如特发性 PD 那样有效。此外，脑深部电刺激术（DBS）对 22q11.2 缺失相关的 PD 的作用疗效尚在研究中，据报道有 4 例接受 DBS 治疗的患者均表现有效，且其中 3 例的 UPDRS-Ⅲ运动评分可提高 30%至 70%。

（王迎青　蔡国恩）

【专家点评】

2013 年国外首先报道 22q11.2 缺失导致 EOPD，本病例是国内首例报道。22q11.2 缺失相关的 PD 与特发性 PD 在大部分情况下难以区分，当满足 EOPD 标准时，临床医生需考虑通过 CNV 检测去发现 22q11.2 缺失，特别是在 EOPD 患者早期伴有肌张力障碍、癫痫病史、神经发育障碍（例如精神分裂症或智力障碍）、骨骼异常的个体中。

（叶钦勇）

参考文献

[1] BOOT E，BASSETT A S，MARRAS C. 22q11.2 Deletion Syndrome-Associated Parkinson's Disease［J］. Mov Disord Clin Pract，2018，6（1）：11-16.

［2］ZINKSTOK J R，BOOT E，BASSETT A S，et al. Neurobiological perspective of 22q11.2 deletion syndrome［J］. Lancet Psychiatry，2019，6（11）：951-960.

［3］BOOT E，MENTZEL T Q，PALMER L D，et al. Age-Related Parkinsonian Signs in Microdeletion 22q11.2［J］. Mov Disord，2020，35（7）：1239-1245.

［4］MOK K Y，SHEERIN U，SIMÓN-SÁNCHEZ J，et al. Deletions at 22q11.2 in idiopathic Parkinson's disease：a combined analysis of genome-wide association data［J］.Lancet Neurol，2016，15（6）：585-596.

［5］MANTO M，GANDINI J，FEIL K，et al. Cerebellar ataxias：an update［J］.Curr Opin Neurol，2020，33（1）：150-160.

［6］DUFOURNET B，NGUYEN K，CHARLES P，et al. Parkinson's disease associated with 22q11.2 deletion：Clinical characteristics and response to treatment［J］. Rev Neurol（Paris），2017，173（6）：406-410.

［7］BOOT E，BUTCHER N J，UDOW S，et al. Typical features of Parkinson disease and diagnostic challenges with microdeletion 22q11.2［J］. Neurology，2018，90（23）：e2059-e2067.

病例 15
GCH1 基因突变的帕金森病

导读 *GCH1* 基因突变最早被发现于多巴反应性肌张力障碍（dope-reactive dystonia, DRD）患者，但近来发现 *GCH1* 基因突变也可能导致帕金森病（Parkinson's disease, PD），或被认为是 PD 的风险基因。本例患者携带 *GCH1* 基因突变，但按照 2015 年国际运动障碍协会的 PD 诊断标准，符合临床确诊的 PD，经药物治疗及脑深部电刺激术（deep brain stimulation, DBS）取得了良好疗效。可见，同一基因突变可能表现为不同的疾病模式，临床医生对基因检测结果的解读应以临床表现为基础。

【病例简介】

1. 主诉 进行性肢体抖动、僵硬伴运动迟缓 10 年。

2. 现病史 患者男性，55 岁，农民。2009 年（45 岁时）起病，起初为左下肢抖动，静止时出现，当时未就诊，逐渐进展。2010 年抖动累及左上肢及右侧肢体，并出现肢体僵硬、动作不灵活，于外院诊断为"帕金森病"，予多巴丝肼治疗，症状有改善，坚持服药。至 2015 年出现疗效减退，剂末时抖动明显，后加用卡左双多巴、普拉克索。2018 年起症状波动明显，服药后 1 小时起效，起效后双上肢有不自主摆动，药效维持 3 小时，药效过后肢体抖动、脚趾抽筋抓地。2019 年药效维持时间缩短为 2 小时，有 DBS 手术意愿，收入笔者所在医院。平素无明显头晕，无明显记忆力减退，无睡梦中拳打脚踢或喊叫现象，翻身自如。有便秘，小便无殊。嗅觉正常。

3. 既往史 无糖尿病、高血压、脑卒中、头部外伤史。

4. 个人史 无化学物品、农药、重金属等毒物接触史，无吸烟、饮酒嗜好，无特殊药物服药史。

5. 家族史 父母非近亲结婚，亲属中无类似症状者。

6. 查体 血压：118/72mmHg（卧位），116/70mmHg（立位 3 分钟）。内科查体未见异常。神志清楚，语利，高级神经活动正常，面部表情稍减少，眼球各向运动不受限，余脑神经查体（–）。四肢静止性震颤（左侧明显），颈部及四肢肌张力增高，四肢肌力 5 级，双侧轮替运动减慢，站立时驼背，行走时双侧摆臂幅度小，双侧指鼻准确，感觉系统查体未见异常，深、浅反射对称存在，病理征未引出，脑膜刺激征阴性。

7. 辅助检查

（1）临床量表评估：MDS-UPDRS-Ⅲ：药物关期 38 分，药物开期 21 分。左旋多巴负荷试验改善率为 45%。H-Y 分期：药物关期 2 期，药物开期 2 期。运动并发症 MDS-

UPDRS-Ⅳ 7 分。情绪：HAMA 2 分（正常），HAMD4 分（正常）。认知（小学文化）：MMSE 27 分，MOCA 23 分。睡眠：PDSS 128 分。生活质量：PDQ-39 6 分。

（2）实验室检查：血尿粪便常规、肝肾功能、电解质、甲状腺功能、风湿指标、肿瘤指标、血铜蓝蛋白等未见明显异常。

（3）影像学检查：头颅 MRI（图 15-1）：SWI 显像见黑质燕尾征消失（图 15-1B），符合帕金森综合征表现，余未见明显异常。

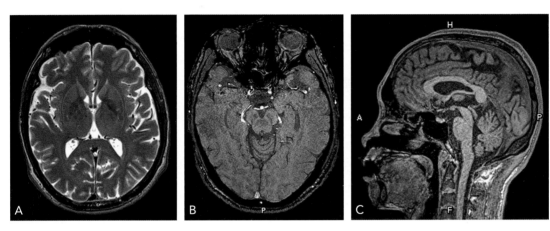

图 15-1　头颅 MRI 检查
A. T₂WI 横断位；B. SWI 横断位；C. T₁WI 矢状位。

¹⁸F-Dopa PET 显像提示双侧纹状体多巴胺代谢明显降低（图 15-2A），¹⁸F-FDG PET 显像提示纹状体葡萄糖代谢上调（图 15-2B），符合帕金森病表现。

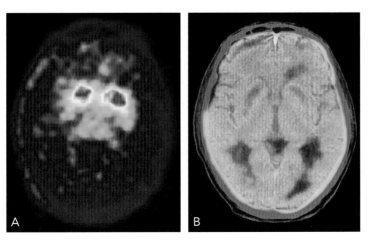

图 15-2　头颅 PET 检查
A. ¹⁸F-Dopa PET 显像；B. ¹⁸F-FDG PET 显像。

帕金森病相关基因检测结果见图 15-3。

基因	CDNA 水平	蛋白水平	状态	变异分类
GCH1	c.239G>A	p.（Ser80Asn）	杂合	意义未明

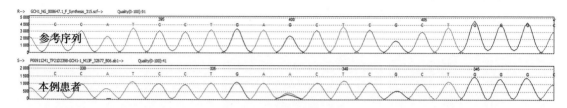

图 15-3　基因突变检测报告

8. 入院诊断　帕金森病。

【临床分析与决策】

本例患者门诊初步诊断为帕金森病，但基因检测发现携带 DRD 常见致病基因 *GCH1* 突变。本例诊治的首要问题是明确诊断，是否符合帕金森病诊断标准？*GCH1* 突变提示什么？是否与患者临床表现相关？另外，该基因突变是否影响疾病治疗的疗效和预后也需要考虑。

本例患者主要表现为运动迟缓、静止性震颤、肌强直等临床表现，隐匿起病，进行性加重，一侧起病并逐渐发展到双侧受累，无明显认知功能下降、眼球活动障碍、直立性低血压或小便障碍，无脑外伤史、卒中史，特殊药物、毒物长期接触史，初步考虑诊断为帕金森病。对照 2015 年国际运动障碍协会帕金森病诊断标准，本例患者具备 3 个核心主征，无绝对排除标准或警示征中的任一项，符合 3 项支持性标准，可诊断为临床确诊的 PD。

本例患者 45 岁起病，比常见的帕金森病发病时间早，提示可能存在遗传的因素。因此，我们对本例患者进行了帕金森病相关基因 panel 检测，结果发现 *GCH1* 基因 c.239G>A 杂合突变。*GCH1* 基因突变最早被发现于 DRD 患者。DRD 多为儿童期起病，成年期起病少见，女性患者较多见，临床表现以肌张力障碍为主。儿童期多以一侧下肢或足部的肌张力障碍、步态异常、震颤等为首发症状，成年发病多以帕金森样表现为首发症状，症状多有明显的晨轻暮重现象。小剂量多巴制剂有明显疗效，长期服用无明显不良反应，如未经多巴制剂治疗，肌张力障碍在 15 岁以前进展较快，随后进展较慢，至 30 岁相对稳定，其中小剂量多巴制剂有明显疗效为临床 DRD 的必备条件。参照 PD 和 DRD 的诊断标准，我们最终仍诊断本例患者为帕金森病。

不同基因型的帕金森病患者可能对治疗有不同的反应。有文献报道 DBS 手术在携带 *GCH1* 基因突变的患者中取得了良好效果，但 c.239G>A 位点突变的患者手术效果如何未见报道。考虑到本例患者在术前左旋多巴冲击试验改善率较高，DBS 可能会为患者带来良好获益。

【诊断】

帕金森病

【诊治过程】

患者诊断明确，完善术前评估后，符合 DBS 手术指征，无手术禁忌证，经与患者及家属沟通并取得同意后，行双侧丘脑底核（STN）DBS 手术治疗。

【预后及随访】

术后定期门诊随访，逐渐调整至合适的电刺激参数，减少药物剂量。术后半年时药物较术前左旋多巴等效剂量减少约一半。

半年随访时电刺激参数（双侧单极刺激模式）：

右侧 STN：电压 2.0V，脉宽 60μs，频率 145Hz；

左侧 STN：电压 2.3V，脉宽 70μs，频率 145Hz。

震颤基本完全消失，足部痉挛改善。

【讨论】

GCH1 基因定位于 14q22.1-q22.2，是 DRD 的主要病因，约半数患者存在该突变。DRD 的发病机制是基因突变引起体内多巴胺合成通路上的酶的缺乏，导致多巴胺合成障碍，纹状体多巴胺递质水平降低，出现类似于帕金森病及肌张力障碍的临床表现。GCH1 基因突变往往是常染色体显性遗传，但外显率不全，存在散发病例。

近来研究发现 GCH1 基因突变也可能导致 PD，或被认为是 PD 的风险基因。Mencacci NE 等报道 DRD 家系中有 GCH1 基因突变但确诊为 PD 的患者，这些患者完全符合 UK 脑库的 PD 诊断标准，具有 PD 的运动症状和非运动症状，多巴胺能分子显像符合 PD 表现。Mencacci NE 等进一步进行了大样本全外显子测序研究，在 PD 组中发现了相比于正常对照组中显著增加的 GCH1 基因突变携带率，因此认为 GCH1 基因突变可能是导致帕金森病发病的一个风险因素。本例患者的临床表现符合 2015 年国际运动障碍协会帕金森病诊断标准中的临床确诊的 PD，但基因检测发现携带 GCH1 突变，最终我们诊断此例为临床确诊的 PD，但他所携带的 GCH1 突变是否与其发病相关，尚需完成家系分析等进一步研究。这一病例提醒我们对基因检测结果的解读应以临床表现为基础。

检索文献发现 GCH1 基因突变位点 c.239G>A 仅出现在研究对象为中国人群的 3 个研究中，推测该位点可能是中国人群特有的致病基因。此外，有文献报道 DBS 手术在携带 GCH1 基因突变的患者中取得了良好效果，但 c.239G>A 位点突变的患者手术效果如何未见报道。本例患者经 DBS 治疗后目前随访半年疗效好，但 DBS 对于携带 GCH1 基因突变的 PD 患者的疗效究竟如何，尚需大样本量的临床研究证实。

（吴蕾）

【专家点评】

根据 2015 年国际运动障碍协会 PD 诊断标准，患者具备运动迟缓、静止性震颤、肌强直 3 个核心主征，无绝对排除标准或警示征中的任一项，符合 3 项支持性标准，可诊断为临床确诊的 PD。尽管基因检测发现 DRD 常见致病基因 GCH1 基因突变，但临床表现不符合 DRD 诊断标准。结合文献，本例中发现的 GCH1 基因突变可能为 PD 发病的风险基因，可进一步完善全基因组测序、家系分析等进一步研究分析。本病例提示我们，临床医生对基因检测结果的解读应以临床表现为基础。

（冼文彪）

参 考 文 献

［1］YAN Y P, ZHANG B, SHEN T, et al. Study of *GCH1* and *TH* genes in Chinese patients with Parkinson's disease［J］. Neurobiol Aging. 2018, 68: 159.e3-159.e6.

［2］XU Q A, LI K, SUN Q Y, et al. Rare *GCH1* heterozygous variants contributing to Parkinson's disease［J］. Brain, 2017, 140（7）: e41.

［3］PAN H X, ZHAO Y W, MEI J P, et al. *GCH1* variants contribute to the risk and earlier age-at-onset of Parkinson's disease: a two-cohort case-control study［J］. Transl Neurodegener, 2020, 9（1）: 31.

［4］MENCACCI N E, ISAIAS I U, REICH M M, et al. Parkinson's disease in GTP cyclohydrolase 1 mutation carriers［J］. Brain, 2014, 137（Pt 9）: 2480-2492.

［5］DAIDA K, NISHIOKA K, SHIMO Y, et al. Deep brain stimulation shows high efficacy in two patients with *GCH1* variants［J］. Parkinsonism Relat Disord, 2019, 65: 277-278.

病例 16

快速纠正低钠血症导致的帕金森综合征

 导读 临床医生对帕金森样症状的识别越来越娴熟，但是往往却忽视了可能会引起帕金森样症状的病因识别。血管性、脱髓鞘性、肿瘤性、代谢性等多种因素累及基底节都有可能导致帕金森样症状，病因的及时和准确识别对疾病的预防、治疗和预后起着至关重要的作用。

【病例简介】

1. **主诉** 食欲减退、呕吐 32 天，反应迟钝、运动迟缓 15 天。

2. **现病史** 患者女性，60 岁。于 2012 年 2 月 7 日自觉发热（未测体温）、鼻塞、食欲减退、上腹部不适，当时未予重视。2 月 12 日服用"罗红霉素、多潘立酮"后恶心、呕吐胃内容物、夜间睡眠差，梦话多。2 月 14 日出现呕吐增多，呃逆，全身乏力，家人发现其反应迟钝，言语缓慢，解扣子动作缓慢。2 月 15 日到外院就诊，收住消化科，当时查血白细胞计数 4.18×10⁹/L，中性粒细胞 50.7%，谷丙转氨酶 46IU/L，谷草转氨酶 78IU/L，钾 2.23mmol/L，钠 104.9mmol/L，氯 67.0mmol/L，肿瘤指标正常，头颅 CT 及 MRI 未见异常，给予补钾补钠、抗炎等治疗；约 1 周后食欲减退、乏力症状好转，运动迟缓、反应迟钝等症状有所好转，复查电解质正常。2 月 25 日再次出现精神状况差，言语减少，声音细小，反应迟钝，转入神经科，查脑电图示中度异常（两半球散在很多 6~7Hz 低-中幅 θ 活动及较多 1.5~3Hz 波幅 30~65mVδ 波活动），脑脊液氯 115mmol/L，糖 3.5mmol/L，蛋白质 0.77g/L，白细胞计数 1×10⁶/L，潘氏试验阴性，未找见抗酸杆菌、隐球菌，考虑"病毒性脑炎（可能）"，给予阿昔洛韦、神经节苷脂、甲钴胺片、维生素 B₁、舒血宁、多奈哌齐等治疗。2 月 27 日到外院门诊，查脑电图示轻度异常，左颞为主（两半球见较多 4~7Hz 波幅 30~60mV 慢波，以 θ 为主，δ 活动以左颞为主），考虑"代谢性脑病"，回当地继续上述治疗。3 月 1 日反应迟钝、言语不利落，声音变细等症状加重，并出现身体、面部表情僵硬，眼神呆滞，饮水呛咳、流口水，无吞咽困难，左手梳头动作慢，拿梳子时手抖动，给予地西泮 5mg 静脉注射，患者睡眠后抖动缓解，但醒后仍有手抖。3 月 2 日出现双手抖动，静止及运动时均有抖动；3 月 4 日出现四肢抖动；3 月 5 日到外院就诊，考虑"帕金森病"，口服多巴丝肼每次 1/2 片每日 2 次，期间在私人医院就诊，予以"丹红、脑蛋白水解物"静脉滴注；3 月 7 日改多巴丝肼每次 1/2 片每日 3 次，普拉克索每次 1/2 片每日 3 次，家人感觉其眼神呆滞、身体僵硬症状稍好转。现为进一步治疗于 3 月 9 日收治入笔者所在医院。发病期间，夜眠差，无大小便失禁。

3. 既往史　高血压病史 10 余年，平时口服氨氯地平、缬沙坦血压控制可。

4. 个人史　长期生活于原籍，否认疫水疫区接触史，否认冶游史。无吸烟、饮酒嗜好。

5. 家族史　否认家族性遗传病病史。

6. 查体

（1）体温 37.0℃，脉搏 80 次/min，呼吸 20 次/min，血压 130/80mmHg，心肺腹查体未见异常。

（2）精神智能状态：精神萎靡，反应迟钝。MMSE 23 分，定向力可，计算力欠佳，即刻记忆力欠佳。

（3）脑神经：双眼各向活动自如，无眼球震颤，双侧瞳孔等大等圆，直径 3mm，对光反射灵敏。两侧额纹对称，双侧鼻唇沟对称，口角无歪斜，伸舌不合作，悬雍垂居中，双侧咽反射迟钝。

（4）运动系统：四肢肌力 5 级，面部表情减少，轴性肌张力增高，四肢肌张力呈铅管样及齿轮样增高，左侧肢体肌张力较右侧稍增高，伴意向性震颤。反射：双上肢肱二头肌反射（+++），左侧肱三头肌反射（++），右侧肱三头肌反射（+），左侧桡骨膜反射（++），右侧桡骨膜反射（+++），左侧膝反射（+++），右侧膝反射（++），双侧跟腱反射（+）。

（5）感觉系统：浅、深感觉正常。

（6）病理征：左侧 Chaddock 征（+），右侧掌颌反射（+）。

（7）共济运动：双手快复轮替动作迟缓，双侧指鼻试验正常，左侧跟-膝-胫试验差。

（8）步态：躯干前屈，小步前冲，转身慢，行走时左上肢联动明显减少，不能直线行走。

（9）其他：眉心征（+），颈软，无抵抗。

7. 辅助检查

（1）实验室检查见表 16-1。

表 16-1　血电解质检查结果

日期	钾/(mmol·L^{-1})	钠/(mmol·L^{-1})	氯/(mmol·L^{-1})
2012-02-16	2.23	104.9	67.0
2012-02-17	3.1	107.6	75.5
2012-02-18	4.4	124.7	87.7
2012-02-19	3.6	127.9	89.2
2012-02-20	3.7	131.5	97.2
2012-02-21	3.9	133.3	100.1
2012-02-22	3.9	137.7	104.6
2012-02-27	3.9	139.9	104.4
2012-03-11	2.92	141	104
2012-03-14	2.99	143	105
2012-03-16	3.81	138	104

　　血常规、尿常规、粪便常规正常；血糖、血脂、肝肾功能正常；梅毒螺旋体、HIV（－）；肿瘤指标、甲状腺功能正常；免疫球蛋白全套、补体 C3、C4 正常；抗核抗体全套正常。

　　（2）头颅 MRI 及脑电图：①2012 年 2 月 17 日头颅 MRI 未见异常；②2012 年 3 月 3 日头颅 MRI 提示双侧尾状核、壳核有异常信号，为长 T_1 长 T_2 信号改变（图 16-1）；③2012 年 3 月 3 日脑电图：轻度异常（θ 频带分布于两侧半球，功率值稍增高，α 频带分布于双枕区）。

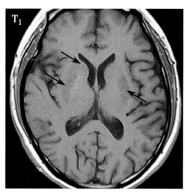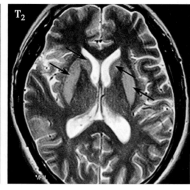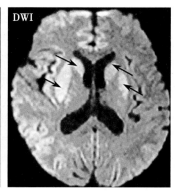

图 16-1　头颅 MRI 示双侧尾状核、壳核有异常信号，为长 T_1 长 T_2 信号改变

　　（3）神经心理测验：抑郁自评量表（SDS）示轻度抑郁，焦虑自评量表（SAS）示轻度焦虑。

　　8. 入院诊断　帕金森综合征（查因）。

　　【临床分析与决策】

　　该患者入院后急需明确诊断。患者表现为面部表情减少、动作迟缓、身体僵硬、震颤，行走时躯干前屈，小步前冲，转身慢，四肢肌张力呈铅管样及齿轮样增高，定位在锥体外系。左侧肢体肌张力较右侧增高更明显，行走时左上肢联动明显减少，提示右侧锥体外系受累更重。同时患者精神萎靡，记忆力、计算力减退，反应迟钝，病理征阳性，定位在高级皮质及锥体束。饮水呛咳提示可能伴有延髓麻痹（球麻痹）。结合患者头颅 MRI 结果"双侧尾状核、壳核有异常信号，为长 T_1 长 T_2 信号改变"及脑电图结果"脑电图中度异常（两半球散在很多 6~7Hz 低~中幅 θ 活动及较多 1.5~3Hz 波幅 30~65mV δ 波活动）"，定位在双侧基底节区、大脑皮质。定位诊断明确后，需要排查导致上述症状的原因。患者在胃肠炎诊治后出现低钠血症（血钠 104.9mmol/L）及代谢性脑病表现，反应迟钝，言语慢，解扣子动作缓慢。当时查头颅 MRI 示正常。发病后（2 月 16 日）立即进行补钠治疗，2 月 22 日血钠恢复至正常水平（血钠 137.7mmol/L），2 月 25 日出现精神萎、反应迟钝、言语减少、声音细小等症状，之后上述症状逐步加重，出现面部表情僵硬，眼神呆滞，身体僵硬，流涎，饮水呛咳，左手梳头动作慢，持物时左手抖动明显。复查头颅 MRI 显示双侧壳核、尾状核等对称性异常信号，为长 T_1 长 T_2 信号改变，病变不符合脑血管分布，且无占位效应。综上所述，患者有突发的低钠血症病史，在快速纠正低钠血症的情况下急性发病，主要表现为精神认知障碍、帕金森综合征和锥体束损害等症状，定性为代谢性脑病——渗透压改变引起的脑桥外脱髓鞘病变。

【诊断】

脑桥外髓鞘溶解症、继发性帕金森综合征

【诊治过程】

入院后给予甲泼尼龙冲击治疗（500mg×3 日，240mg×3 日，80mg×3 日），之后改为泼尼松龙 60mg 每日顿服，同时给予胞磷胆碱、长春西汀改善脑功能，多巴丝肼、卡比双多巴改善锥体外系症状。

【预后及随访】

出院时患者记忆力、计算力较前恢复，饮水无明显呛咳，言语困难减轻，肢体活动较前灵活，肌张力较前减低。

【讨论】

渗透性髓鞘溶解症（osmotic myelinolysis，OM）是一种少见的非炎性中枢神经系统脱髓鞘病。根据病变部位的不同，分为脑桥中央髓鞘溶解症（central pontine myelinolysis，CPM）和脑桥外髓鞘溶解症（extrapontine myelinolysis，EPM）。CPM、EPM 常以双侧对称性受累为特征。OM 常由各种原因导致的低血钠的快速纠正引起，常见于慢性酒精中毒、恶性营养不良状态、肾衰竭、糖尿病和肝移植后、脱水、不恰当抗利尿激素分泌综合征、电解质紊乱（胃肠炎或利尿治疗）等患者中。本例患者在胃肠炎诊治后出现低钠血症，发病 1 日后立即进行补钠治疗，7 日后血钠恢复至正常水平。低钠血症的快速纠正导致了渗透性髓鞘溶解。

大量临床病例分析发现，在许多髓鞘溶解病例中存在低血钠，特别是在具有脑桥外病变的病例中尤为明显。血钠<136mmol/L 为低钠血症，血钠<120mmol/L 为严重低钠血症；急性低钠血症为在 48 小时内产生低钠血症或血钠降低>0.5mmol/h，慢性低钠血症为 48 小时以上持续产生低钠血症或血钠降低<0.5mmol/h。比较缓慢形成的低钠血症被快速纠正是发生中枢髓鞘溶解症的关键，而快速纠正快速形成的低钠血症则不会出现中枢髓鞘溶解。其中的机制目前理解如下：低血钠可促使水沿渗透压梯度进入脑细胞内，导致脑水肿，如果这种低血钠是慢性形成的，大脑则通过 1 日或者数日的时间产生适应性保护反应，在脑细胞内产生一些有机性小分子，如肌醇、牛磺酸、谷氨酸，它们在胞内所增加的渗透压可以抵消因低血钠所产生的脑细胞内外的渗透压失衡，减轻脑水肿。慢性形成的低血钠被快速纠正后，使得上述平衡被再次打破，脑细胞外渗透压骤增，引发脑细胞急速脱水、皱缩，少突胶质细胞对这种渗透压的改变更为敏感，因而导致髓鞘脱失、溶解。

脑桥外髓鞘溶解症可单独出现，也可合并脑桥中央髓鞘溶解症。脑桥外髓鞘溶解症比脑桥中央髓鞘溶解症少见，主要表现为运动障碍，其中也有少部分合并脑干和锥体束损害表现。运动障碍表现为仅有帕金森综合征或仅有肌张力障碍，也可表现为帕金森综合征合并肌张力障碍，仅出现小脑体征者罕见。帕金森综合征表现为面部表情减少、动作迟缓、静止性震颤、肌强直、姿势步态异常，大多用复方左旋多巴后症状缓解。其中少数合并有构音障碍，吞咽困难的脑干症状。肌张力障碍表现为局部肌张力障碍（口-下颌-舌肌张力障碍、手足肌张力障碍）或全身肌张力障碍，有时也伴舞蹈、手足徐动。本病例中的患者出现了典型的锥体外系症状，表现为脑桥外髓鞘溶解。

随着影像学的发展及广泛运用，其在诊断 EPM 过程中具有重要价值，特别是 MRI，是目前生前诊断 EPM 的决定性手段。EPM 急性期脑 MRI 扫描显示：对称地累及两侧纹状体和丘脑，尤其是壳核和尾状核，其 T_1 加权像呈低信号或等信号，而 T_2 加权像呈高信号，胼胝体、皮质下白质、小脑、小脑脚、外侧膝状体等区域也可显示异常信号。由于该病发病机制与水、电解质紊乱致细胞渗透压变化有关，因此对细胞水变化更敏感的 Flair 加权或 DWI 加权可以更敏感、更清晰地显示病灶。但是临床症状的出现与 MRI 上显示病灶并不同步，往往有 1~2 周的时间差，在临床症状出现 1~2 周后脑 MRI 可显示异常信号，发病 2~3 周异常信号达到高峰，以后可遗留类软化灶，也可完全恢复，这可能与髓鞘修复有关。本例患者发病 10 日后头颅 MRI 无明显异常，发病 3 周后头颅 MRI 提示双侧尾状核、壳核异常信号，为长 T_1 长 T_2 信号改变。

（谭玉燕）

【专家点评】

　　这是一例因胃肠道症状引发低钠血症，低钠血症得到快速纠正后出现精神认知障碍、锥体外系及锥体系异常表现的病例。笔者详细记录了患者整个病程的演变及前期误诊为病毒性脑炎的诊疗过程。该患者有明确的低钠血症快速纠正病史，结合头颅影像学的表现，不难得出脑桥外髓鞘溶解症的诊断。这例患者带给我们的提示：①临床医生对快速纠正慢性低钠血症的危害不够熟悉。消化科医生由于认识不足，快速纠正了慢性低钠血症（2 月 17 日 107.6mmol/L，2 月 18 日 124.7mmol/L），一天内血钠水平升高达 17.1mmol/L，远远超过 0.5mmol/（L·h）的纠正速度。当病情变化，出现精神认知障碍、行动迟缓、肌张力增高等表现时，神经科医生也因为认知不足，造成漏诊误诊。希望通过本病例提高临床医生对快速纠正慢性低钠血症危害的认识，避免对患者造成不必要的医源性损害。②很多病因都可以引起髓鞘溶解，如肾衰竭、恶性营养不良、慢性酒精中毒、抗利尿激素分泌不当综合征等，在临床工作中需要识别。该患者以锥体外系症状为突出表现，外院曾诊断为"帕金森病"。对于这种急性起病的帕金森样表现的患者，要注意继发性因素的排查，如血管性、炎性、肿瘤性、自身免疫性疾病等。希望广大医生通过本病例拓展临床思路，提高临床思维能力。

（肖勤）

| 参考文献 |

[1] ELI ADAMS R D, VICTOR M, MANCALL E L.Central pontine myelinolysis：a hithertoundescribed disease occuringin alcoholic and malnourished patients [J].AMA Arch Neurol Psychiatry，1959，81（2）：154-172.

[2] MUNIR A, HUSSAIN S A, SONDHI D, et al. Wernicke's encephalopathy in a iron-alcoholic man：case report and brief review [J].Mt Sinai J Med，2001，68（3）：216-218.

[3] NOEL X, SCHMIDT N, VAN DER LINDEN M, et al. Anatypical neuropsychological profile of a Korsakoff syndrome patient throughout the follow-up [J]. Eur Neurol，2001，46（3）：140-147.

[4] OGERSHOK P R, RSHMAN A, NESTOR S, et al. Wernicke encephalopathy in nonalcoholic patients [J]. Am J Med Sci，2002，323（2）：107-111.

［5］THOMSON A D，COOK C C，TOUQUET R，et al. The Royal College of Physicians Report on Alcohol：Guidelines for managing Wernicke's encephalopathy in accident and emergency department ［J］. Alcohol & Alcoholism，2002，37（6）：513-521.

［6］FEI G，ZHONG C，JIN L. Clinical characteristics and MR imaging of nonalcoholic wernicke encephalopathy ［J］. Am J Neuroradiol，2008，29（1）：164-169.

病例 17

多巴胺转运体分子影像阴性的帕金森综合征

导读 根据帕金森病诊断标准，目前诊断帕金森病需要在诊断为帕金森综合征的基础上，识别患者存在的支持标准、绝对排除标准、警示征象，其中"分子神经影像学检查突触前多巴胺能系统功能正常"则是绝对排除标准之一。然而临床实践中仍能碰到一类根据症状可以诊断为帕金森病而神经影像结果阴性的患者，他们又有哪些独特之处呢？

【病例简介】

1. **主诉** 左下肢不自主抖动 2 年余。

2. **现病史** 患者女性，55 岁。自诉 2 年前曾跌跤一次，当时无明显骨折及昏迷，后自己发现左下肢出现不自主抖动，做压腿等动作后症状明显缓解。当时伴有失眠、心烦、情绪不佳，否认睡眠期间喊叫、四肢不自主活动等，否认嗅觉减退，无流涎、便秘、视物不清等。1 年前出现左上肢不自主抖动，紧张时明显。半年前出现右下肢不自主抖动，夜间足掌僵硬屈曲痉挛，右上肢偶有抖动，右手中指僵硬，无法握紧，行动不利，示指出现疼痛不适感。

3. **既往史** 颈、腰椎间盘突出病史 3 年，无治疗。

4. **个人史** 青霉素过敏史。否认毒物接触史、特殊用药史及外伤史。

5. **家族史** 否认三代直系旁系亲属类似症状，否认遗传性疾病家族史。

6. **查体** 神志清楚，面部表情可，瞬目次数减少，口齿清晰，语音偶有低沉，对答切题，时间、地点、人物定向力正常，记忆力、计算力尚可，双侧瞳孔等大等圆，对光反射灵敏，眼球各向活动到位，双侧鼻唇沟对称，口角不歪，伸舌居中，四肢肌力 5 级，肢体肌张力未见明显增高，步态正常，左侧肢体联带动作减少，左下肢可见静止性震颤，幅度在 1cm 左右，左下肢脚趾拍地幅度减小，左下肢抬腿幅度减小，双侧指鼻试验尚可，双侧跟-膝-胫试验可，闭目难立征阴性，后拉试验后退 1 步，肢体感觉无异常，双侧病理征阴性。

7. **辅助检查** 血尿粪便常规、血糖、血脂、肝肾功能、电解质、心肌酶谱、凝血谱、糖化血红蛋白、甲状腺全套、抗中性粒细胞胞浆抗体、抗心磷脂抗体、抗核抗体常规、免疫球蛋白+补体、肝炎标志物系列、肿瘤标志物、HIV+梅毒螺旋体、维生素 B_{12}+叶酸+铁蛋白，均无明显异常。血铜蓝蛋白 171mg/L↓。

左胫骨前肌检肌静息时、姿势时均可见 5Hz 群放电位出现；负重时可见 6Hz 群放电位出现。左下肢功能性震颤可能（表 17-1）。

表 17-1 患者下肢定量肌电图

肌肉	插入电位	放松时		重收缩时		不同肢体状态下的肌电频率/Hz		
		纤颤	正锐	波型（相）	峰值波幅/mV	静息	姿势	负重
右侧胫骨前肌	（−）	（−）	（−）	干扰	4.3	0	0	0
左侧胫骨前肌	（−）	（−）	（−）	混合	7.5	5	5	6

注：（−）代表未检测到肌电信号。

头颅 MRI 未见明显异常。[11]C-CFT PET/CT 检查提示：双侧尾状核、壳核多巴胺转运体分布未见明显异常（图 17-1）。

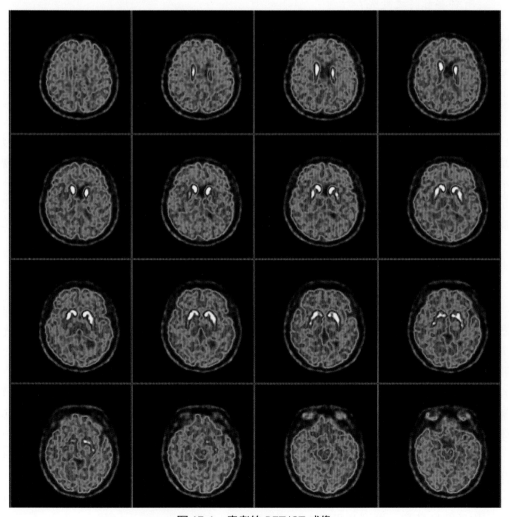

图 17-1 患者的 PET/CT 成像

量表测试：UPDRS 12 分，UPDRS-Ⅲ 6 分，服药后 UPDRS-Ⅲ 5 分；MMSE 26 分；睡眠行为障碍问卷-香港版（RBD-HK）10 分；HAMD 9 分；HAMA 3 分；SCOPA-AUT 1 分；PDQ-39 15 分。

8. **入院诊断**　帕金森病？

【临床分析与决策】

需要解决的临床问题是：患者中年女性，以肢体震颤僵硬为主要症状，目前诊断是否正确？患者诉帕金森样症状已严重影响到其正常生活工作，肢体僵硬、抖动带来极大的不便和不必要的尴尬。现根据症状和查体提示患者锥体外系受累，且无小脑、脑干、自主神经等受累征象，根据《中国帕金森病的诊断标准（2016 版）》，目前可诊断为帕金森病。

需要注意的是，患者年龄尚轻，且药物疗效未知，临床实践中仍然需要进行鉴别诊断。对于帕金森症状+不伴有认知功能障碍患者，要与进行性核上性麻痹、多系统萎缩、家族性震颤等鉴别。在本病例中该患者无眼球活动障碍、共济失调、直立性低血压，无明确家族史，PET/CT 提示"双侧尾状核、壳核多巴胺转运体分布未见明显异常"，此为 PD 绝对排除标准。

根据最新 2020 年版帕金森病治疗指南，早发型和晚发型 PD 患者以及是否伴有认知功能减退首选药物治疗有所不同。结合该患者年龄、主要运动症状、精神症状和经济状况，针对其帕金森样症状可以考虑予以多巴胺受体激动剂联合左旋多巴治疗。在临床上，医师结合患者意愿，若患者有较高的生活质量、工作需要，力求显著改善运动症状，则可以小剂量合用多巴胺受体激动剂和左旋多巴。

【诊断】

多巴胺转运体分子影像阴性的帕金森综合征

【诊治过程】

患者首次就诊尚未行进一步检查检验之前，拟诊为帕金森病，予以多巴丝肼 125mg 每日 3 次、普拉克索 0.25mg 每日 3 次控制症状，患者自诉震颤及强直症状有所好转。

完善血化验、量表检查、影像检查之后，发现患者多巴丝肼冲击试验改善程度 <30%，头颅磁共振未见明显异常（未发现"十字征""蜂鸟征"等），分子影像则显示多巴胺转运体未见明显异常。结合 2015 年国际帕金森病及运动障碍协会帕金森病诊断标准，即使患者各方面均可考虑帕金森病的诊断，但由于存在绝对排除标准，目前不能诊断为帕金森病，属于分子影像无多巴胺能受损的类别（scans without evidence of dopaminergic deficits，SWEDD）。考虑到该患者对于多巴胺能药物反应欠佳，依赖性不强，加之患者临床症状尚能控制，因此治疗方案主要对症治疗为主，多巴丝肼 125mg 每日 3 次、普拉克索 0.75mg 每日 3 次，症状控制佳，建议继续密切随访。

【预后及随访】

患者目前的诊断仍然存疑，虽然不能诊断为帕金森病，但可诊断为 SWEDD。SWEDD 患者经过长期随访研究发现可能发生临床转归，进而诊断为其他的疾病，但仍然有部分患者未发生转归。这可能与随访时间不足、疾病性质不同等多方面因素有关。SWEDD 患者预后相对良好，在经过随访发生疾病转归之后则以相应的治疗方案继续治疗，预后视情况而定。建议患者可行基因检测，以排查诸如 *LRRK2* 等基因突变引起的帕金森症状以达到明确诊断。此外，本病例患者还需要长期密切监测临床结局，有利于调整治疗方案。

【讨论】

SWEDD 指根据临床特征被诊断为帕金森病而其多巴胺转运体（DAT-PET/SPECT）扫描结果正常的患者。在以往的临床研究中，已经有学者认识到 SWEDD 的存在，并发现其发生率约为 3.6%~19.6%。通常在运动障碍疾病，尤其是 PD 的鉴别诊断中，临床上会应用神经分子影像扫描。有研究报道，当 PD 患者首次出现运动症状时，其黑质 50% 和纹状体 80% 的多巴胺能神经元已经变性丢失，而分子影像能够反映纹状体多巴胺神经元水平，这也就是分子影像阴性的条件为何会被纳入绝对排除标准之中。常见的多系统萎缩（multiple system atrophy，MSA）、进行性核上性麻痹（progressive superanuclear palsy，PSP）、特发性震颤（essential tremor，ET）、皮质基底节变性（corticobasal degeneration，CBD）等，均有各自独特的分子影像成像模式，能够在一定程度上与 PD 进行鉴别。另外，SWEDD 患者的基底节区无代谢增高、初级运动皮质、后部额叶皮质无代谢减低，而这些征象恰是 PD 患者特征表现。但是不可否认的是，各个疾病谱之间也存在着较大的重叠性，即使通过分子影像也仍然难以区分。因此，我们需要借助多种手段来进行综合判断。

SWEDD 是一类疾病的总称，可能包括各种运动障碍相关的疾病，其异质性大，可被分为两大类，一类为典型的 PD，另一类则是各种疾病的合集（图 17-2），经过长时间的随访，或许能将这部分异质的疾病进行区分。值得注意的是，经过 10 多年的随访，有部分 SWEDD 患者最终仍然转归为 PD，这意味着这部分患者可能是临床进展缓慢、药物疗效不明确的早期 PD 患者，他们的分子影像学检查无法进行早期识别。另外，伴有震颤的 SWEDD 同样需要考虑到 ET 或肌张力障碍型震颤的可能性。由于长期存在震颤的患者有可能进展为 PD，尤其是晚发型非对称起病的姿势性震颤患者，在随访后期可以发展为明确的帕金森病。即使是 PD 患者人群，同样存在着较大的异质性。以震颤为主的 PD 患者，其疾病进展速度相对缓慢、对左旋多巴反应欠佳、黑质神经元丢失相对较轻。不

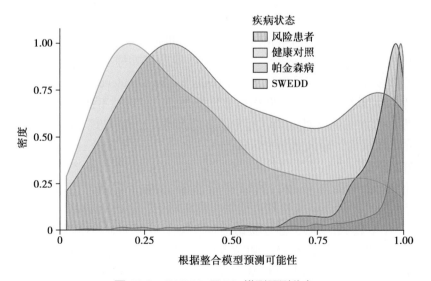

图 17-2　SWEDD 及 PD 模型预测分布

过 SWEDD 通常被认为是非原发性 PD 患者，对多巴胺类药物的反应不佳、依赖性不强（图 17-3），因此对其治疗方案需要进行调整。

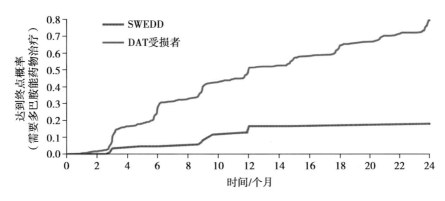

图 17-3　SWEDD 与 DAT 受损者对药物依赖程度

　　在 SWEDD 的鉴别诊断中需要考虑到：①非震颤为主型（药物诱导性、血管性、肿瘤占位、重金属中毒、亨廷顿病、部分帕金森综合征等）；②震颤为主型（特发性震颤、心因性震颤、成年起病的肌张力障碍性震颤、丙戊酸中毒、脆性 X 综合征前突变等）。经过长期随访，SWEDD 患者可能转归为特发性震颤、肌张力障碍震颤、MSA、血管性帕金森综合征、PSP、CBS、脆性 X 相关震颤共济失调综合征、心因性震颤、医源性帕金森综合征和帕金森病（伴或不伴有基因突变），甚至仍有部分患者未发生转变（图 17-4）。研究发现，手指拍打幅度无明显减小、存在肌张力障碍、体位或任务相关的震颤更支持 SWEDD 诊断，而震颤再现、多巴胺能药物反应良好、非运动症状的出现更支持 PD 诊断。

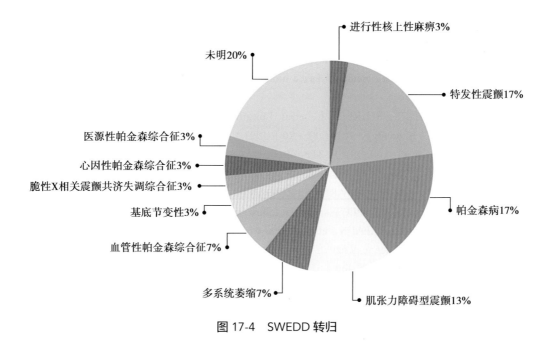

图 17-4　SWEDD 转归

（高挺）

【专家点评】

本案中，一位运动迟缓伴震颤的中年女性来诊。通过临床症状和体征，临床医师很容易诊断为帕金森病，并开始应用多巴胺能药物治疗。虽然临床可观察到部分疗效，但是效果并不十分显著，这也容易与患者药物剂量较小、患者情绪等因素相混淆。但经过神经分子影像学检查发现，本案患者的多巴胺能神经系统未见明显异常，这显然与帕金森病的诊断标准相违背。事实上，这种类型的患者并不少见，因此有学者提出将他们归类为SWEDD人群进行讨论。但目前针对 SWEDD 仍然存在争论，有研究者认为 SWEDD 存在很可能是由于早期的 PD 诊断不准确。而在临床和科研实践中，我们需要注意严格把控PD 诊断，对于疑诊患者要更加关注和随访，尽量避免过度诊断。由于分子影像操作和结果受到许多因素的影响，且支持 DAT 显像的病理证据有限，其提示帕金森病病理改变的敏感度和特异度也仅为 85%，或许分子影像阴性的标准在将来会被修正。

在临床实践中，临床医师需要注意的是，如果一名患者存在一些可疑非 PD 症状或体征，则需要进一步地排查：血化验、磁共振扫描、分子影像扫描、基因检测等，帮助进行确诊或鉴别诊断，这对于患者的临床干预和转归具有重要的意义。

（田均　张宝荣）

| 参考文献 |

［1］ ROBERTO E，SUSANNE A S，NIALL P Q，et al. What do patients with scans without evidence of dopaminergic deficit（SWEDD）have? New evidence and continuing controversies［J］. J Neurol Neurosurg Psychiatry，2016，87（3）：319-323.

［2］ ROSS G W，PETROVITCH H，ABBOTT R D，et al.，Parkinsonian signs and substantia nigra neuron density in decendents elders without PD［J］. Ann Neurol，2004，56（4）：532-539.

［3］ MIKE A N，CORY Y M，JACQUELINE R，et al. Diagnosis of Parkinson's disease on the basis of clinical and genetic classification：a population-based modelling study［J］. Lancet Neurol，2015，14（10）：1002-1009.

［4］ KENNETH M，JOHN S，SHIRLEY E，et al. Longitudinal follow-up of SWEDD subjects in the PRECEPT study［J］. Neurology，2014，82（20）：1791-1797.

［5］ KÄGI G，BHATIA K P，TOLOSA E. The role of DAT-SPECT in movement disorders［J］. J Neurol Neurosurg Psychiatry，2010，81（1）：5-12.

［6］ MENÉNDEZ-GONZÁLEZ M，TAVARES F，ZEIDAN N，et al. Diagnoses behind patients with hard-to-classify tremor and normal DaT-SPECT：a clinical follow up study［J］. Front Aging Neurosci，2014，6：1-9.

［7］ WILE D J，DINELLE K，VAFAI N，et al. A scan without evidence is not evidence of absence：Scans without evidence of dopaminergic deficit in a symptomatic leucine-rich repeat kinase 2 mutation carrier［J］. Mov Disord，2016，31（3）：405-409.

［8］ DARCOURT J，BOOIJ J，TATSCH K，et al. EANM procedure guidelines for brain neurotransmission SPECT using（123）I-labelled dopamine transporter ligands，version 2［J］. Eur J Nucl Med Mol Imaging，2010，37（2）：443-450.

［9］ JANICEK A K，AVERY R J，KUO P H. The pinwheel sign：artifact from head rotation during SPECT acquisition for dopamine transporter imaging［J］. J Nucl Med Technol，2014，42（1）：75-76.

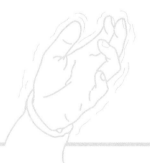

亨廷顿病及
其他舞蹈病篇

病例 18
常染色体显性遗传的亨廷顿病

 导读 亨廷顿病（Huntington's disease，HD）又称亨廷顿舞蹈病，是一种隐匿起病，以舞蹈样不自主运动、精神障碍和痴呆为特征的遗传性神经系统变性病，为常染色体显性遗传。因其发病相对较晚，早期进行基因诊断对于患者的治疗及其遗传咨询非常重要。

【病例简介】

1. **主诉** 双侧肢体不自主动作 7 年余，加重伴认知障碍 2 年。

2. **现病史** 患者女性，46 岁。于 7 年前无明显诱因出现肢体短暂不能控制的舞蹈样不自主运动，左侧为著，曾于笔者所在科室就诊，行基因检测，HTT 基因 CAG 重复扩增拷贝数为 44，诊断为"亨廷顿病"，患者未规律服药，偶尔自服"氟哌啶醇"治疗。症状进行性加重，且近 2 年出现高级智能逐渐下降，易激惹。近 1 个月自觉上述症状较前加重，表现为短暂不能控制地装鬼脸、点头、舞蹈样不自主运动，伴吞咽困难。夜间睡眠差，入院前 3 天未睡眠。为进一步治疗，收入笔者所在科室。

3. **既往史** 平素健康状况良好，曾行子宫肌瘤手术，余无特殊。

4. **个人史** 无特殊。

5. **家族史** 有家族遗传史，其父亲（HTT 基因突变，CAG 重复扩增拷贝数为 45）、叔叔（HTT 基因突变，CAG 重复扩增拷贝数为 43）、堂弟（HTT 基因突变，CAG 重复扩增拷贝数为 45）均有舞蹈症。其父已故，母亲健在。

6. **查体**

（1）内科系统查体：生命体征平稳，双肺呼吸音清，未闻及干湿性啰音。心率 78 次/min，律齐，心音有力，各瓣膜听诊区未闻及杂音。腹平软，肝脾肋下未触及肿大。脊柱四肢外观无异常。

（2）神经系统查体：神志清楚，高级智能下降，双侧瞳孔等大等圆，直径 2.5mm，对光反射灵敏，双侧眼动充分，双侧鼻唇沟对称，伸舌居中，双侧肢体肌力 5 级，肌张力可，腱反射对称（++），双侧 Babinski 征（−），颈软，脑膜刺激征（−）。头部及双侧肢体短暂不能控制的舞蹈样不自主运动，左侧为著。

7. **辅助检查**

（1）血、尿、粪便常规，生化全套、抗核抗体谱、类风湿因子谱、甲状腺功能、肿瘤标志物均未见明显异常。

（2）头颅 MR 检查：脑内少量脱髓鞘灶，轻度脑萎缩。

（3）脑电图大致正常。

（4）基因检测示 *HTT* 基因突变，CAG 重复扩增拷贝数为 44。

8. **入院诊断**　亨廷顿病。

【临床分析与决策】

根据患者临床表现为头部及肢体短暂不能控制的舞蹈样不自主运动定位于锥体外系，高级智能下降和易激惹定位于大脑皮质、边缘系统。该患者中年女性，隐匿起病，慢性进行性加重，表现为舞蹈样不自主运动、痴呆和精神症状，结合阳性家族史，考虑神经系统遗传病。基因检测发现 *HTT* 基因突变，$(CAG)_n$ 重复数 >40 完全外显，明确诊断亨廷顿病。

本病例主要需要与舞蹈症-棘红细胞增多症（chorea-acanthocytosis）相鉴别。舞蹈症-棘红细胞增多症由 9 号染色体上 *VPS3A* 基因突变引起，属于神经棘红细胞增多症最常见亚型（约占 1/3）。成人起病，临床上主要表现为口面部不自主运动、肢体舞蹈症以及肌张力障碍、抽动症、帕金森样等锥体外系症状。构音障碍、进食困难、步态不稳、唇舌自咬伤、癫痫、痴呆和神经精神症状，以及血清肌酸激酶增高较为常见。本病例的基因检测发现 *HTT* 基因突变，$(CAG)_n$ 重复数 >40 完全可以排除舞蹈症-棘红细胞增多症。

【诊断】

亨廷顿病

【诊治过程】

入院后给予对症支持治疗，给予非典型抗精神病药（奥氮平）5mg，每晚 1 次口服，患者舞蹈样症状以及夜间睡眠得到改善。同时，加强护理，防跌倒，预防吸入性肺炎、其他感染及压疮等。

【预后及随访】

门诊长期随诊，目前患者自发病已近 10 年，基本生活能力尚保留，饮食每日少量多次，睡眠可，轻度焦虑状态。认知功能轻度下降，随访变化不明显，通过康复锻炼与家庭支持帮助患者提高生活自理能力。

【讨论】

亨廷顿病（HD）是常染色体显性遗传病，*IT15* 基因（也称为 *HD* 基因或 *HHT* 基因）的表达产物约 3 144 个氨基酸的多肽亨廷顿（HTT）蛋白。突变的亨廷顿蛋白含有扩增的谷氨酰胺残基链，病理改变主要局限于中枢神经系统，以尾状核和壳核（新纹状体）萎缩最为突出。虽然目前认为 HD 的发病与突变 HTT 蛋白的毒性相关，但该病具体的病理生理学机制尚未明确。

亨廷顿病的临床特征表现为运动障碍、精神症状和认知障碍三联征，通常隐匿起病，缓慢进展。发病年龄从儿童期至 79 岁不等，最常见于 30~50 岁。

HD 的运动障碍早期表现为舞蹈症，即累及面部、躯干和肢体的快速、不自主、无节律运动。早期异常动作轻微，患者可能难以意识到舞蹈症状的存在，或将舞蹈样动作整合到随意运动中，使得正常动作的控制出现困难。随着疾病的进展，舞蹈症的范围和程度逐渐加重，甚至可影响膈肌、咽和喉部肌肉，从而产生构音障碍、吞咽困难和不自主发声。疾病晚期舞蹈症常消失，代之以强直、少动为主的帕金森样表现，可伴有局灶性肌张力障碍，最后常导致卧床。

　　精神障碍可先于舞蹈症出现，常见症状包括情绪低落、抑郁、易激惹、淡漠和焦虑，也可出现偏执、妄想和幻觉；少见症状包括强迫行为和精神病表现，以上症状多呈进行性加重。

　　认知障碍最主要的特征是执行功能障碍，表现为做决定、执行多重任务和转换认知目标的能力下降。患者通常对其认知缺陷缺乏自知力。记忆减退或丧失多出现在病程晚期，随疾病进展，最终可发展为痴呆。

　　除以上三联征外，眼球运动异常也是亨廷顿病的一个突出表现。早期表现为眼球扫视速度减慢，但眼球追随运动保留；晚期则眼球追随运动、自主扫视和再固定全部受损。此外，体重减轻和恶病质也是亨廷顿病的常见特征，患者的不自主运动大量消耗能量可使体重明显下降，而通常无食欲减退。睡眠和/或性功能障碍也比较常见。

　　HHT基因检测是最重要的辅助检查，采用基因诊断的方法检测雄激素受体基因（CAG）$_n$重复数是判断是否患病的金标准，可以通过PCR-Sanger测序或毛细管电泳测序等分子检测方法鉴定。（CAG）$_n$重复数≥40为完全外显，患者在某一阶段必定会表现出亨廷顿病相关的典型症状；（CAG）$_n$重复数36~39为不完全外显；（CAG）$_n$重复数27~35被认为是中间型或不稳定基因，在传代的过程中可能会发生异常扩增，即本人表现正常，但是后代患病的风险较高；（CAG）$_n$重复数≤26是正常的，不会引发疾病。HTT基因中CAG重复拷贝数是发病年龄的主要决定因素，重复拷贝数越高，发病年龄越早。HTT基因也可作为有风险的家族成员的症状前检测，携带致病性HTT基因的患者可行产前检查。

　　亨廷顿病基于典型的临床三联征（舞蹈症、精神障碍、痴呆），结合家族史可初步诊断，基因检测HTT基因上有致病性三核苷酸CAG重复扩增可确诊。目前HD的治疗限于对症及支持治疗，尚无特异性治疗方法，缺乏有效的疾病修饰治疗药物。

　　针对舞蹈症的治疗：首先需防护舞蹈症导致的外伤，药物治疗主要采用多巴胺耗竭剂（丁苯那嗪）或多巴胺受体拮抗剂（氟哌啶醇或硫必利）；针对精神症状的治疗主要采用非典型抗精神病药（喹硫平、奥氮平或利培酮）；针对痴呆的治疗主要采用促智药。非药物治疗：包括康复治疗，生活辅助设备如软垫、躺椅和床垫等，减少外伤风险。加强护理、饮食及物理支持治疗。

　　尽管目前缺乏有效的疾病修饰治疗方法，但是已经进行了许多有希望的研究，新的治疗策略正在研究中，许多靶向降低亨廷顿蛋白的药物研究正在进行中。

（谭梦姗）

【专家点评】

　　亨廷顿病基于典型的临床三联征（舞蹈症、精神障碍、痴呆），结合常染色体显性遗传家族史可初步诊断。因其发病相对较晚，起病缓慢隐匿，早期进行基因诊断对于患者的治疗非常重要。建议有家族史的高危人群接受遗传咨询，对有生育需求的家庭，产前诊断是减少亨廷顿病患儿出生及降低后代再发风险的最佳手段。目前，尚无有效的治疗能够有效阻止疾病的进展，但基因治疗已经在国外初步成功，不久的将来亨廷顿病将可能会有药可医。

（谭兰）

| 参 考 文 献 |

［1］BACHOUD-LEVI A C，FERREIRA J，MASSART R，et al. International Guidelines for the Treatment of Huntington's Disease［J］. Front Neurol，2019，10：710.

［2］PRINGSHEIM T，WILTSHIRE K，DAY L，et al. The incidence and prevalence of Huntington's disease：a systematic review and meta-analysis［J］. Mov Disord，2012，27（9）：1083-1091.

［3］ARMSTRONG M J，MIYASAKI J M，American Academy of Neurology. Evidence-based guideline：pharmacologic treatment of chorea in Huntington disease：report of the guideline development subcommittee of the American Academy of Neurology［J］. Neurology，2012，79（6）：597-603.

病例 19

以肌张力障碍为首发症状的亨廷顿病

导读 本病例的看点、要点和学习点在于认识晚发型亨廷顿病的不典型临床表现。该患者的肌张力障碍症状突出，舞蹈样动作不明显，认知障碍相对隐匿，因此在病程早期只关注了肌张力障碍，诊断为"肌张力障碍"。而在病程后期，痴呆的症状愈加显著，尤其也注意到了患者面部的舞蹈样动作，最终诊断亨廷顿病，经基因检测确诊。

【病例简介】

1. **主诉** 头颈部、四肢不自主运动 5 年，加重伴性格改变 1 年。

2. **现病史** 患者女性，59 岁。于 2009 年初无明显诱因下出现不自主点头，不自主张口及眨眼，吐字欠清，但咀嚼功能基本正常，不伴有进食困难。上述症状在情绪紧张、激动时加重，放松时减轻，睡眠时消失。当时未就诊，7 月后症状加重，出现双手不自主抖动，于外院就诊，考虑"帕金森病"可能，予以相关药物治疗，症状无明显改善。2010 年春节期间曾有一次左侧偏身肢体乏力，外院考虑"脑梗死可能"，治疗后左侧肢体乏力逐渐好转。2010 年 3 月 25 日至笔者所在医院就诊，行头颅 MRI 检查示"左侧额叶白质内见少许斑点状异常信号，T_1 等信号，Flair 高信号。各脑室、脑池及脑沟轻度增宽扩大，轻度脑萎缩可能"，诊断为"肌张力障碍"，给予辅酶 Q10、硫必利，头部不自主运动稍改善。2010 年年底出现走路不稳，走路时身体前屈，性格改变，变得讲究卫生，反复洗手。2013 年 7 月，家属发现患者做饭时不知道先放什么后放什么，但无外出后不能返家，无不认识家人。2013 年 10 月头部、四肢不自主运动明显加重，伴咬牙、晃肩、耸肩等动作，颈部僵硬，活动受限，性格改变，爱发脾气。为求进一步诊治收治入院。病程中，患者饮食可，睡眠可，二便如常，自发病以来体重下降约 10kg。

3. **既往史** 否认糖尿病、高血压、高脂血症等病史。

4. **个人史** 出生生长于原籍，否认疫水接触史，否认烟酒嗜好史。20 年前，每周喷洒农药一次，共 10 余年。

5. **家族史** 其父有摇头表现，无智能变化，未曾诊治。

6. **查体**

（1）内科系统体格检查：体温 37℃，脉搏 93 次/min，呼吸 20 次/min，血压 111/66mmHg，心肺腹查体未见异常。

（2）神经系统专科检查：①精神智能状态：神志清楚，精神可，理解力差，近事记忆差，言语欠清，基本对答可。②脑神经：双瞳孔等大等圆，直径约 3mm，直接间接对光反射正常，双额纹、鼻唇沟对称，伸舌居中。③运动系统：双上肢肌力 5 级，双下肢肌力 5⁻ 级（欠配合），颈肌张力增高，双上肢肌张力检查不配合，可疑增高。④反射：双侧肱二头肌、桡骨膜、膝反射（+++），双侧踝反射（++），双侧 Hoffmann 征（−），双侧掌颌反射（+）。⑤感觉系统：深、浅感觉正常。⑥病理征：右侧 Babinski 征（+），Chaddock征加强（+）。⑦共济运动：双侧指鼻试验稳准，跟-膝-胫试验欠配合。闭目难立征可疑阳性。⑧步态：行走时左下肢拖曳步态，谨慎状、步距小，上肢联动少，左足外翻位（图 19-1）。⑨其他体征：可见不自主眨眼、噘嘴动作，形式不固定。不自主点头，耸肩动作，较刻板，且靠墙站立后动作幅度和频率减少。

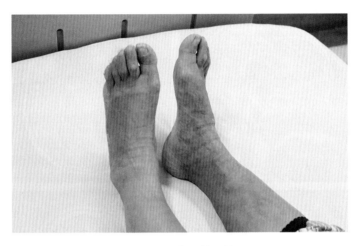

图 19-1　左足外翻位

7. 辅助检查

（1）实验室检查：血常规正常。血生化：空腹血糖、肝肾功能、血脂、电解质均正常。铁代谢：血清铁 21.6μmol/L；铁饱和度 45.5%；总铁结合力 47.5μmol/L；铁蛋白 107.7ng/ml；转铁蛋白 253mg/dl。铜蓝蛋白 30.80mg/dl。甲状腺功能：反三碘甲腺原氨酸（rT3）111.90ng/dl↑，余正常。外周血异常细胞：红细胞大小不一，部分细胞中央淡染区扩大，偶见破碎红细胞。血、尿质谱分析均正常。

（2）基因诊断：IT15 基因的 CAG 拷贝数 >42（图 19-2）。

（3）肌电图、头颅 MRI、超声检查：①肌电图：头面、颈项、躯干肌肌张力障碍改变。②头颅 MRI 平扫：双侧额顶叶腔隙灶，脑萎缩，其中以脑干及小脑明显（图 19-3）。③腹部超声：肝、胆囊、胰体、肾未见明显异常；双侧输尿管未见明显扩张。

8. 入院诊断　肌张力障碍。

【临床分析与决策】

该患者临床症状体征表现丰富：①存在不自主眨眼、噘嘴动作，形式不固定，考虑为舞蹈样动作。不自主点头，耸肩动作，较刻板，且靠墙站立后动作幅度和频率减少，左足外翻位，考虑为肌张力障碍。行走时左下肢拖曳步态，谨慎状、步距小，上肢联动少，考

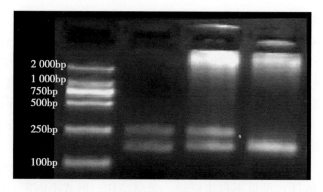

图 19-2 *IT15* 基因的 CAG 拷贝数 >42

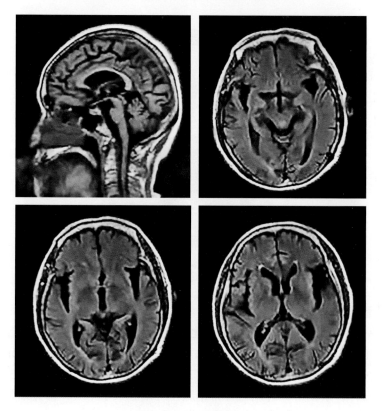

图 19-3 头颅 MRI

虑为帕金森病。这三种不自主动作定位于锥体外系。②因患者言语不清，理解力差，无法完成认知功能量表评定。但结合病史，可以判断其认知功能下降，记忆减退，执行能力下降，性格改变，且有明显脑萎缩，因此定位在皮质。③双侧掌颌反射（＋），右侧 Babinski 征（＋），Chaddock 征加强（＋），定位在锥体系。通过定位分析，可以看到该患者突出表现在肌张力障碍 / 舞蹈和痴呆两方面。

除了定位体征多样，该患者还存在体征分不同阶段呈现的特点。病程早期患者症状体征以肌张力障碍为主，舞蹈样动作和认知障碍不明显，导致早期误诊为肌张力障碍。根据肌张力障碍诊断标准，患者 59 岁发病，为成人晚发型肌张力障碍；累及头颈肩部及躯干，为全身型肌张力障碍；持续性进展病程；合并帕金森病（早期未察觉认知障碍），为复合型肌张力障碍；未发现围产期损伤、感染、药物、中毒、血管病、肿瘤、脑损伤等继发性因素，故暂定性为特发性肌张力障碍。患者无阳性家族史，为散发性肌张力障碍。早期诊治阶段考虑患者发病年龄晚，没有意识到基因检测的必要性，也未予以基因检测。但随着病情的进展，认知障碍日渐突出，头面部的舞蹈样动作也更加明显，结合肌张力障碍/舞蹈和早发痴呆情况，开始重新定性诊断，首先考虑亨廷顿病，而肝豆状核变性、棘红细胞增多症、泛酸激酶依赖型神经退行性疾病（pantothenate kinase associated neurodegeneration，PKAN）、神经元蜡样质脂褐质沉积症、齿状核红核苍白球路易体萎缩症（dentatorubral-pallidoluysian atrophy，DRPLA）、神经铁蛋白病、抗 N-甲基-D-天冬氨酸（NMDA）受体介导的边缘叶脑炎以及变异型克-雅病（Creutzfeldt-Jakob disease，CJD）也是需要鉴别诊断的疾病。本例患者在临床表现上需要与肝豆状核变性鉴别，但绝大多数肝豆状核变性患者的角膜色素环 K-F 环阳性，血铜蓝蛋白降低、通常有肝病症状体征、头颅 MRI 也有特征性表现。但该患者以上特征性指标均阴性。棘红细胞增多症的重要诊断线索是周围血棘红细胞计数大于 3%，该患者周围血未见明显异常细胞。故肝豆状核变性、棘红细胞增多症不作首先考虑。其他鉴别诊断疾病也没有符合的临床影像学证据。

最终基因检测结果 IT15 基因的 CAG 拷贝数 >42 得到了确诊。如果仍从肌张力障碍角度进行定性诊断，该患者在病程晚期阶段，可以定性为复杂型肌张力障碍，遗传性肌张力障碍待排。但这时选择基因检测可能仍会错失 HD 的诊断，因为肌张力障碍的基因检测并不都包含 HD 基因。

【诊断】

亨廷顿病

【诊治过程】

尝试多种改善肌张力障碍、舞蹈症药物，如硫必利、氟哌啶醇，效果欠佳。HD 认知障碍尚缺乏有效药物，未予以特殊治疗。

【预后及随访】

因患者不耐受氟哌啶醇，一直应用硫必利。病情进行性进展，预后差。

【讨论】

亨廷顿病（HD）是一种常染色体显性遗传的神经变性病。西方国家人群中 HD 患病率约为（10.6~13.7）/10 万。好发于 30~50 岁，一部分见于儿童和青少年。多数有阳性家族史，但老年人群中晚发型 HD 通常无家族史。本例患者属晚发型，也没有家族史。病程呈缓慢进展性加重，以慢性进行性舞蹈样动作、认知障碍和精神行为异常三联征为典型特点，一般病程在 15~20 年左右，临床上头颅 CT 和 MRI 提示基底节萎缩，以尾状核头部萎缩最明显，双侧侧脑室前角扩大，但无特异性，且早期 HD 的影像学结果多正常，确诊须靠 IT15 基因检测。

HD 的发病与负责编码亨廷顿蛋白的 HTT 基因，也称 IT15 基因有关，HTT 基因有一个 PolyQ 部分，而这一部分是由重复雄激素受体基因（CAG）三核苷酸重复序列所编码。正常人群中这一重复序列的长度为 6~35 个重复；如果在 36~39 之间，则一部分患者会发病，另一部分患者会继续保持无症状状态。如果扩增≥40 个重复序列，则会发病，出现运动症状。

阳性家族史对 HD 的诊断具有关键意义。但详细的神经系统检查和认知功能、精神状态的评估也是诊断所必需的。HD 特征性的舞蹈样症状最具诊断价值。影像学检查不可单独作为诊断依据，但阳性发现具有参考价值。根据阳性家族史和特征性的运动、认知和精神症状，可对本病作出临床诊断。如果没有阳性家族史，或者临床症状不典型，需要通过基因检测确诊，本例患者即属于不典型病例，最终通过基因检测确诊。但也应该注意到，在极少数情况下，可能出现基因检测假阴性。

目前 HD 的临床治疗仍以经验性治疗为主，治疗目标为控制症状和改善生活质量。主要采用多巴胺受体拮抗剂如氟哌啶醇、硫必利、奋乃静等，仍缺乏有效的疾病修饰治疗药物。唯一被美国食品药品监督管理局（FDA）批准的治疗药物是突触囊泡单胺转运体抑制剂丁苯那嗪。其他在研的治疗方法包括脑深部电刺激术（DBS）治疗。

（周海燕）

【专家点评】

本例患者曾多次就诊，也曾住院治疗，但均未明确诊断，分析其原因是该患者的肌张力障碍症状过于突出，舞蹈样动作不明显，而且认知障碍相对隐匿，因此在病程早期只关注了肌张力障碍，诊断为"肌张力障碍"。因为未发现其他特殊体征和线索，也未能进一步探究肌张力障碍的病因。而在病程后期，痴呆的症状愈加显著，结合这两者共存的现象，尤其注意到了患者面部的舞蹈样动作，需要首先考虑亨廷顿病（HD）。经过基因检测，最终确诊。

典型的 HD 以舞蹈样动作为突出表现，但肌张力障碍也是一个重要的临床特征，尤其在青少年起病的 HD 患者，肌张力障碍、帕金森病和眼球运动异常可能比舞蹈症更突出。这例成年起病的 HD 患者，虽然不是经典的 HD 临床表现，但仍属于 HD 的运动表型谱中。有研究报道，12% 的成人型 HD 可以以肌张力障碍、帕金森病为主要运动表型。因此，在临床中，对于疾病的诊断要有更开阔的思路。

此外，该病例在早期并没有特别注意认知的评估，直到后期症状明显加重才注意到。认知障碍在早期可能比较轻微隐匿，需要临床医生更细致地关注。这也是本病例误诊的一个重要因素。

（刘军）

参考文献

[1] WALKER F O. Huntington's disease [J]. Lancet, 2007, 369 (9557): 218-228.
[2] 中华医学会神经病学分会帕金森病及运动障碍学组. 亨廷顿病的诊断与治疗指南 [J]. 中华神经科杂志, 2011, 44 (9): 638-641.
[3] BATES G P, DORSEY R, GUSELLA J F, et al. Huntington disease [J]. Nat Rev Dis Primers, 2015, 1: 15005.

病例20

类似亨廷顿病样表现的类亨廷顿病2型

导读　类亨廷顿病2型（Huntington's disease like 2，HDL-2）为常染色体显性遗传病，是编码膜耦联蛋白 Junctophilin-3（*JPH3*）基因突变所致，该基因位于16q24.3。好发于中年人，隐匿起病，缓慢进展，表现为运动、情感、认知异常。HDL-2患者的运动障碍以不自主运动（尤其是舞蹈症）及随意运动障碍（如步态、语言、吞咽）为特征，强直和运动迟缓可能在疾病晚期占主导，该病罕见。在目前的报道中除了1个欧洲家系外，其余类亨廷顿病2型家系均为非洲裔，我国尚未有报道。现报道1例存在CTG异常扩增的HDL-2患者，希望能够引起临床医生的关注。

【病例简介】

1. **主诉**　渐进性行走不稳8年余，双手舞蹈样动作1年余。

2. **现病史**　患者38岁，男性。于2011年无明显诱因下出现行走不稳，常向一侧偏斜，伴下楼梯困难。病情逐渐进展，1年后患者出现言语不清，说话声音强弱不等。2014年查头颅 MR 提示小脑萎缩，曾至笔者所在医院门诊就诊，予"丁螺环酮每次10mg每日2次"口服后，患者行走不稳症状稍有缓解，但2017年患者自行停用上述药物，症状逐渐加重。至2019年年初，患者出现站立时双下肢不自主抖动，双上肢常有舞蹈样不自主动作，如手指反复屈伸，前臂反复抬起伸直，安静时好转，生气时、紧张时或运动时加重，睡眠后消失，严重影响患者日常生活如穿衣进食等，但无明显精神症状，无智能下降。2019年4月再次至笔者所在医院门诊，治疗调整为"丁螺环酮10mg每日3次"治疗，上述症状并未见明显好转。2019年7月就诊于笔者所在医院并住院治疗。

3. **既往史**　否认其他内科疾病病史，否认重大手术、外伤史，无药物过敏史。

4. **个人史**　无特殊。育有1子。

5. **家族史**　患者外婆于64岁去世，去世前瘫痪卧床4年，当时诊断为"脑梗死"。患者母亲于45岁时被诊断为"小脑萎缩"，55岁时因跌倒致骨折而卧床，57岁去世。患者儿子目前17岁，尚未出现明显不适。

6. **查体**　神志清楚，言语含糊不清。双眼上下凝视时可见粗大垂直眼震，咽反射未引出，余脑神经（－）。四肢肌力正常，肌张力减低，四肢腱反射（＋＋）。双侧指鼻试验及跟-膝-胫试验不稳不准。深浅感觉检查正常，双侧 Babinski 征（－），右侧 Chaddock 征可疑，闭目难立征：睁眼闭眼均不稳。姿势步态：患者站立时阔基底，双上肢手指及前臂可见不规律性的屈伸及抬放，双下肢可见震颤，静止时出现，自主活动时减轻，行走时双足距宽，步态不稳，并向左右偏斜，直线行走不能，双足交替踏步、双足前后站立、单腿站立均不能。脑膜刺激征（－）。高级智能包括远近记忆、定向力、计算力、判断及推理均未发现异常。

7. 辅助检查

（1）血常规、红细胞形态、肝肾功能、电解质、肿瘤标志物、甲状腺激素、传染病组合、垂体激素组合、自身抗体组合、血铜蓝蛋白、红细胞沉降率、自身免疫性脑炎抗体、副肿瘤综合征相关抗体等均正常。心电图及胸部 CT 正常。

（2）脑电图：广泛中度异常脑电图（各导可见多量 θ 波持续出现，中央额区显著）。

（3）认知心理评估：简易精神状态检查（MMSE）29 分；蒙特利尔认知评估量表（MoCA）25 分；汉密尔顿焦虑量表（HAMA）27 分；汉密尔顿抑郁量表（HAMD）14 分。

（4）脑干薄层扫描：桥小脑萎缩（图 20-1）。

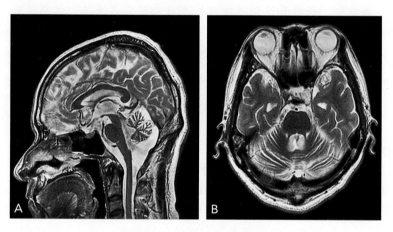

图 20-1　MR 提示桥小脑萎缩

A. T_1 加权像矢状位；B. T_1 加权像横轴位。

（5）基因检测：在知情同意的情况下，对患者进行动态突变检测（检查方法为：聚合酶链式反应及毛细管电泳片段分析）。该患者在 *JPH3* 的一个等位基因 CTG 三核苷酸重复次数为 49 次，在全突变范围内。

8. 入院诊断　类亨廷顿病 2 型。

【临床分析及决策】

患者青年男性，隐匿起病，慢性进展，主要表现为行走不稳及双上肢不自主动作，查体可发现双上肢舞蹈样动作、小脑性共济失调、构音障碍，病灶可定位于新纹状体及小脑。虽然高级智能损害并不明显，但脑电图提示中度异常，仍需考虑存在皮质受累。由于患者起病年龄早，家族史中有很可能的"遗传早现"现象，定性为遗传性疾病；考虑到成人非药物性舞蹈症最常见的病因为亨廷顿病（Huntington's disease，HD），故首先考虑为该病。该患者符合该病的表现之处包括起病形式及年龄，临床表现舞蹈样动作，家族史有很可能的"遗传早现"现象。然而，小脑性共济失调并非亨廷顿病患者的常见症状，而作为亨廷顿病患者的常见症状如精神症状及痴呆在该患者上并未出现，且亨廷顿病患者的头颅 MR 常见大脑皮质及尾状核萎缩，而且亨廷顿病多表现为父系遗传，这些均是该患者不符合亨廷顿病之处。同时给患者检测红细胞形态学、血铜蓝蛋白等均未发现异常，故不考虑肝豆状核变性、棘红细胞增多症。随后对该患者进行动态突变检测证实该患者不存在 Huntington 基因的 CAG 动态重复，而是发现 JPH3 的一个等位基因 CTG 存在 49 次重复，由此可明确诊断为类亨廷顿病 2 型（HDL-2）。

　　HDL-2 患者多于 25~45 岁时发病，具有类似于亨廷顿病的认知、精神和运动障碍。然而，HDL-2 患者早期可不出现舞蹈症表现而表现为其他症状，如共济失调等，在病程中期或晚期才出现舞蹈样动作，而且，HDL-2 患者的遗传早现更多见于母系遗传，与该患者符合。

　　HDL-2 的诊断需要与临床上可导致舞蹈样动作，尤其是具有常染色体显性遗传特点的其他疾病鉴别（表 20-1）。

表 20-1　导致舞蹈样动作的常染色体显性遗传疾病

疾病	基因位置	基因	平均起病年龄/岁	临床特点
HD	4p15	IT15/HD	<30	舞蹈症,性格改变,痴呆
HDL-1	20p12	PRNP	20~40	与 HD 类似,精神症状突出
HDL-2	16q24.3	JPH3	25~45	与 HD 类似,南非黑色人种中多见
HDL4（SCA17）	6q27	TBP	25~45	与 HD 类似,共济失调
SCA1		ATXN1	30~40	共济失调、帕金森综合征、肌张力障碍、痴呆
SCA2	12q24	ATXN2	25~45	共济失调、帕金森综合征、肌张力障碍、舞蹈症、神经病变、痴呆
SCA3	14q32.1	ATXN3	20~50	共济失调、帕金森综合征、肌张力障碍、舞蹈症
DRPLA	12p13.31	Atophin 1	<20/>40	进行性肌阵挛癫痫,共济失调。舞蹈症,痴呆
神经铁蛋白变性	19q13	FTL	40	舞蹈症,下颌肌受累,肌张力障碍,帕金森综合征,构音障碍
良性遗传性舞蹈病	14q13	TITF-1（及其他）	儿童	非进展性舞蹈症(伴甲状腺及肺部异常)

注：HD，亨廷顿病；HDL，类亨廷顿病；SCA，脊髓小脑共济失调；DRPLA，齿状核红核苍白球路易体萎缩症。

【诊断】

类亨廷顿病 2 型（HDL-2）

【诊治过程】

住院期间，患者接受硫必利每次 50mg 每日 3 次治疗，2 日后自觉四肢明显乏力，导致走路不稳症状更加严重，故患者不愿继续尝试该药。随后更换为丁螺环酮每次 10mg 每日 3 次治疗，无明显不良反应后带药出院。

【预后及随访】

出院后对此患者进行门诊随诊及电话回访，患者随访时间为 2 个月，最后一次随访为 2019 年 12 月，病情仍有进展，行走不稳较前加重，上下楼梯不能，言语含糊，日常生活已需要家人协助。

【讨论】

类亨廷顿病（HDL）为常染色体显性遗传病，是编码膜耦联蛋白 Junctophilin-3（*JPH3*）基因突变所致，该基因位于 16q24.3。JPH3 主要在脑内神经元表达，起维持平衡及控制运动的作用。HDL-2 通常为中年起病，多见于南非黑色人种族中。临床表现与亨廷顿病相近，表现出运动、情感和认知三方面的异常。而与亨廷顿病相比较，中年起病的 HDL-2 患者多表现为帕金森综合征，而青少年起病者则无癫痫发作和眼球运动异常。

HDL-2 的首次病例报道见于 2001 年。该报道中的 8 位患者从 40 岁左右开始出现亨廷顿病样表现，但与亨廷顿病不同的是，HDL-2 的致病基因为 *JPH3*。截至 2017 年，文献共报道 69 例 HDL-2 患者。其中，有 84% 的 HDL-2 患者随病程发展出现舞蹈样动作，是 HDL-2 患者最常见的症状，其他症状还包括痴呆、精神症状、帕金森综合征、肌张力障碍、眼球运动障碍、肌阵挛、构音障碍、吞咽困难。HDL 还有一个与亨廷顿病的不同点：HDL-2 多见于母系遗传。研究还发现，HDL-2 及 HDL-4 是 HDL 最常见的两种类型，也是其中最容易出现共济失调及肌张力障碍的类型。

既往对亨廷顿病及 HDL-2 患者的脑组织病理进行了比较：两种疾病的纹状体神经元明显丢失，星形胶质细胞胶质增生。核蛋白聚集体在 HDL-2 中和在亨廷顿病中一样普遍，并且 HDL-2 和亨廷顿病聚集体的超微结构特征相似。电子显微镜还显示了 HDL-2 和亨廷顿病均存在退化的神经元，其中一些具有自噬的证据。但 HDL-2 脑组织中存在的神经毒性小 RNA 很少与蛋白聚集体同时存在，这与亨廷顿病脑部病理不同。总体而言，HDL-2 和亨廷顿病的神经病理学特征非常相似，但不完全相同，表明这两种疾病的致病机制可能存在部分重叠。

截至目前，HDL-2 无特效治疗药物，以对症治疗为主。包括缓解运动症状：如丁苯那嗪（xenazine）；改善精神症状：抗抑郁药、抗精神病药、情绪稳定剂等。需要注意的是治疗过程中应避免使用可能加重舞蹈症、共济失调的药物，故需避免多药治疗。

本病预后不良，起病后生存年限 10~20 年，最后常因吞咽困难，营养不良，卧床不起发生并发症而死亡。一旦家族成员中发现导致 HDL-2 致病基因，可对风险较高的妊娠进行产前检测及植入前遗传诊断。

（祝东林　许利刚）

【专家点评】

亨廷顿病是遗传性舞蹈症的常见病因，是一种常染色体显性遗传的基底核和大脑皮质变性疾病，以隐匿起病、缓慢进展的舞蹈症、精神异常和痴呆为特征。但临床上对于疑似亨廷顿病的患者进行基因检测，有 1%~3% 的患者亨廷顿病致病基因 *Huntington* 检测结果为阴性，临床上需要借助分子诊断技术如基因检测等，筛查其他可能出现类似表现的疾病，包括 HDL-1~HDL-4 型。此处提供了一例少见的 HDL-2 病例，表现为舞蹈症及共济失调等症状。

HDL-2 患者多以帕金森综合征起病，但在其病程中终究会出现舞蹈症表现。而且，HDL-1~HDL-4 型病程中可能出现小脑萎缩，故亦有患者以共济失调为首发症状，尤其多见于 HDL-4（该型又称为脊髓小脑型共济失调 17 型）。另外，HDL-1 患者主要临床表现与亨廷顿病类似，家系中亦可有无舞蹈表现或不典型亨廷顿病表现患病成员，其起病年龄为 20~45 岁，磁共振发现基底节、额叶颞叶及小脑萎缩，而 HDL-3 患者起病年龄为 3~4 岁，病程最长大于 20 年，临床表现包括舞蹈症、肌张力障碍、共济失调、步态不稳、癫痫、认知障碍。磁共振发现额叶和双侧尾状核萎缩。因此，HDL-1 及 HDL-3 亦可见小脑受累。然而，根据目前的报道，共济失调在所有 HDL-1~HDL-4 型患者中仍然少见。如临床诊断困难，利用基因检测有助于明确诊断。本例患者发病初期以小脑性共济失调为突出表现，后逐渐出现舞蹈症表现，与典型亨廷顿病鉴别时，动态重复突变检测进一步明确了患者的诊断。

本例患者目前虽未出现明显的精神症状及智能损害，可能原因为疾病尚未累及皮质。但随着病程进展，患者出现上述症状的可能性逐渐增加，故需建议患者应密切随访。

由于 HDL-2 为常染色体显性遗传病，有遗传早现现象，且目前并无特效治疗。在我国人群中发现 HDL-2 病例有重要的临床及科研意义，提醒临床医生应当提高对 HDL 的认识，以免遗漏诊断。

（刘卫国　石静萍）

参考文献

［1］SANTOS C，WANDERLEY H，VEDOLIN L，et al. Huntington disease - like 2：the first patient with apparent european ancestry［J］. Clin Genet，2008，73（5）：480-485.

［2］ANDERSON D G，WALKER R H，CONNOR M，et al. A Systematic Review of the Huntington Disease-Like 2 Phenotype［J］. J Huntington Dis，2017，6（1）：37-46.

［3］LANDSTROM A P，BEAVERS D L，WEHRENS X H T. The junctophilin family of proteins：from bench to bedside［J］. Trends Mol Med，2014，20（6）：353-362.

［4］GÖVERT F，SCHNEIDER S A. Huntington's disease and Huntington's disease-like syndromes：an overview［J］. Curr Opin Neurol，2013，26（4）：420-427.

［5］MARGOLIS R L，O'HEARN E，ROSENBLATT A，et al. A disorder similar to Huntington's disease is associated with a novel CAG repeat expansion［J］. Ann Neurol，2001，50（3）：373-380.

［6］GVERT F，SCHNEIDER S A. Huntington's disease and Huntington's disease-like syndromes：an overview［J］. Curr Opin Neurol，2013，26（4）：420-427.

［7］RUDNICKI D D，PLETNIKOVA O，VONSATTEL J P，et al. A comparison of huntington disease and huntington disease like 2 neuropathology［J］. J Neuropathol Exp Neurol，2008，67（4）：366-374.

［8］MARTINO D，STAMELOU M，BHATIA K P. The differential diagnosis of Huntington's disease-like syndromes："red flags" for the clinician［J］. J Neurol Neurosurg Psychiatry，2013，84（6）：650-656.

［9］WALKER R H，JANKOVIC J，O'HEARN E，et al. Phenotypic features of Huntington's disease-like 2［J］. Mov Disord，2003，18（12）：1527-1530.

病例 21
常染色体隐性遗传的类亨廷顿病

导读　本例患者以上肢舞蹈样动作为首发症状，后逐渐进展至全身，并出现认知功能障碍，为常染色体隐性遗传家系。通过全外显子测序发现 *RNF216* 基因 2 号外显子纯合缺失。该病例是我国人群中首次发现的 *RNF216* 突变携带者，并且为新发片段缺失，而其他病例均为家族相关点突变。该家系的报道有助于提高临床医生对遗传性类亨廷顿病的认识。

【病例简介】

1. **主诉**　渐起肢体舞蹈样动作 9 年，记忆下降、性格改变 7 年。

2. **现病史**　患者女性，38 岁。于 2010 年起出现双手不自主运动，症状轻微，行走尚可，故未予重视。2012 年起双手不自主运动症状加重，并进展至四肢及躯干，表现为四肢及躯干不自主扭动，行走不稳，姿势异常，并出现记忆减退、反应减慢，情绪易波动，发脾气。多次于外院就诊，行脑白质病相关基因筛查阴性，考虑肌张力障碍、脑白质病变，先后予氟哌啶醇、苯海索、硫必利、帕罗西汀、托吡酯、利培酮等治疗，不自主运动有短暂控制，但症状仍逐渐加重，生活能力受限，日常生活需要他人帮助。为求进一步诊治，遂来笔者所在医院。

3. **既往史**　2011 年发现卵巢畸胎瘤行手术切除。

4. **个人史及家族史**　无特殊。

5. **查体**

（1）内科系统查体：发育瘦小，营养良好，身高 156cm，体征 45kg。皮肤黏膜无黄染，胸廓对称，双肺听诊呼吸音清晰，心率 65 次/min，心律齐，各瓣膜区无杂音，腹软，触诊无压痛，双下肢无水肿。

（2）神经系统查体：神志清楚，言语欠清，对答基本切题，近记忆力下降。头部不自主扭动，双眼扫视欠佳，面部不自主抽动，余脑神经检查（−）。四肢肌力 5 级，肌张力偏低，四肢腱反射（+++）。可见四肢不自主扭动，行走时身体不稳，步态稍缓慢。指鼻试验、跟-膝-胫试验、Romberg 征不能完成。深、浅感觉检查正常。双侧 Babinski 征阳性。

6. **辅助检查**

（1）眼科检查未见角膜 K-F 环，血铜蓝蛋白（2016 年 4 月）145mg/L。

（2）量表评分（2018 年 11 月 21 日）：中国韦氏成人智力和记忆测验提示智商和记忆商低于 5%，汉密尔顿焦虑量表 12 分，汉密尔顿抑郁量表 14 分。

（3）影像学检查（2016 年 3 月 7 日）：头颅 MRI 见两侧大脑半球半卵圆中心区、基底节区、丘脑、脑桥广泛异常信号，小脑萎缩。

（4）腰椎穿刺（2016年4月）：颅内压155mmH$_2$O、脑脊液常规、生化、寡克隆带指标正常。

（5）脑白质病相关基因筛查（2016年5月）：阴性。

7. 入院诊断   运动障碍、脑白质病变查因：亨廷顿病？亨廷顿样病变？脑白质营养不良？

【临床分析与决策】

患者入院后亟待解决的问题是明确诊断。患者为38岁中年女性，缓慢起病，临床症状表现为舞蹈样动作、认知功能障碍和精神异常，符合亨廷顿病的临床表现，但患者无家族史，头颅MRI见到广泛脑白质病变，不太符合亨廷顿病的特征。需要考虑类亨廷顿病（HDL）和脑白质营养不良的可能性。HDL以舞蹈病样运动障碍和*HTT*基因缺乏雄激素受体基因（CAG）异常重复扩增为特征，可合并认知功能障碍或精神行为异常，部分可呈常染色体显性遗传。如舞蹈症-棘红细胞增多症（ChAc）是神经棘红细胞增多症三种类型中最常见的一种，它也有亨廷顿病的三联征，头颅MRI可见纹状体T$_2$高信号，外周血涂片见棘红细胞增多。对患者及其家系成员进行进一步检查及基因检测有助于明确诊断。脑白质营养不良包括多种类型，异染性脑白质营养不良为最常见类型，常染色体隐性遗传，也可出现运动障碍和认知功能障碍，但患者既往基因检测已排除该诊断。

【诊断】

类亨廷顿病

【诊治过程】

（1）实验室检查：黄体生成素<0.1mUI/ml、卵泡刺激素1.19mUI/ml、雌二醇<18.4pg/ml，催乳素和皮质醇水平在正常范围内。血常规、尿常规、粪常规、肝肾功能、血脂、血糖、电解质、甲状腺功能、梅毒螺旋体抗体、HIV抗体、抗核抗体谱、抗中性粒细胞胞浆抗体等均无明显异常。

（2）盆腔超声：绝经后子宫（33mm×21mm×35mm），双侧卵巢未显示。

（3）神经心理评估：简易精神状态检查（MMSE）10/30分，蒙特利尔认知评估量表（MoCA）6/30分。

（4）影像学检查（图21-1）：头颅MRI见轻度小脑萎缩，双侧大脑半球和脑干广泛白质病变。磁敏感加权成像（SWI）未见大脑皮质和皮质下区微出血。

（5）基因检测：患者先进行了亨廷顿样病变相关基因组合筛查（*HTT*、*C9orf72*、*ATXN1*、*ATXN2*、*ATXN3*、*FRDA*、*PRNP*、*TBP*、*JPH3*、*DRPLA*、*CHAC*、*XK*、*TITK1*、*PANK2*和*FTL*），这些基因均未发现突变。随后利用全外显子测序技术对患者行DNA序列分析，发现*RNF216*基因2号外显子纯合缺失，3~17号外显子杂合缺失；利用实时定量聚合酶链反应（RT-qPCR）对患者及其父母进行2号、3号和17号外显子的家系共分离分析，发现2号外显子为新发突变，而患者父母同样存在3号和17号外显子杂合缺失（图21-2）。已有文献报道*RNF216*基因纯合点突变可引起常染色体隐性遗传的类亨廷顿病。由此患者诊断*RNF216*基因相关常染色体隐性遗传的类亨廷顿病明确。

【预后及随访】

调整用药方案为氯硝西泮、丁螺环酮、扑米酮，肢体多动症状明显减轻。

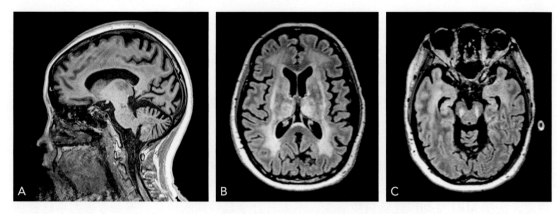

图 21-1　头颅 MRI 表现

T_1 加权成像可见小脑萎缩（A）和 T_2-Flair 可见双侧大脑半球（B）；脑干广泛白质病变（C）。

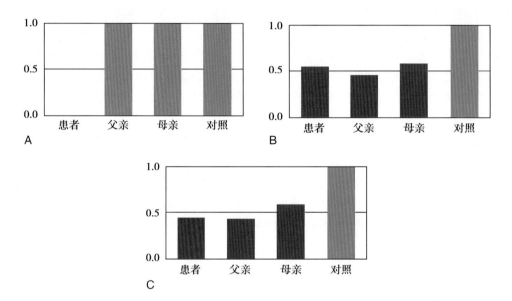

图 21-2　*RNF216* 基因 2 号（A）、3 号（B）和 17 号（C）外显子家系验证

【讨论】

舞蹈样动作、共济失调、精神行为障碍和认知能力下降等症状，再结合常染色体显性遗传家族史，在绝大多数病例中可作为亨廷顿病（HD）的临床诊断依据。然而，在临床表现为舞蹈症、精神行为障碍和痴呆的患者中，有一部分患者的亨廷顿基因（*HTT*）的 CAG 重复扩增呈阴性，不论遗传方式如何，都被描述为具有类亨廷顿病（HDL）。许多不同的突变基因，如 *C9orf72*、*ATXN1*、*ATXN2*、*ATXN3*、*PRNP*、*TBP*、*JPH3*、*DRPLA*、*PANK2*、*FTL*，已被证明与 HDL 有关。最近 Santens 等报道 *RNF216* 突变是常染色体隐性遗传 HDL 的一个罕见原因。本例是一位新发现 *RNF216* 基因突变引起常染色体隐性遗传 HDL 的中国患者。

RNF216 基因编码 E3 泛素连接酶，介导一个或多个泛素单位特异性连接至其底物蛋白上，调节泛素化的稳定性及作用性质。*RNF216* 基因介导的神经退行性疾病是最近才发

现的。Margolin 等首先在中东来源的五个 Gordon Holmes 综合征（GHS）家族中发现 *RNF216* 基因突变或 *RNF216* 基因合并 *OTUD4* 基因突变。随后的四项研究共 9 例患者报道了比利时、印度、中东和阿根廷人群中的 *RNF216* 基因突变。本例患者是在我国人群中发现的第一个 *RNF216* 突变携带者，这表明 *RNF216* 突变是跨种族的。以前报道的 *RNF216* 纯合点突变病例都是来自血亲家族或共同祖先的个体。本例患者在 *RNF216* 基因外显子 2 中发现了一个新的纯合缺失，这是以前没有报道过的。家系共分离验证在双亲中没有相应的缺失，这表明这是一个新发突变。

（陈科良　赵桂宪）

【专家点评】

舞蹈症是一种快速的、不自主的动作，身体的各部位均可出现。其病因多种多样，临床诊断常常是一个重大挑战。亨廷顿病（HD）是家族性神经退行性舞蹈病中最常见的病因。HD 是由 *HTT* 基因中 CAG 重复序列病理扩增引起。但仍有少部分（2%~3%）的舞蹈症 *HTT* 基因正常，也称为亨廷顿样病变（HDL）。中青年起病的运动障碍（如舞蹈症、共济失调、帕金森样症状）同时合并认知能力下降和精神行为异常高度提示 HD，但在 HD 致病突变（*HTT* 基因 CAG 重复序列扩增）基因检测呈阴性时，需要考虑进一步的鉴别诊断。这一类模仿 HD 的疾病被称为 HDL。随着基因检测手段的发展，越来越多的基因被发现与 HDL 相关，但仍有相当大比例的患者未确诊。本病例是我国首例报道的由 *RNF216* 基因突变引起的罕见 HDL 病例，有利于扩大对 HDL 的临床认识。

（郁金泰）

| 参考文献 |

［1］WILD E J，TABRIZI S J. Huntington's disease phenocopy syndromes［J］. Current opinion in neurology，2007，20（6）：681-687.

［2］HENSMAN MOSS D J，POULTER M，BECK J，et al. C9orf72 expansions are the most common genetic cause of Huntington disease phenocopies［J］. Neurology，2014，82（4）：292-299.

［3］SANTENS P，VAN DAMME T，STEYAERT W，et al. *RNF216* mutations as a novel cause of autosomal recessive Huntington-like disorder［J］. Neurology，2015，84（17）：1760-1766.

［4］MARGOLIN D H，KOUSI M，CHAN Y M，et al. Ataxia，dementia，and hypogonadotropism caused by disordered ubiquitination［J］. The New England journal of medicine，2013，368（21）：1992-2003.

［5］ALQWAIFLY M，BOHLEGA S. Ataxia and Hypogonadotropic Hypogonadism with Intrafamilial Variability Caused by *RNF216* Mutation［J］. Neurology international，2016，8（2）：6444.

［6］GANOS C，HERSHESON J，ADAMS M，et al. The 4H syndrome due to *RNF216* mutation［J］. Parkinsonism & related disorders，2015，21（9）：1122-1123.

［7］CALANDRA C R，MOCARBEL Y，VISHNOPOLSKA S A，et al. Gordon Holmes Syndrome Caused by *RNF216* Novel Mutation in 2 Argentinean Siblings［J］. Movement disorders clinical practice，2019，6（3）：259-262.

病例 22

发病 20 年的 舞蹈症-棘红细胞增多症

导读 舞蹈症常见于亨廷顿病，但基因检测排除该病时需要考虑其他疾病导致的舞蹈症，其中舞蹈症-棘红细胞增多症在临床上虽不常见，但患者表现的口舌不自主动作是其重要的临床特征，对临床医生想到和诊断该病具有重要的启发和帮助。本例患者的就诊过程对于临床医生具有借鉴意义。

【病例简介】

1. **主诉** 不自主耸肩 20 年，四肢及口唇不自主运动 8 年，加重 4 个月。

2. **现病史** 患者女性，45 岁。于 20 年前无诱因出现不自主耸肩，伴舌肌不自主运动，表现为频繁耸肩及卷舌，当时未诊治。8 年前出现四肢不自主舞蹈样动作，伴口唇部频发噘嘴，咬伤嘴唇及舌前部。耸肩及卷舌症状加重。上述症状紧张时加重，睡眠后消失。无肢体僵硬无力、肢体震颤、行走困难、吞咽困难症状。曾就诊当地医院，考虑抑郁状态，未口服药物治疗。近 1 年患者体重减轻 10kg。4 个月前（2018 年 8 月）上述不自主运动加重，持物及行走不稳，不能咀嚼食物，伴认知功能减退，近记忆力减退明显，伴抑郁状态。遂就诊外院，疑诊"亨廷顿病？"后行亨廷顿（HD）基因检测（动态突变-SCA 三核苷酸重复 11 亚型阴性；动态突变-亨廷顿舞蹈症阴性），口服卡马西平等药物，上述症状无明显改善。2 个月前（2018 年 10 月）就诊于笔者所在医院门诊，试用苯海索 2mg 每日 1 次口服，症状无变化。发病至今患者无嗅觉减退、尿频、尿急、尿失禁、体位性头晕、饮水呛咳、便秘、睡眠中异常行为。患者此次住院为明确疾病诊断及治疗。

3. **既往史** 患者于 10 余年前有 1 次头部外伤史，无脑卒中、脑炎、CO 中毒病史，无高血压、糖尿病病史。

4. **个人史** 否认吸烟饮酒史，无药物过敏史。

5. **家族史** 姐姐有相同的症状，于 8 年前去世。父母亲无类似症状，因其他疾病已去世。育有 1 女，体健，无相似症状。

6. **查体**

（1）内科系统查体：右侧卧位血压 104/81mmHg，心率 67 次/min；右侧立位血压 105/63mmHg，心率 66 次/min。双肺呼吸音清，未闻及干湿啰音，心律齐，未及明显杂音。腹软，无压痛及反跳痛，肝脾肋下未触及。

（2）神经系统查体：神志清楚，构音障碍，时间、地点、人物定向力正常，记忆力减退、计算力减退（93−7=？）。双侧瞳孔等大等圆，直径 3.0mm，直接及间接对光反射灵敏，眼球各项运动充分，可见不持续细微眼震。面部针刺觉对称，角膜反射正常引出，口唇部不自主运动，频发噘嘴、咬舌唇。双侧额纹、面纹对称，闭目有力。双耳粗测听力可，Weber 征居中，Rinne 试验双侧气导＞骨导。双侧软腭上抬有力，双侧咽反射存在。双侧不自主耸肩，伸舌居中，未见舌肌纤颤。四肢肌肉萎缩，四肢肌力 5 级，双侧肢体肌张力减低。指鼻试验稳准，双侧轮替试验笨拙、双侧跟-膝-胫试验欠稳准，闭目难立征阴性。四肢有不自主舞蹈样动作。后拉试验阴性。双侧针刺觉及音叉振动觉对称。四肢腱反射对称引出。双侧掌颌反射、Hoffmann 征阴性，双侧 Babinski 征阴性。颈软，脑膜刺激征阴性。

7. 辅助检查

（1）基因检测（入院前）：动态突变-亨廷顿舞蹈症：该患者样本 *HTT* 基因 1 号外显子，CAG 重复次数约为 18 次，检测准确度在 1~2CAG 重复。患者 CAG 重复次数未超出正常范围，不符合亨廷顿病致病特征，建议结合临床进一步分析。动态突变-SCA 三核苷酸重复（11 亚型）：该患者样本检测临床常见的 SCA1、SCA2、SCA3、SCA6、SCA7、SCA8、SCA12、SCA17、DRPLA 常染色体显性遗传共济失调亚型，样本所有 CAG 重复次数均处于正常范围，SCA10 常染色体显性遗传共济失调的亚型标本 ATTCT 重复次数处于正常范围，FRDA 常染色体隐性遗传共济失调的亚型 GAA 重复次数处于正常范围，建议结合临床进一步分析。

（2）生化全项：乳酸脱氢酶 235.9U/L，谷氨酰转肽酶 8.9U/L，肌酸激酶 483.9U/L↑，羟丁酸脱氢酶 239.3U/L↑，葡萄糖 3.27mmol/L↓，钾 3.41mmol/L↓，其余正常。血常规、粪便常规+潜血、甲状腺功能、乙肝五项、凝血四项、肿瘤标志物（女性十一项）、维生素 B_{12}、叶酸水平、铁蛋白水平均正常范围。

（3）尿常规：尿隐血（+），其余正常。

（4）简易精神状态检查（MMSE）、蒙特利尔认知评估量表（MOCA）检查不能配合。

（5）胸部正位片：双肺、心、膈未见明显异常。

（6）颈动脉+椎动脉+锁骨下动脉彩超：右侧锁骨下动脉斑块形成；腹部彩超：肝、胆、胰、脾、双肾未见明显异常；黑质超声：回声强度Ⅲ级；

（7）超声心动图：左室舒张功能减低；残余尿超声：残余尿量为 0。

（8）头颅 MRI：入院前外院检查示双侧尾状核萎缩。入院后检查示双侧侧脑室前角旁、外囊、额顶白质可见多发片状长 T_2 异常信号，边界模糊。双侧脑室轻度扩大，中线结构居中。双侧尾状核头及壳核萎缩（图 22-1）。

（9）外周血涂片：光镜下棘红细胞 8%（图 22-2）；电镜下，棘红细胞增多，超过 60%（图 22-3）。

8. 入院诊断　舞蹈症-棘红细胞增多症。

【临床分析与决策】

该患者为中年女性，慢性病程，主要表现为舞蹈样不自主运动和认知功能减退的症状、体征，以及双侧尾状核头及壳核萎缩影像学改变，定位于锥体外系和大脑皮质。定性诊断首先考虑患者是一种运动过多症候群中的舞蹈症。

结合患者中年女性，20 年病史，家族史阳性，无特殊用药史，磁共振显示尾状核头

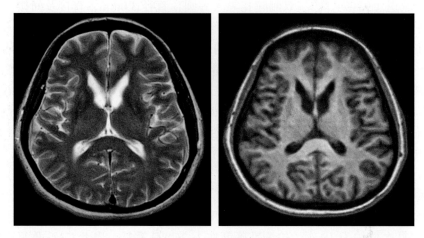

图 22-1   头颅 MRI 可见双侧尾状核头及壳核萎缩，双侧侧脑室前角扩大

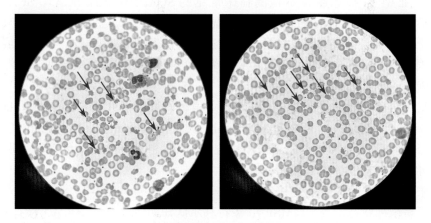

图 22-2   光镜下的棘红细胞（箭头所示）

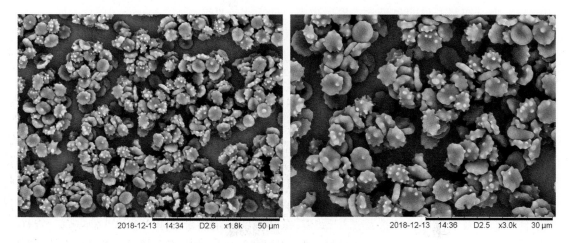

图 22-3   电镜下可见大量棘红细胞

萎缩，未见纹状体占位性病变，考虑为遗传性舞蹈症可能性大。但是亨廷顿病及脊髓小脑共济失调（SCA）基因的筛查均为阴性，结合患者家族中姐姐有类似病史已经去世，父母亲及女儿无明显表现，因此考虑常染色体隐性遗传可能性大，而患者此前完善的基因检测基本都是常染色体显性遗传的基因，因此需要进一步完善相关常染色体隐性遗传的舞蹈症的基因筛查，筛查的范围较广，所以一般采用全外显子分析。但当我们再次与患者及家属谈及基因检测时，患者和家属均拒绝。于是，我们再次详细分析了患者的病史和临床表现，患者存在比较明显的口面部肌张力障碍，实验室检查提示激酶增高。结合遗传性舞蹈症的疾病谱，除了最常见的亨廷顿病外，其次常见的就是舞蹈症-棘红细胞增多症，并且棘红细胞增多症的患者更多见口面部肌张力障碍和激酶增高，另外棘红细胞的检查在临床上是比较容易的。因此，我们给患者进行了血涂片的光镜及电镜检查，结果证实了患者存在棘红细胞增多症。在征得患者及家属知情同意后行舞蹈症-棘红细胞增多症相关基因 *VPS13A* 的检测，结果回报：患者在舞蹈症-棘红细胞增多症相关基因 *VPS13A* 存在三处杂合突变（c.3339+1G>T，c.1358C>A，c.1358-1G>A）。突变位点 c.3339+1G>T、突变位点 c.1358C>A、突变位点 c.1358-1G>A 致病性均尚不明确。其中突变位点 c.3339+1G>T、突变位点 c.1358-1G>A 为剪切位点的突变，对蛋白功能的影响可能较大。家系验证结果显示患者女儿 c.1358C>A 位点及 c.1358-1G>A 位点存在杂合突变。因患者父母均已过世，无法进行其他家系验证。从基因结果分析，患者女儿无症状，因此携带的两个突变位点可能并不致病，且这两个突变位点在同一条染色体上，但是另外一个突变位点 c.3339+1G>T 为剪切位点的突变，女儿并不携带，考虑位于患者另外一条染色体上，故推断患者为复合杂合突变。虽然这几个突变位点之前均未报道，但结合患者临床表现，考虑上述突变基因为致病基因。至此，诊断舞蹈症-棘红细胞增多症明确。

【诊断】

舞蹈症-棘红细胞增多症

【诊治过程】

住院期间给予口服氟哌啶醇每次 1mg 每日 3 次，逐渐增加至每次 2mg 每日 3 次，舍曲林 50mg 每日 1 次抗抑郁治疗，同时给予对症支持治疗，患者四肢及口唇不自主运动症状较前有所减轻。

【预后及随访】

门诊随诊，患者症状较前相比无明显变化。

【讨论】

舞蹈症是一种运动过多的症状，程度可以分为轻度和重度，轻者表现为：局促不安（restlessness）；间歇性的夸张的手势和表情；手不安的动作和舞蹈样不稳定的步态。重者表现为持续不断的致残和暴力运动。病因分为遗传性和获得性，其中遗传性最常见的是亨廷顿病，另外还包括神经棘红细胞增多症、齿状核红核苍白球路易体萎缩（DRPLA）、良性遗传性舞蹈症、SCA1、SCA2 和 SCA17、线粒体疾病、遗传性朊蛋白病、类亨廷顿病 1 型（HDL-1），HDL-2，HDL-3、肝豆状核变性、Friedreich 共济失调、脑铁沉积病（NBIA）、共济失调性毛细血管扩张症、神经铁蛋白病、溶酶体贮积症、氨基酸疾病、结节性硬化等。获得性舞蹈症包括：纹状体局部病变（包括卒中、占位性病变）、药物源性、舞蹈样子痫、甲亢、系统性红斑狼疮（SLE）/抗心磷脂抗体综合征、感染后（包括小舞蹈病、链球菌感染相关的小儿自身免疫性神经精神疾病）、单纯疱疹病毒性脑炎、红细胞增多症、感染（包括艾滋病、变异型克-雅病）。

　　本例患者临床表现为舞蹈样的锥体外系症状，实验室检查提示棘红细胞增多。临床上有这样一组疾病称之为神经棘红细胞增多症，即表现为特殊的神经系统症状（主要为舞蹈样动作）和棘红细胞增多。该组疾病是一种与外周血棘红细胞增多相关的神经系统遗传性疾病，主要表现为进行性中枢神经系统功能异常，如舞蹈样运动、智能减退、癫痫发作及精神症状。这组疾病是罕见病，发病率约为（1~5）/100 万。

　　2011 年 Walterfang 等人提出神经棘红细胞增多症（NA），包括如下疾病：

　　（1）主要的 NA 综合征：①舞蹈症-棘红细胞增多症（ChAc）；②McLeod 综合征（MLS）。

　　（2）偶见棘红细胞增多的退行性疾病：①泛酸激酶依赖型神经退行性疾病（PKAN）；②类亨廷顿病 2 型；③血浆铜蓝蛋白缺乏症。

　　（3）血脂蛋白减少合并棘红细胞增多的疾病：①无 β 脂蛋白血症 /Bassen-Kornzweig综合征（ABL）；②低 β 脂蛋白血症。

　　其中，以舞蹈症-棘红细胞增多症最为常见，其临床表现包括：

　　（1）运动障碍：多动性不自主运动，尤其是舞蹈和口舌肌张力障碍，伴随舌唇咬伤，因此患者经常放一个小棍或其他物品在口中防止舌唇咬伤，类似感觉诡计的作用；严重的颈部和躯干屈曲——低头、弯腰行走，也常见于 McLeod 综合征和亨廷顿病；奇怪的步态：因为躯干的前屈导致步态虚弱无力或有弹性样的；帕金森综合征：后期出现；吞咽和语言功能：因为口舌肌张力障碍的原因，逐渐加重。

　　（2）精神症状：抑郁症状和强迫症状非常常见；自残自伤行为也有发生：包括咬舌、唇、脸颊、手指。

　　（3）认知障碍：约 50% 患者存在轻度或中度认知功能障碍；主要表现为皮质下认知功能障碍：思维不连贯，执行力、注意力障碍，记忆力减退、判断力缺乏。

　　（4）其他症状：①癫痫：颞叶起源，最终会出现在 40% 的患者中；②周围神经病：感觉运动神经受损，腱反射消失，自主神经有时也可受累；③心肌病不常见。

　　舞蹈症-棘红细胞增多症在临床上很容易与亨廷顿病混淆，因为两者均表现为舞蹈样动作，伴有认知功能障碍、精神障碍。但亨廷顿病是一种常染色体显性遗传的神经系统退行性疾病，且临床虽有舞蹈样动作，但口面部肌张力障碍比较少见，且实验室检查提示激酶增高不明显，棘红细胞增多不明显。基因检测提示致病基因 *HTT* 1 号外显子 CAG 三核苷酸重复序列发生异常扩增，CAG 重复数超过 36。CAG 36~39 不完全外显率和较轻的临床症状；CAG>40 完全外显率。

　　舞蹈症-棘红细胞增多症为常染色体隐性遗传，2001 年确定其致病基因 *VPS13A* 位于常染色体 9q21，合成蛋白“舞蹈素（chorein）”，基因突变导致舞蹈素的缺失，从而引起相关症状。此基因很庞大，包括 73 个外显子，突变可发生在整个基因中，并没有特定的突变热点，可发生在很多国家的不同人种。

　　该病治疗主要为对症治疗，包括：改善情绪精神，可用西酞普兰、喹硫平、奥氮平；改善肌张力障碍/舞蹈症状，可用多巴胺递质耗竭剂和多巴胺受体拮抗剂、肉毒毒素、脑深部电刺激术（DBS）；控制癫痫发作，可用左乙拉西坦等。该病预后不佳，逐渐进展，进行性加重，有些可能猝死，大部分患者死于吸入性肺炎或其他系统感染。

（王展　李娜）

【专家点评】

舞蹈样动作在临床上并不少见，我们经常见到帕金森病患者出现的异动症以舞蹈样动作为表现。但如果患者没有帕金森病病史，出现舞蹈样动作需要进行临床判定和诊断分析。首先需要确定患者多动的动作是否为舞蹈样表现，其次需要询问患者如何起病。如果急性或亚急性起病的患者更多地需要考虑继发性因素引起的舞蹈症，需要进行相关的临床及实验室检查。如果患者为慢性起病，多数与遗传性舞蹈症相关，需要进行基因检测和相关临床实验室检查。在基因检测方面，需要同时兼顾常见的亨廷顿病、舞蹈症-棘红细胞增多症，还有一些罕见的包括脊髓小脑性共济失调、DRPLA、神经铁蛋白病、类亨廷顿病等。本例患者在外院其实诊断思路是正确的，但是就在基因检测选择方面并没有很全面，导致基因检测遗漏，以致不能准确诊断。

（冯涛）

| 参考文献 |

［1］WILD E J，TABRIZI S J. The Differential Diagnosis of Chorea［J］. Pract Neurol，2007，7（6）：360-373.

［2］WALTERFANG M，EVANS A，LOOI J C L，et al. The Neuropsychiatry of Neuroacanthocytosis Syndromes［J］. Neurosci Biobehav Rev，2011，35（5），1275-1283.

［3］WALKER R H. Untangling the Thorns：Advances in the Neuroacanthocytosis Syndromes［J］. J Mov Disord，2015，8（2）：41-54.

［4］BRUNEAU M A，LESPÉRANCE P，CHOUINARD S. Schizophrenia-like Presentation of Neuroacanthocytosis［J］. J Neuropsychiatry Clin Neurosci，2003，15（3）：378-380.

［5］VELAYOS-BAEZA A，VETTORI A，COPLEY R R，et al. Analysis of the Human *VPS13* Gene Family［J］. Genomics，2004，84（3）：536-549.

病例 23
急性起病的 舞蹈症-棘红细胞增多症

 舞蹈症-棘红细胞增多症（chorea-acanthocytosis，ChAc）是一种临床罕见的以舞蹈样动作和外周血棘红细胞增多为典型特征的神经系统退行性疾病。本例以临床资料为基础，进行较全面的临床、影像和遗传学回顾分析，并尝试提出 ChAc 的临床诊断策略。

【病例简介】

1. **主诉** 不自主咬牙、流涎 1 个月，加重伴自咬口唇 20 天。

2. **现病史** 患者女性，45 岁。家属代诉近 1 个月前患者无明显诱因渐出现咬牙、流涎，表现为不自主张口后紧咬牙关做咀嚼样动作（图 23-1），伴流涎、口周肌肉间歇性轻微抽动、张闭口动作迟缓笨拙、言语含糊不清，日常生活如进食、讲话、吞咽受限，此后上述异常动作幅度渐进性增大。20 天前上述症状明显加重，表现为咬牙咀嚼动作力度、频率增大，自主张口困难，涎液增多，伴不自主唇舌咬伤，口唇散布新旧溃疡病灶，患者痛苦不堪而又难于言表，为避免唇舌咬伤和方便吸收涎液，患者自行于口中放置纱布卷，病程中始终无肢体无力、麻木、抽搐、意识障碍等症状。门诊以"口下颌肌张力障碍"收入院。

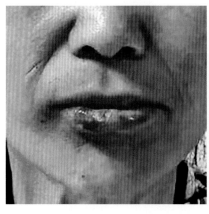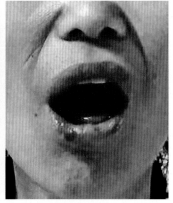

图 23-1 患者特征性的紧咬牙关咀嚼动作

3. **既往史**　平素体健；1 年前始频繁出现"口腔溃疡"，新旧溃疡病灶散布口腔，患者自觉良好，未予就诊治疗；余无特殊。

4. **个人史及家族史**　无特殊。

5. **查体**

（1）体温 36.5℃，脉搏 80 次/min，呼吸 20 次/min，血压 134/84mmHg。言语含糊，家属代诉，查体合作。上下口唇、唇黏膜、颊黏膜可见散在新旧溃疡灶（见图 23-1），部分病灶表面已结痂，全身余处皮肤黏膜色泽正常，未见皮疹、皮下出血、水肿，全身浅表淋巴结未触及。心、胸、肺、腹视触叩听检查无异常。肛门直肠、四肢及脊柱检查未见异常。

（2）神经专科查体：神志清楚，精神呆滞，焦虑面容，言语含糊，反应迟钝。不自主张口闭口，重复咀嚼动作，口周肌肉间断性痉挛。其余感觉、运动、反射及自主神经检查未见明显异常。

6. **辅助检查**

（1）头颅 MRI 平扫示：双侧尾状核萎缩，侧脑室前角扩大，广泛性脑萎缩（图 23-2）。

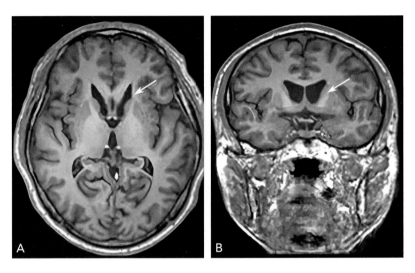

图 23-2　患者头颅 MRI 平扫图像

可见尾状核萎缩（A）和侧脑室前角扩大（B）

（2）*VPS13A* 基因高通量测序（图 23-3）。

（3）外周血涂片可见棘红细胞计数均值为 18%（图 23-4）。

（4）血生化指标肌酸激酶：137U/L（正常参考值 38~174U/L）、乳酸脱氢酶：175U/L（正常参考值 109~245U/L）、α-羟丁酸脱氢酶：159U/L（正常参考值 72~182U/L）。

（5）肌电图：左肱桡肌、胫前肌、右小鱼际肌复合肌肉动作电位波幅轻度降低，呈不典型神经源性损害。

（6）神经心理及认知评估：MoCA 25 分，MMSE 21 分，提示轻度认知障碍。

7. **入院诊断**　口下颌肌张力障碍。

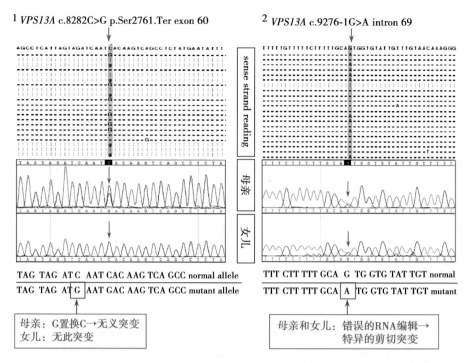

图 23-3　患者的 VPS13A 基因测序图
60 号外显子的无义突变（1），69 号内含子异常剪接突变（2）。

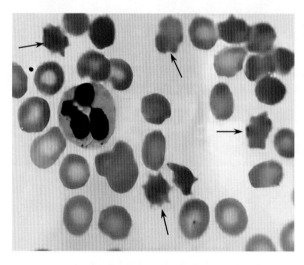

图 23-4　患者的外周血涂片可见典型棘红细胞（箭头示）

【临床分析与决策】

　　入院后针对患者主诉迅速给药缓解其口下颌部的自噬口唇、舞蹈等肌张力障碍动作，在控制紧急症状的前提下根据病史及查体发现作出临床待诊待排诊断，据此选择生化、神经影像及必要的基因遗传检查以求明确诊断。

　　1. **定位诊断**　基底节区（尾状核），依据：①临床特征：a. 运动过多型运动障碍；b. 不自主咀嚼、唇舌咬伤；c. 构音障碍。②神经影像学特征：a. 尾状核（尤其尾状核头）

和豆状核萎缩、低代谢、低灌注；b.侧脑室前角扩大。

2. **定性诊断**　神经遗传退行性变，依据：①临床特征：隐袭起病、渐进性发展。②实验室检查：不同日连续 3 次外周血涂片检出棘红细胞，计数比例达到临床诊断水平。③*VPS13A* 基因测序：经测序后功能预测，发现 2 个新型致病性突变：c.8278C>G（exon 60）、c.9276-1G>A（intron69）。

3. **鉴别诊断**　ChAc 需与 Meige 综合征、亨廷顿病、肝豆状核变性等相鉴别。

（1）Meige 综合征：中老年女性多见，多以双眼睑痉挛为首发症状，后渐向下进展性累及面部表情肌和咀嚼肌，特征性表现为双眼睑不自主闭合伴对称性口面部肌肉不自主规律性收缩，情绪激动时加重，平静或入睡后症状消失；但患者头颅 MR 平扫无特征性改变，外周血涂片无棘红细胞及 *VPS13A* 基因测序无异常可资鉴别。

（2）亨廷顿病（HD）：是一种常染色体显性遗传性疾病，中青年发病，表现为进行性舞蹈样动作、认知功能障碍、人格改变三联征。可通过以下特点与 ChAC 鉴别：①ChAC多见进食诱发的伸舌动作，而 HD 几乎没有；②ChAC 患者 EEG 可见不同程度的脑电异常，约 1/3 患者可伴癫痫发作（强直阵挛发作多见），而 HD 无此表现；③ChAC 患者EMG 检查多可发现周围神经异常（神经源性损害），HD 无此特征；④ChAC 患者外周血涂片可检出棘红细胞，比例达临床诊断水平，而 HD 患者中该比例 <3%；⑤ChAC 表现为常染色体隐性遗传模式，*VPS13A* 基因测序可有异常发现，而 HD 表现为常染色体显性遗传，*VPS13A* 基因测序无异常，常伴家族聚集现象，*IT15* 基因的动态突变可帮助确诊 HD。

（3）肝豆状核变性：是一种常染色体隐性遗传的铜代谢障碍性疾病，好发于青少年，男性稍多于女性，以铜代谢障碍引起的肝、脑、肾、角膜损害为主要临床表现。当病变累及锥体外系时可出现舞蹈样动作，但本病血清铜蓝蛋白降低、尿铜增加、肝肾功能降低、角膜色素环（K-F 环）等表现典型，可资与 ChAC 鉴别。

【诊断】

舞蹈症-棘红细胞增多症（ChAc）

【诊治过程】

患者收住入院后给予氟哌啶醇（2mg/ 次，3 次/d）联合硫必利（100mg/ 次，3 次/d）治疗，自小剂量开始，逐步增加至治疗剂量，肌张力障碍症状得到有效控制，待逐步明确诊断后加用维生素 E 5 000mg/d 口服，至患者出院时自咬口唇及口下颌部不自主动作得到显著缓解，口唇部溃疡愈合，精神状态较入院时明显好转。

【预后及随访】

患者出院后门诊定期就诊随访，症状控制良好。

【讨论】

舞蹈症-棘红细胞增多症（ChAc）是一种临床罕见的常染色体隐性遗传、以舞蹈样动作和外周血棘红细胞增多为典型特征的神经系统退行性疾病。其临床症状谱广泛，可累及从运动、神经、精神到内分泌等全身多个系统。临床表现形式多样，症状个体差异显著，目前尚缺乏系统全面的症状学研究和统一的诊断标准，因此也限制了对本病的早期识别与诊断。对 ChAc 的确定性诊断需从临床症状线索、实验室检查、神经影像学特征及*VPS13A* 基因测序这四个方面着手。基于我们的病例总结以及国内外研究成果，我们初步总结出 ChAc 的诊断流程：①对于合并出现运动过多性舞蹈症、口周/口下颌肌张力障碍、不自主自咬口唇、进食性肌张力障碍的患者应警惕本病的可能，追问病史前期或同时出现的构音障碍、言语含糊、痫性发作、神经精神行为异常亦对本病具有提示意义；②当进一步检查发现以下证据，如腱反射减弱或消失、肌电图证实合并周围神经轴索损害、血生化示肌酶谱升高、脑结构和功能影像检查发现双侧尾状核萎缩、侧脑室前角扩大（MRI）、纹状体（尤其尾状核、壳核）低代谢低灌注（SPECT、PET），应高度怀疑该病；③对疑似该病患者行外周血涂片找棘红细胞、VPS13A 基因测序可进一步明确 ChAc 的诊断；④根据上述临床症状、实验室检查、神经影像学特征和 VPS13A 基因测序结果，在排除可能的系统性疾病的前提下，综合分析作出最终的确定性诊断。

（沈岩）

【专家点评】

ChAc 临床罕见，目前国内仅有极少数回顾性病例报道。基于国外的患病率数据以及我国的人口基数，预计国内的实际罹患人群被低估。该病目前尚缺乏统一规范诊断流程及标准，导致广大临床医生对该病的认识与临床诊疗受到很大限制。有鉴于此，我们提出了 ChAc 的临床诊断思路和流程以便协助临床医生高效、准确地识别并诊断该病。

ChAc 尽管临床罕见，但在舞蹈样不自主运动基础上如果出现不自主自咬口唇、进食性肌张力障碍和反复的口腔溃疡等独特表现，则相对易于识别，外周血涂片可以快速、简便而且经济地排查疑似患者，而日渐普及的基因分析则有助于最终作出确定性诊断。因此，只要保持对该病的警觉性，就有可能提高对此病的临床诊疗水平，减少患者被误诊误治的痛苦。

ChAc 尚无根治手段，以对症治疗为主，主要包括：针对肌张力障碍、进食障碍、言语障碍的肉毒毒素；舞蹈样不自主运动的多巴胺受体拮抗剂如氟哌啶醇、丁苯那嗪等；针对癫痫发作的苯妥英、丙戊酸、左乙拉西坦等；针对足部变形的保护装置和矫形器，以及脑深部电刺激术（DBS）（部分选择性病例）。本文介绍的患者仅用氟哌啶醇和硫必利短期内便获得部分缓解，长期疗效及其转归有待随访观察。

（王涛）

| 参考文献 |

［1］WALKER R H, JUNG H H, DANEK A. Neuroacanthocytosis［J］. Handbook of clinical neurology, 2011, 100: 141-151.

［2］WALKER R H, JUNG H H, DOBSON-STONE C, et al. Neurologic phenotypes associated with acanthocytosis［J］. Neurology, 2007, 68（2）: 92-98.

［3］BOSTANTJOPOULOU S, KATSAROU Z, KAZIS A, et al. Neuroacanthocytosis presenting as parkinsonism［J］. Movement disorders, 2000, 15（6）: 1271-1273.

［4］魏妍平, 万新华, 高晶, 等. 神经棘红细胞增多症三例临床病理研究［J］. 中华神经科杂志, 2005, 38（11）: 712-713.

［5］江泓, 唐北沙. 舞蹈病-棘红细胞增多症研究进展［J］. 中华神经科杂志, 2004, 37（2）: 178-179.

［6］SHEN Y, LIU X, LONG X, et al. Novel VPS13A Gene Mutations Identified in Patients Diagnosed with

Chorea-acanthocytosis（ChAc）：Case Presentation and Literature Review［J］. Frontiers in aging neuroscience，2017，9：95.

［7］PAPPAS S S，BONIFACINO J，DANEK A，et al. Eighth International Chorea-Acanthocytosis Symposium：Summary of Workshop Discussion and Action Points［J］. Tremor and Other Hyperkinetic Movements，2017，7：428

［8］GOONERATNE I K，WEERATUNGA P N，GAMAGE R. Teaching video neuroimages：orofacial dyskinesia and oral ulceration due to involuntary biting in neuroacanthocytosis［J］. Neurology，2014，82（8）：e70-e70.

［9］CUI R，YOU H，NIU N，et al. FDG PET brain scan demonstrated glucose hypometabolism of bilateral caudate nuclei and putamina in a patient with chorea-acanthocytosis［J］. Clinical Nuclear Medicine，2015，40（12）：979-980.

病例 24
左旋多巴治疗有效的舞蹈症

舞蹈症-棘红细胞增多症是 *VPS13A* 基因突变所致的常染色体隐性遗传病。该病临床特征表现为成人早期出现的舞蹈病和/或帕金森综合征、口-舌-面肌张力障碍、抽动症、癫痫发作、精神及认知障碍、反射消失及远端肌肉萎缩。平均发病年龄为 35 岁，一旦症状出现，在几年内即可发展为严重残疾。本病例在治疗上左旋多巴联合苯海索有效，较为少见，通过病例介绍，希望能提高临床医生对该病的诊治，减少漏诊和误诊。

【病例简介】

1. **主诉** 因"口周不自主运动，行走不稳 4 年余"就诊。

2. **现病史** 患者女性，52 岁。于 4 年前开始口周不自主运动，并逐渐出现讲话不流利、流涎、饮水呛咳、不自主发声。口周异常运动主要表现为上下颌不自主闭合，下唇咬上唇，紧张时讲不出话；伴躯干不自主运动，表现为坐位时躯干前屈及后仰动作交替。约 3.5 年前出现行走时起步困难、稍向前冲，并时有后仰动作。症状持续进展加重，进一步出现双手僵硬，掌指关节屈曲，指间关节强直，行走不稳、易摔跤，急转弯不稳，行走时双下肢不自主舞蹈样动作，右侧为著。肢体无抖动，无头晕、头痛、恶心、呕吐、意识障碍、二便失禁。1 个月前因反复跌倒于外院就诊，予以口服"硫必利 100mg 每日 3 次，氟哌啶醇 1mg 每日 3 次，苯海索 2mg 每日 3 次"后，流涎症状好转，口周不自主抽动无改善，且行走不稳较前加重，自行停药，来院就诊。自发病以来，近 3 年时有坐立不安，伴思维变慢，记忆力下降，无胡言乱语。

3. **既往史** 高血压病史 6 年，血压最高 180/100mmHg，长期口服氨氯地平、厄贝沙坦控制血压，平素血压控制良好。否认糖尿病、心脏病病史，否认脑卒中病史，否认肝炎、结核等传染病病史；否认手术、外伤史；否认食物、药物过敏史；否认输血史。

4. **个人史** 生于上海，久居本地，无疫源接触史，无烟酒不良嗜好。已婚已育，育有 1 女。

5. **家族史** 否认家族性遗传病病史。

6. **查体** 神志清楚，精神好，心肺腹查体无殊。言语欠流利。对答切题，查体配合，无情感、行为异常。MMSE 25 分，MoCA 19 分。汉密尔顿焦虑量表和汉密尔顿抑郁量表评估无殊。双侧瞳孔等大等圆，直径 3mm，对光反射敏感。双侧眼球各方向运动到位，无眼震及复视。双侧鼻唇沟对称，伸舌居中，无舌肌萎缩及纤颤。双侧软腭上抬对称，悬雍垂居中，双侧咽反射未引出。四肢肌力 5 级，双上肢肌张力略增高，双手指屈曲张力增高。无明显肌肉萎缩、假性肥大。双侧指鼻试验、跟-膝-胫试验稳准。口周不自主运动，咬唇，吞咽、咀嚼动作时口部不自主抽动，舌不自主外伸。坐位时，躯干有偶发不自主前屈及后仰动作，行走时起步、迈步困难，左下肢有舞蹈样动作，伴身体稍向前冲，偶有后仰动作，肢体无震颤，无摆臂动作。跑动时无明显肢体活动异常。双侧肢体、躯干针刺觉对称、振动觉对称正常。肱二头肌、肱三头肌、桡骨膜、膝反射（+），跟腱反射（−）。浅反射：腹壁反射未引出。汗液分泌正常。无便秘、排尿困难。血压卧位 120/70mmHg，立位 110/70mmHg。划痕试验：四肢皮肤 >2 分钟，腹壁划痕试验 <1 分钟。颈软，克氏征、布氏征阴性。

7. 辅助检查 血常规：RBC $3.67×10^{12}$/L，血细胞比容 34.9%。肝功能：LDH、AST、ALT 等水平正常，肾功能基本正常。肌酸激酶（CK）474U/L↑（正常值范围 55~170U/L），CK-MB 7.09ng/ml↑（正常值范围 0.3~4.0ng/ml）。血脂：总胆固醇（TC）5.43mmol/L（正常值范围 3.1~5.2mmol/L），甘油三酯（TG）0.83mmol/L（正常值范围 0~1.7mmol/L），低密度脂蛋白胆固醇（LDL）3.51mmol/L↑（正常值范围 <3.37mmol/L），高密度脂蛋白胆固醇（HDL）1.49mmol/L（正常值范围 >1.04mmol/L），脂蛋白 a700mg/L↑（正常值范围 0~300mg/L）。铜蓝蛋白 0.21g/L（正常值范围 0.2~0.6g/L）。血凝常规、电解质、甲状腺功能、肿瘤标志物（AFP、CEA、CA199、CA125、CA742、CA50）、梅毒确诊实验、梅毒血清学试验（−）。

尿常规、粪便常规基本正常。

吞钡试验：口咽部功能尚可，考虑咽喉部炎症可能。

脑干听觉诱发电位（BAEP）：双侧Ⅲ、Ⅴ波显示不良，提示脑干受累。

神经传导速度（NCV）+躯体感觉诱发电位（SEP）：申请所查神经 NCV 参数基本正常对称，下肢 SEP 未见明显异常。

脑电图：正常脑电图。

眼底：无色素视网膜变性。

棘红细胞计数：血涂片可见患者棘形红细胞 8.2%（图 24-1）。

头颅 MRI：双侧半卵圆区及双侧海马散在斑点状缺血灶，轻度脑萎缩，垂体萎缩，双侧侧脑室前角扩大，双侧豆状核和壳核萎缩（图 24-2）。

基因检测结果：*VSP13A* 基因存在 c.6499_6502del/p.Q2167fs 致病突变，和 c.8094+48delTAT/g.183337_183339delTAT 意义不明确突变（图 24-3）。

8. 入院诊断 多灶性肌张力障碍：舞蹈症-棘红细胞增多症？

【临床分析与决策】

入院后根据患者的主要临床特征分析如下：

定位诊断：皮质锥体外系。依据：认知功能下降，口-舌、躯干、下肢不自主运动，考虑病灶累及皮质/海马、锥体外系。

定性诊断：患者为中年女性，慢性病程，以口唇、舌、肢体不自主运动、舞蹈样动作为主要临床表现，伴有唇舌咬伤，查体锥体外系症状明确，结合外周血镜检发现大量棘红细胞，头颅 MRI 提示双侧豆状核、壳核萎缩、脑室前角扩大，故定性为舞蹈症-棘红细胞增多症。

该病目前尚无正式的诊断标准，通常根据临床表现和棘红细胞增多症疑诊该病，基因检测可以确诊。本例基因检测提示 *VSP13A* 致病突变。

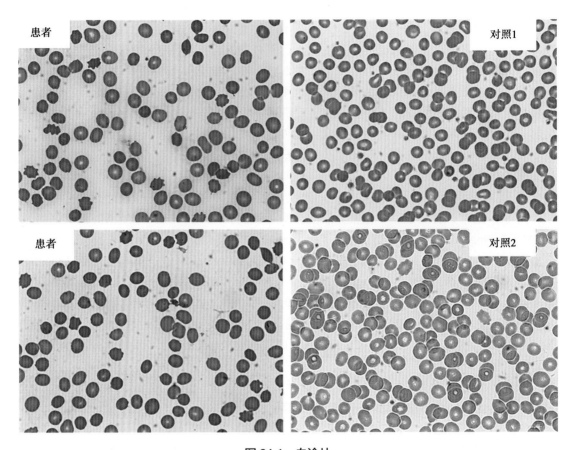

图 24-1　血涂片

可见棘形红细胞（左图）计数 1 000 个 RBC，约 82 个，占 8.2%，

而正常人（2 例）对照（右图）中棘形红细胞较少。

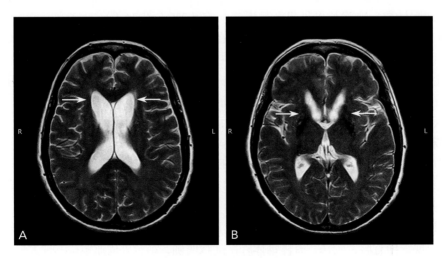

图 24-2　头颅 MRI 表现

A. 双侧侧脑室前角扩大；B. 双侧豆状核、壳核萎缩。

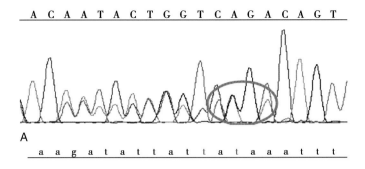

ACAATACTGGTCAGACAGT

A

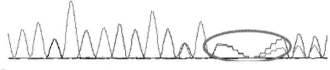

aagatattattataaattt

B

图 24-3　患者基因检测结果

A. *VPS13A*：NM_001018037：exon47：c.6499_6502del：p.Q2167fs；

B. *VPS13A*：NM_001018037：exon58：c.8094+48delTAT。

【诊断】

舞蹈症-棘红细胞增多症

【诊治过程】

目前针对舞蹈症-棘红细胞增多症的主要治疗手段是对症处理。既往研究认为抗多巴胺能药物可以缓解症状，但该患者在入院前尝试应用氟哌啶醇、硫必利等药物，患者的口-舌不自主运动、肢体舞蹈样动作较服药前加重。因此患者入院后，考虑到该患者因肌张力障碍表现，予以尝试左旋多巴治疗，口服左旋多巴 62.5mg/ 次，3 次/d，维持 1 日，患者流涎、口周不自主运动、行走不稳等症状无明显改善，将左旋多巴加量至 125mg/ 次，3 次/d，维持 2 日，患者流涎改善，吞咽时口部不自主抽动、舌头不自主外伸动作较前改善，但双手僵硬、躯干不自主前屈/后仰动作、双下肢舞蹈样动作较前无改善；予左旋多巴加量至 187.5mg，3 次/d，维持 2 日，行走时迈步困难较前改善，行走时躯干及下肢舞蹈样动作改善，但仍有口水增多；予以左旋多巴加量至 250mg，3 次/d，并加用苯海索 2mg，3 次/d，观察 2 日，患者咀嚼、吞咽时口周、舌部不自主动作明显减少，行走不稳明显改善，坐位时，躯干不自主屈/后仰动作减少，但起步时迈步困难无明显改善。

【预后及随访】

患者目前已出院 2 年，出院时予以口服左旋多巴 250mg，每日 3 次，联合应用苯海索 2mg，每日 2 次，患者口周/舌不自主运动、流涎、行走不稳改善。出院后半年随访，行走不稳较出院时有改善。但停止康复锻炼后，患者口周/舌不自主运动、行走不稳逐渐加重，并出现失神发作 2 次，数秒钟可恢复，睡眠时呼之不应 2 次，持续 3~5 分钟，外院就诊予加用口服丙戊酸钠 0.5g，每日 2 次，未再有失神、意识丧失发作，左旋多巴、苯海索剂量未调整，口周/舌不自主运动、吞咽困难、行走不稳在近 2 年呈缓慢加重状态。

【讨论】

舞蹈症-棘红细胞增多症（chorea-acanthocytosis，ChAc）是一种以进行性运动增多伴有棘红细胞增多为主要临床特征的神经系统变性疾病，由染色体 9q21 上的 *VPS13A* 发生突变所致，遗传方式以常染色体隐性遗传多见，少数可呈常染色体显性遗传。本病发病年龄 10~70 岁，平均 35 岁。临床上主要表现为口面部不自主运动、肢体舞蹈症以及肌张力障碍、抽动症、帕金森综合征等锥体外系症状，以构音障碍，进食困难，步态不稳，唇、舌自咬伤，癫痫，痴呆和神经精神症状，以及血清肌酸激酶增高较为常见。诊断依据典型的临床表现、外周棘红细胞增多症、血脂检查正常和 *VSP13A* 基因检测阳性。

在对已发表的 ChAc 病例进行回顾性研究时发现，只有少数病例来自我国。依据我国的人口基数、ChAc 病例报告以及全球的总体流行率，推测我国可能存在 ChAc 诊断不足的现状。综合分析临床表现、神经影像学特征、实验室检查和遗传学特征，对 ChAc 的诊断非常重要。除 ChAc 外，神经棘红细胞增多症还包括无 β 脂蛋白血症、McLeod 综合征。另外，在泛酸激酶依赖型神经退行性疾病（pantothenate kinase-associated neurodegeneration，PKAN）及类亨廷顿病-2（Huntington disease-like 2，HDL-2）患者中也可能存在棘红细胞增多现象。在鉴别诊断方面，舞蹈症-棘红细胞增多症与 McLeod 综合征在临床上难以鉴别，但是根据对 kell 抗血清的反应较弱及对 XK 抗血清无反应可确立 McLeod 血型表型的诊断；根据常染色体遗传模式、遗传早现现象（连续几代提早发病）、无血清 CK 酶升高和远端肌肉萎缩、明显的皮质萎缩以及基因分析，可将亨廷顿病及 HDL-2 与舞蹈症-棘红细胞增多症相鉴别；肝豆状核变性是一种常染色体隐性遗传疾病，患者几乎都在 50 岁前发生肝脏、神经系统或精神症状，监测血清铜、血浆铜蓝蛋白、尿铜和 *ATP7B* 基因来鉴别。

目前尚无舞蹈症-棘红细胞增多症的根治性疗法，治疗重点是对症处理，推荐以多学科合作的方法治疗该病。运动障碍症状最难以处理，理疗和技能训练可能有帮助。过度活动的肌肉内注射肉毒毒素可能改善口-面肌张力障碍；有一例病例报告称非典型抗精神病药氯氮平可显著缓解患者舞蹈病，但仅为暂时缓解；少数病例可尝试脑深部电刺激及其他神经外科治疗；针对痫性发作，可通过标准抗癫痫药物控制痫性发作；舞蹈症-棘红细胞增多症可出现心肌病，但不常见，推荐在这些患者最初评估时进行心电图检查及经胸壁超声心动图筛查。如果发现心肌病的证据，推荐及早请心内科会诊。

（刘迎）

【专家点评】

该病临床表现多元化，诊断十分不易，当患者出现认知功能下降，口唇、舌部不自主运动，要想到本病可能。进一步行外周血涂片发现棘红细胞，采用盐水涂片实验有助于提高检出率；头颅 MRI 提示双侧豆状核、壳核萎缩、脑室前角扩大等征象，应当行相关基因检测，明确诊断。

由于患者症状表现多样，常需要逐步尝试控制症状的有效药物组合，目前尚无明确的对症治疗方案，对舞蹈症-棘红细胞增多症患者可以尝试运用其他疾病的对症治疗策略（如肌张力障碍、亨廷顿病、帕金森病）。本例患者，在入院前已尝试应用舞蹈病、抽动症常用药物多巴胺受体拮抗剂（氟哌啶醇、硫必利）治疗，但患者的口-舌不自主运动及行走不稳、肢体舞蹈样动作较服药前加重，入院后针对患者肌张力障碍表现，予以尝试左旋多巴，并对症性联合应用苯海索，患者的口-舌不自主运动、肢体舞蹈样动作及流涎均得到改善。另外需要注意的是，在本病的治疗中进行药物调整时，需要小剂量递增。

（靳令经）

| 参考文献 |

［1］RAMPOLDI L，DOBSON-STONE C，RUBIO J P，et al. A conserved sorting-associated protein is mutant in chorea-acanthocytosis［J］. Nat Genet，2001，28（2）：119-120.

［2］UENO S，MARUKI Y，NAKAMURA M，et al. The gene encoding a newly discovered protein，chorein，is mutated in chorea-acanthocytosis［J］. Nat Genet，2001，28（2）：121-122.

［3］PEIKERT K，DANEK A，HERMANN A. Current state of knowledge in Chorea-Acanthocytosis as core Neuroacanthocytosis syndrome［J］. Eur J Med Genet，2018，61（11）：699-705.

［4］SOKOLOV E，SCHNEIDER S A，BAIN P G. Chorea-acanthocytosis［J］. Pract Neurol，2012，12（1）：40-43.

［5］LIU J，BADER B，DANEK A. Neuroacanthocytosis in china：a review of published reports［J］. Tremor Other Hyperkinet Mov（N Y），2014，4：248.

［6］JUNG H H，DANEK A，WALKER R H. Neuroacanthocytosis syndromes［J］. Orphanet J Rare Dis，2011，6：68.

［7］ROULIS E，HYLAND C，FLOWER R，et al. Molecular Basis and Clinical Overview of McLeod Syndrome Compared With Other Neuroacanthocytosis Syndromes：A Review［J］. JAMA Neurol，2018，75（12）：1554-1562.

［8］ORTEGA M C，SKARMETA N P，DIAZ Y J. Management of oromandibular dystonia on a chorea acanthocytosis：a brief review of the literature and a clinical case［J］. Cranio，2016，34（5）：332-337.

［9］LIU Z，LIU Y，WAN X，et al. Pallidal Deep Brain Stimulation in Patients With Chorea-Acanthocytosis［J］. Neuromodulation，2018，21（8）：741-747.

［10］KAGEYAMA Y，MATSUMOTO K，ICHIKAWA K，et al. A new phenotype of chorea-acanthocytosis with dilated cardiomyopathy and myopathy［J］. Mov Disord，2007，22（11）：1669-1670.

病例 25

少见舞蹈症病因的 McLeod 综合征

 导读　舞蹈症是一大类运动障碍疾病，临床分为获得性和遗传性，其中 Levine 和 Critchley 在 20 世纪 70 年代首次报道了神经棘红细胞增多症的病例，此病较少见，神经棘红细胞增多症主要包括舞蹈症-棘红细胞增多症（chorea-acanthocytosis，ChAc，OMIM #200150）和 McLeod 综合征。本病例为我国大陆首例 McLeod 综合征的家系，并通过血液学和基因检测得到证实，同时发现 *XK* 基因的一个新突变位点。建议对中老年男性患者，若出现舞蹈症、心脏病、血清肌酸激酶升高等多系统症状，需常规行 *XK* 基因筛查以排除 McLeod 综合征。

【病史简介】

1. **主诉**　渐起四肢不自主舞动 10 年余。

2. **病史**　患者男性，54 岁。于 10 年前首先出现四肢的舞蹈样不自主运动，活动时动作不协调，幅度大，病情逐渐加重，出现步态异常，言语不清，伴有口周及面部、舌、咽喉部肌肉的不自主活动，其中手部的舞蹈症明显影响其工作（其为银行职员，因上肢的舞蹈样动作无法进行数钱），曾于 3 年前在外院行 *IT15* 基因检测 CAG 重复 17 次，为阴性，先后予"利培酮、苯海索、硫必利"口服，疗效不佳，发病以来无精神症状，无智能下降，自诉时有肌肉酸痛、胸闷，到笔者所在医院后予"氟哌啶醇"和"硫必利"治疗，症状明显好转。

3. **既往史**　无其他内科疾病病史，有肾结石手术史，无外伤史，无药物过敏史。

4. **个人史**　无特殊。

5. **家族史**　患者哥哥与他有类似症状，为 50 岁左右起病，母亲和两个姐姐均无异常，父亲已去世，女儿及外孙均无异常。

6. **查体**　入院检查时表现为双侧肢体不自主舞蹈样动作，以右侧明显，静坐时动作不能停止，双手拿报纸可见到报纸上下轻拍，同时面部有不自主的鬼脸动作和舌肌的不自主抽动，讲话言语欠清，行走不稳，行走时出现耸肩和肢体的舞蹈样动作。神志清楚，脑神经（-），四肢肌力正常，肌张力减低，四肢腱反射对称（+），双侧指鼻试验及跟-膝-胫试验因舞蹈症不能完成，深浅感觉正常，双侧 Babinski 征（-），闭目难立征（-），脑膜刺激征（-）。

7. 辅助检查

（1）常规检查：外周血涂片：棘形红细胞 0.71%（图 25-1）。血肌酸激酶 928U/L，肌酸激酶同工酶 45.8ng/ml。血常规、肝肾功能、电解质、空腹血糖、糖化血红蛋白、肿瘤标志物、甲状腺激素、血铜蓝蛋白正常。心电图及心脏彩超正常。MMSE 29 分，MoCA 25 分（教育水平：大专），HAMD 11 分，HAMA 5 分。肌电图正常。

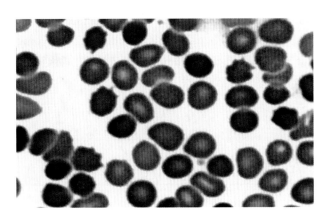

图 25-1　患者外周血涂片

可见部分棘红细胞为圆形，带有多个不规则，
长度、厚度、形状变化不一相互间隔的突起。

（2）头颅 MRI 及 MRA：壳核及尾状核轻度萎缩，脑动脉轻度硬化。头颅 ASL 灌注成像：双侧尾状核头部、额叶低灌注（图 25-2）。头颅 MRI-SWI 扫描未见异常。经颅黑质超声：黑质、红核、豆状核及双侧尾状核头部未见明显异常。

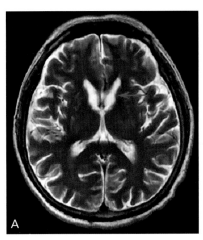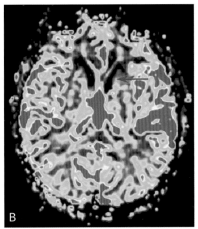

图 25-2　患者头颅 MRI 表现

A. T_2WI 像可见壳核及尾状核轻度萎缩，B. 灌注成像可见额颞叶区及尾状核
出现代谢下降。

（3）基因检测：在知情同意的情况下，首先对患者进行全基因组外显子单基因遗传病筛查，检测方法为靶向捕获和高通量测序。全外显子筛查显示，*XK*基因 chrX：37587384位点的 c.1004G>A（p.W335X）变异。发现异常后再在知情同意的情况下，对该家系中的先证者母亲，先证者的1个哥哥、2个姐姐，先证者女儿，先证者姐姐家2个女儿的7位成员进行血样采集，针对*XK*基因进行基因测序检测，所有的基因筛查和测序均由北京中科医学检验所进行，结果见图25-3。其家系图谱见图25-4。该变异在 ExAC 普通人数据库东亚人群中的频率为0（PM2），1000G 数据库中也未有报道频率，说明该变异是一个极低频率的变异位点。通过 PolyPhen-2（polymorphism Phenotyping v2），SIFT（Sorting Intolerant From Tolerant），Mutation taster 和 polyphen 软件功能预测结果显示该突变为致病性突变。参照 ACMG 标准，判定为致病性变异。

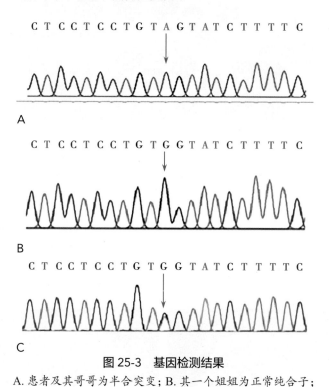

图25-3　基因检测结果

A.患者及其哥哥为半合突变；B.其一个姐姐为正常纯合子；
C.其另一个姐姐及患者母亲和女儿为杂合突变。

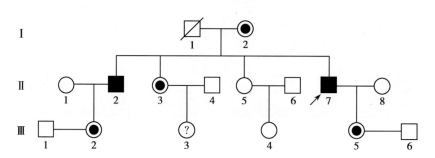

□健康男性 ○健康女性 ■男性患者 ⊙女性携带者 ╱死亡 ↗先证者

图25-4　患者家系图谱

8. 入院诊断　McLeod 综合征。

【临床分析与决策】

患者中年男性，缓慢起病，主要表现为全身性舞蹈症，面部、四肢及躯干均有不自主活动，病灶定位于新纹状体。患者有明确家族史，其哥哥有类似症状，定性为遗传性疾病，遗传性舞蹈症临床常见的包括亨廷顿病、肝豆状核变性、舞蹈症-棘红细胞增多症、Hallervorden-Spatz 病等。患者入院后高度怀疑舞蹈症-棘红细胞增多症，当光学显微镜下观察到的外周血涂片棘红细胞比例正常或轻度升高时，不能排除神经棘红细胞增多症的诊断。可行盐水增强实验或电镜下观察，不可单纯因外周血涂片棘红细胞比例正常而排除此病。

此病定位于新纹状体，但是头颅 MRI 起初报告正常，但是通过仔细读片，发现蛛丝马迹，灌注成像对于诊断此病有很好的帮助。

经过在高通量基因测序发现患者基因突变为未知的变异时，当充分利用疾病基因数据库等方法与临床相结合，以提高疾病的诊治水平。临床医生需掌握通过 PolyPhen-2（polymorphism Phenotyping v2），SIFT（sorting intolerant from tolerant），Mutation taster 和 polyphen 等软件功能预测及 ACMG 标准，以判定是否为致病性变异。

此病常需要与 ChAc、HDL-2 和 PKAN 相鉴别，鉴别要点见表 25-1。

表 25-1　MLS 与 ChAc、HDL-2 和 PKAN 的鉴别诊断

鉴别要点	ChAc	HDL-2	PKAN	MLS
基因/染色体	VPS13A/9q21	JPH3/16q24.3	PANK2/20p13	XK/Xp21.1
蛋白	Chorein	Junctophilin-3	泛酸激酶 2	XK 蛋白
遗传方式	AR	AD	AR	XR
发病年龄/岁	20~30	20~40	<16	25~60
溶血性贫血	无	无	无	可有
棘红细胞	+++	+/-	+/-	++
血浆 CK	升高	正常	正常	升高
影像学	纹状体	纹状体/皮质	苍白球"虎眼征"	纹状体
舞蹈症	+++	+++	+++	+++
其他运动障碍	口面肌张力障碍、咬舌、帕金森综合征	肌张力障碍、帕金森综合征	肌张力障碍、帕金森综合征、痉挛状态	不自主发声
癫痫	有	无	无	有
肌肉损害	腱反射消失、肌萎缩	无	无	腱反射消失、肌萎缩
心脏损害	无	无	无	心律失常、猝死

注：ChAc，舞蹈症-棘红细胞增多症；MLS，McLeod 综合征；HDL-2，类亨廷顿病-2；PKAN，泛酸激酶依赖型神经退行性疾病；AR，常染色体隐性遗传；AD，常染色体显性遗传；XR，X 连锁隐性遗传；+/-，少量/无；++，明显；+++，大量。

【诊断】

McLeod 综合征

【诊治过程】

该病主要为对症治疗，如多巴胺能耗竭剂：丁苯那嗪、利血平。抗惊厥药：丙戊酸、氯硝西泮。神经安定剂：利培酮、氟哌啶醇、硫必利。对于药物控制不佳者可行 DBS 手术治疗。此病为 X 连锁隐性遗传，是编码红细胞 Kell 抗原的 *XK* 基因突变导致多系统受累。本例患者被确诊为 McLeod 综合征。经解释病情及预后，并给予利培酮和氟哌啶醇等对症治疗。

【预后及随访】

出院后门诊随诊及电话回访，随访时间为 13 个月，最后一次随访为 2018 年 7 月，患者病情平稳，仍有少量的舞蹈动作，但是出现失眠，复查头颅 MRI 与 13 个月前无变化，血清载脂蛋白 B 为 0.81g/L，血肌酸激酶检测为 1 280U/L。量表评测：MMSE 29 分、MoCA 25 分、HAMD 12 分、HAMA 8 分，患者出现轻度的抑郁及可能焦虑。

【讨论】

目前还没有 McLeod 综合征患病率的流行病学资料。虽然 1971 年报道首例 McLeod 综合征，但是在我国人群中 McLeod 综合征的报道极少。一直到 2010 年后我国香港和台湾才报道了在我国人群中的 McLeod 综合征患者，本例是大陆地区的首例报道，考虑到我国的人口基数，可能有一些 McLeod 综合征患者被误诊和漏诊。其原因与临床医生对此病认识不足和缺乏相关的实验室检测手段有关。

McLeod 综合征的发病原因与 *XK* 基因突变有关，已有多种突变报道，*XK* 基因包括 3 个外显子，其编码一个 444 个氨基酸的 XK 蛋白。XK 蛋白是在原核细胞和红细胞的膜转运蛋白，其包括 10 个跨膜结构。当 *XK* 基因突变后，Kx 红细胞抗原不能表达或表达很弱。这些突变可以导致 XK 蛋白的缺失和截断。在本病例中先证者的突变发生在第 3 外显子 c.1004G>A，该突变是一个无义突变，可引起蛋白编码提前终止，导致蛋白丧失最后一个跨膜结构，可能影响蛋白功能，该突变是一个致病性的突变。此家系中该变异在相似症状的亲属中有检出，符合家系分离。

McLeod 综合征的发病年龄跨度很大，从 20 岁到 60 岁，但是其症状可逐步进展十年以上，在疾病的早期可以无症状，随着病情的发展逐渐出现舞蹈症状，舌头咬伤在 ChAc 比 McLeod 综合征更常见。除舞蹈症外，McLeod 综合征患者还常出现精神分裂症及抑郁等精神症状，帕金森样症状和癫痫（强直阵挛发作）。同时，几乎在所有的 McLeod 综合征患者中均发现血清 CK 的上升。

McLeod 综合征的神经影像学也有其特点。既往的资料显示应用 PET 和头颅 MRI 可见 McLeod 综合征患者的纹状体出现萎缩和低代谢，并且这种现象会随着病情进展而加重，所以影像学检查可能对评估患者病情的进展有重要的价值。也有的报道仅仅见到纹状体的低代谢而无结构改变，可能的解释是纹状体功能的改变早于其结构的改变。有些学者应用 SPECT 研究了 McLeod 综合征患者的纹状体 D2 受体的密度改变，但是无明确结果。亨廷顿病患者在 PET 和头颅 MRI 可见基底核和纹状体均出现萎缩和低代谢，但是在 McLeod 综合征患者仅有纹状体出现体积减小和低代谢，而基底核却无改变，这可能有助于两种疾病的鉴别。在我们的资料不仅证实 McLeod 综合征患者的纹状体出现萎缩和低代谢，而且发现患者额颞叶区出现代谢下降，可能解释 McLeod 综合征患者的精神症状，但是还需要进一步的研究来证实。

此外，McLeod 综合征是一个多个系统损害的疾病，其临床很大一部分症状与 ChAc 相互重叠，其中包括舞蹈样运动障碍、神经精神症状、外周血棘红细胞增多和肌酸激酶升高。所以 McLeod 综合征又被称为老年男性的舞蹈病。McLeod 综合征的神经病变常不明显，但是 McLeod 综合征的神经肌肉病理改变较常见，与 ChAc 相比，McLeod 综合征患者出现代偿性的溶血，脾大、肝大更为常见。代偿性的溶血在 McLeod 综合征患者输血时更容易发生。最新的文献还发现 Mcleod 综合征的患者还可以出现轴索性肌无力。大于 60% 的 McLeod 综合征患者有心肌病并需要定期检查。甚至有患者在心脏移植时才发现是 Mcleod 综合征。

目前 McLeod 综合征的治疗无特效药物，仅仅是对症治疗，与亨廷顿病治疗相同，可选择的药物有多巴胺耗竭药物例如丁苯那嗪和利血平，丙戊酸和氯硝西泮主要用来减轻舞蹈时的肌肉痉挛，以及神经安定剂利培酮和氟哌啶醇，但是经典的抗精神病药物氟哌啶醇，对多巴胺受体有拮抗作用，仅在最后才考虑使用，它可引起其他症状，如运动迟缓和肌强直，进一步导致运动功能下降，不推荐首选。

（许利刚）

【专家点评】

舞蹈症是神经内科医生临床经常遇到的症状，首先要明确舞蹈症的定义，其指的是一种强迫的、快速的、急动的、不随意性无节律运动。不能将其等同于名字中含有这些名词的疾病，例如亨廷顿病、风湿性舞蹈病、变形性肌张力障碍等。其次，不同年龄段均可出现舞蹈症，但是病因多不同，不同的起病形式对疾病的诊断很有帮助，例如儿童急性起病伴有发热的患者需考虑风湿性舞蹈病，急性起病的舞蹈症可在急性代谢紊乱如高渗性高血糖或高钠血症过程中发生，获得性免疫缺陷综合征（AIDS）也是一些亚急性进行性舞蹈症的原因。舞蹈症临床分为获得性和遗传性。遗传代谢性舞蹈症临床常见的包括亨廷顿病、肝豆状核变性、舞蹈症-棘红细胞增多症、Hallervorden-Spatz 病、帕金森患者左旋多巴可能诱发的舞蹈症。对于中年男性缓慢起病的舞蹈症患者，如有家族史，*IT15* 基因检测为阴性时，需要想到 McLeod 综合征的可能。McLeod 综合征患者多伴有心脏病变：包括充血型、扩张型心肌病，房颤等心律失常。心脏病变可能是该病重要的死亡原因。目前对 McLeod 综合征缺乏有效的治疗，主要采取对症治疗。

（刘卫国）

参考文献

[1] FREY B M, GASSNER C, JUNG H H. Neurodegeneration in the elderly - When the blood type matters: An overview of the McLeod syndrome with focus on hematological features [J]. Transfus Apher Sci, 2015, 52 (3): 277-284.

[2] RICHARDS S, AZIZ N, BALE S, et al. Standards and guidelines for the interpretation of sequence variants: a joint consensus recommendation of the American College of Medical Genetics and Genomics

and the Association for Molecular Pathology［J］. Genet Med，2015，17（5）：405-424.

［3］ MAN B L，YUEN Y P，FU Y P. The first report of a Chinese family with McLeod syndrome［J］. BMJ Case Rep，2014，2014：bcr2013202785.

［4］ LIU J，BADER B，DANEK A. Neuroacanthocytosis in china：a review of published reports［J］. Tremor Other Hyperkinet Mov（N Y），2014，4：248.

［5］ CHEN P Y，LAI S C，YANG C C，et al. A novel *XK* gene mutation in a Taiwanese family with McLeod syndrome［J］. J Neurol Sci，2014，340（1-2）：221-224.

［6］ NARUMI S，NATORI T，MIYAZAWA H，et al. A case of McLeod syndrome with a novel genetic mutation［J］. Neurology and Clinical Neuroscience，2016，4（3）：115-117.

［7］ GASSNER C，BRONNIMANN C，MERKI Y，et al. Stepwise partitioning of Xp21：a profiling method for *XK* deletions causative of the McLeod syndrome［J］. Transfusion，2017，57（9）：2125-2135.

［8］ DIAZ-MANERA J，SOTOCA-FERNANDEZ J，ALONSO-JIMENEZ A，et al. Mcleod syndrome is a new cause of axial muscle weakness［J］. Muscle Nerve，2018，58（1）：e5-e8.

［9］ LAURENCIN C，SEBBAG L，JOUSSERAND G，et al. Novel *XK* mutation in a McLeod patient diagnosed after heart transplant［J］. Clin Neurol Neurosurg，2018，168：64-66.

病例 26

PRRT2 基因突变的发作性动作诱发性运动障碍

导读 发作性动作诱发性运动障碍（paroxysmal kinesigenic dyskinesia，PKD）是发作性动作障碍疾病中的最常见类型。该疾病以突然动作所诱发的肢体不自主动作为主要临床特点，并且对小剂量抗癫痫药物具有良好反应。原发性 PKD 多与遗传因素相关，*PRRT2* 是最主要致病基因，c.649dupC 突变是突变热点。本病例描述了一种少见类型的 *PRRT2* 突变引起的 PKD，并对 PKD 的临床特点、遗传学特点、诊断及治疗做了总结归纳。

【病例简介】

1. **主诉** 发作性突然动作后不自主动作 23 年。

2. **现病史** 患者女性，25 岁。2 岁时无明显诱因出现四肢不自主扭动，发作期间无意识丧失，持续时间小于 1 分钟，可自行缓解。此后上述症状反复出现，幼时无明显诱因。自 11 岁后多在突然站立、起跑 2~3 步后、情绪紧张时发作，发作前有肌肉僵硬发紧感，减慢动作偶可控制发作。发作表现为肢体不自主扭动，多累及左侧肢体，偶可左右两侧交替，伴躯干受累，无面部受累，发作持续小于 30 秒，发作频率每日 2~3 次至数月 1 次，13~14 岁时发作频繁，每日 10 次左右，发作时意识清晰。8 岁时被诊断为"舞蹈多动症"，予以药物治疗（具体不详），因服用后出现口角歪斜遂停用，后口角歪斜症状好转。至今未进行药物治疗。

3. **既往史** 7 个月时有"良性婴儿惊厥"史，12 岁及 14 岁时有"发作性小脑性共济失调"史（持续约 1 周后自行缓解）。

4. **个人史** 无殊。

5. **家族史** 否认家族遗传病病史。

6. **查体**

（1）内科系统体格检查：体温 37.0 ℃，脉搏 70 次/min，呼吸 20 次/min，血压 110/74mmHg，心肺腹（−）。

（2）神经系统专科查体：神志清楚，言语清晰，对答切题，计算力、定向力正常。双瞳等大等圆，直径 3mm，双眼各方向运动正常，无眼震，双侧鼻唇沟对称，伸舌居中，双侧咽反射灵敏。四肢肌张力正常，四肢肌力 5 级。双侧肱二头肌、肱三头肌、桡骨膜、膝反射、踝反射（++），病理征阴性。深、浅感觉及复合感觉无异常。指鼻、跟-膝-胫试验稳准，Romberg 征阴性。步态无异常。脑膜刺激征阴性。

7. 辅助检查

（1）头颅 MRI、脑电图：未见明显异常。

（2）血常规、肝肾功能、血电解质、血糖、甲状腺功能、钙磷代谢检测：均在正常范围。

（3）基因检测结果：*PRRT2* 基因存在 c.931C>T 纯合突变，进一步 SNP Array 证实该纯合突变由父源单亲二倍体所致（图 26-1）。

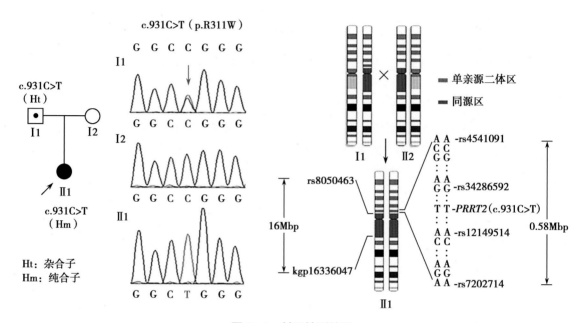

图 26-1 基因检测结果

PRRT2 基因存在 c.931C>T 纯合突变，进一步 SNP Array 证实该纯合突变由父源单亲二倍体所致。

8. 入院诊断 发作性动作诱发性运动障碍。

【临床分析与决策】

1. 临床诊断 患者表现为反复出现的肢体不自主运动，不自主运动表现为舞蹈样动作，头颅 MRI、脑电图以及血液生化等未发现明显异常。诊断考虑原发性发作性运动障碍范畴。发作性运动障碍根据发作诱因分为动作诱发性、非动作诱发性、过度运动诱发性。该患者发作均在突然动作后诱发，主要考虑发作性动作诱发性运动障碍（PKD）。根据 PKD 的临床诊断标准，患者发作有突然动作诱因，发作时意识清晰，发作持续时间少于 1 分钟，发病年龄小于 20 岁，未发现其他继发病因。诊断 PKD 基本明确。在临床分型上，患者合并有热性惊厥、发作性共济失调，故归于复杂型 PKD。

2. 基因诊断 在临床诊断基础上，充分与患者沟通后，进行了 *PRRT2* 基因检测，结果提示患者存在 c.931C>T 纯合突变，其母亲为野生型，父亲为杂合携带者。在确认了亲缘关系后，考虑出现该结果有两种可能，一是来源母亲的单倍体缺失，二是来源父亲的单亲二倍体。为明确上述两种可能性，进一步完善了 SNP Array 检测，结果证实造成该纯合变异的原因是父源的单亲二倍体。

3. **治疗** 患者临床及基因诊断 PKD 明确，由于 PKD 是可自愈的良性疾病，是否需要药物治疗需要结合患者的意愿、对控制症状的要求等因素综合考虑。该患者每次发作程度较为严重，有两侧肢体同时受累的情况，可造成不稳摔倒，且发作对患者心理造成极大的负担。因此，在与患者充分沟通后，予以卡马西平治疗。但患者未育龄期女性，有生育意愿，考虑卡马西平潜在的致畸可能，告知患者备孕前停用卡马西平。

【诊断】

发作性动作诱发性运动障碍（复杂型）

【诊治过程】

患者在完善 HLA-B*15：02 等位基因检测结果阴性后，予以卡马西平 100mg 每日 1 次口服，症状得到完全控制，无临床发作。

【预后及随访】

患者因备孕停用药物，又出现发作。怀孕期间，患者发作频率有明显降低。此后患者发作频率逐渐减少，目前患者 32 岁，临床发作已自愈。

【讨论】

发作性动作诱发性运动障碍（PKD）是发作性运动障碍中最常见的一种类型，是一组由突然运动所诱发的非随意运动障碍性疾病，发作时以异常运动或姿势为特征，如肌张力障碍、舞蹈样动作、投掷样动作或以上非随意运动形式的任意组合，肌张力障碍是最常见的发作形式。

发作性动作诱发性运动障碍由 Kertesz 于 1967 年首先报道。2004 年 Bruno 等提出其诊断标准，即：由突然动作诱发；发作持续时间短暂（<1 分钟）；发作期间意识清晰；发病年龄 1~20 岁，如有家族史，发病年龄可适当放宽；抗癫痫药物能有效控制发作；神经系统检查和神经电生理学检查正常，且排除其他疾病。运动障碍一般于儿童期或青少年早期起病，在青春期达到发作高峰，至成年期发作频率逐渐减少甚至不再发作。男女发病比例为（4~8）：1，尤其以散发病例更为明显。典型的发作性动作诱发性运动障碍大多由突然运动诱发，例如起跑、起立开门或接电话等，而运动形式、速度、幅度的改变，意图动作、疲劳、情绪紧张等亦可诱发。不自主运动多累及一侧肢体，亦可两侧肢体同时受累或伴躯干受累。约 24.1% 的患者发作时可累及面部肌肉，出现面部异常动作、言语障碍等。约 78.10% 的患者可有发作前兆症状，大多表现为受累肢体肌肉发紧或无力感，部分患者可以在先兆症状出现时通过减慢或停止动作来缓解发作。绝大多数患者（约 95.28% 的患者）对抗癫痫药敏感，尤其是卡马西平或奥卡西平治疗效果显著，小剂量（卡马西平 50~100mg/d，奥卡西平 75~150mg/d）可有效控制发作，但应该根据患者的发作频率、对日常生活的影响及职业的不同需求等制定个体化治疗方案。

原发性发作性动作诱发性运动障碍主要由遗传因素导致，遗传方式呈常染色体显性遗传。2011 年，来自中国的研究小组证实了 *PRRT2*（proline-rich transmembrane protein 2）基因为家族性发作性动作诱发性运动障碍的致病基因。目前共有 81 种 *PRRT2* 突变被报道，其中 c.649dupC（p.R217PfsX8）为 *PRRT2* 的突变热点。*PRRT2* 基因突变约占所有原发 PKD 的 1/3，说明除 *PRRT2* 基因以外，还存在其他的致病基因。此外，在发作性非运动源性运动障碍、发作性过度运动诱发性运动障碍、良性家族性婴儿惊厥、偏瘫型偏头痛、阵发性斜颈、发作性共济失调、儿童失神发作及热性惊厥患者中也存在 *PRRT2* 基因突变，因此"PRRT2 相关性疾病（PRD）"这一概念被提出。*PRRT2* 基因编码一含有 340 个氨基酸的跨膜蛋白，包含两个胞外区、1 个胞质区及 2 个跨膜区。PRRT2 蛋白被证实与突触相关蛋白 25 存在相互作用，而突触相关蛋白 25 与囊泡组装、转运及递质释放有关，提示突触功能及递质释放异常为其发病机制，有待于进一步明确。

　　需要指出的是，其他神经系统或全身疾患可继发 PKD 的临床表现，病因包括多发性硬化、脑血管病、脑白质病、钙磷代谢异常、甲状腺功能异常、脑外伤等。故在临床诊断时需细致全面评估，完善相关辅助检查（如头颅影像学、脑电图等），以明确诊断。

（黄啸君）

【专家点评】

　　该患者主要临床特点为发作性肢体舞蹈样动作，发作时意识保持清晰，故在诊断上考虑发作性运动障碍范畴。发作性运动障碍主要包括发作性动作诱发性运动障碍、发作性非动作诱发性运动障碍以及发作性过度运动诱发性运动障碍。三者在诱发因素，发作持续时间、致病基因以及治疗药物上均有不同。此名患者的临床发作有明显的动作诱发特点，符合发作性动作诱发性运动障碍的核心特点（动作诱发以及发作时意识清晰）。此外，患者发病年龄小于 20 岁，每次发作持续时间小于 1 分钟，均符合发作性动作诱发性运动障碍的诊断标准。而本患者在婴儿期有"良性惊厥"病史，青少年时期有发作性共济失调病史，故在 PKD 的临床分型中，考虑复杂型 PKD。在 PKD 的诊断时，首先需排除各类继发性 PKD 的因素，例如脑血管病、多发性硬化、代谢性疾病（甲状腺功能亢进、钙磷代谢异常、颅内钙化）、外伤等。因此，全面的体格检查以及相关辅助检查，例如影像学检查、脑电图、钙磷代谢、甲状腺功能筛查等均是必要的。在排除继发性因素后，针对患者发作的不同发作诱因可作出相应诊断。而在 PKD 治疗方面，提倡个体化治疗，在药物应用前，应告知患者该疾病具有自愈性，药物治疗的目的在于控制临床发作。患者可根据自身对发作控制的要求选择是否应用药物以及用药剂量。一般建议在完善 HLA-B*15∶02 等位基因检测结果阴性后予以卡马西平 50mg 或奥卡西平 75mg 作为起始剂量，根据发作控制情况调整用量。

（曹立）

| 参考文献 |

［1］BRUNO M K, HALLETT M, GWINN-HARDY K, et al. Clinical evaluation of idiopathic paroxysmal kinesigenic dyskinesia: new diagnostic criteria［J］. Neurology, 2004, 63（12）: 2280-2287.

［2］CHEN W J, LIN Y, XIONG Z Q, et al. Exome sequencing identifies truncating mutations in *PRRT2* that cause paroxysmal kinesigenic dyskinesia［J］. Nat Genet, 2011, 43（12）: 1252-1255.

［3］ERRO R, SHEERIN U M, BHATIA K P. Paroxysmal dyskinesias revisited: a review of 500 genetically proven cases and a new classification［J］. Mov Disord, 2014, 29（9）: 1108-1116.

［4］KERTESZ A. Paroxysmal kinesigenic choreoathetosis: an entity within the paroxysmal choreoathetosis syndrome. Description of 10 cases, including 1 autopsied［J］. Neurology, 1967, 17（7）: 680-690.

［5］LEE H Y, HUANG Y, BRUNEAU N, et al. Mutations in the gene *PRRT2* cause paroxysmal kinesigenic dyskinesia with infantile convulsions［J］. Cell Rep，2012，1（1）：2-12.

［6］SPACEY S D，VALENTE E M，WALI G M，et al. Genetic and clinical heterogeneity in paroxysmal kinesigenic dyskinesia：Evidence for a third EKD gene［J］. Mov Disord，2002，17（4）：717-725.

［7］TOMITA H A，NAGAMITSU S，WAKUI K，et al. Paroxysmal kinesigenic choreoathetosis locus maps to chromosome 16p11.2-q12.1［J］. Am J Hum Genet，1999，65（6）：1688-1697.

［8］VAN VLIET R，BREEDVELD G，DE RIJK-VAN ANDEL J，et al. *PRRT2* phenotypes and penetrance of paroxysmal kinesigenic dyskinesia and infantile convulsions［J］. Neurology，2012，79（8）：777-784.

［9］VALENTE E M，SPACEY S D，WALI G M，et al. A second paroxysmal kinesigenic choreoathetosis locus（EKD2）mapping on16q13-q22.1 indicates a family of genes which give rise to proxysmal disorders on human chromosome 16［J］. Brain，2000，123（pt 10）：2040-2045.

［10］WANG J L，CAO L，LI X H，et al. Identification of *PRRT2* as the causative gene of paroxysmal kinesigenic dyskinesias［J］. Brain，2011，134（pt 12）：3493-3501.

［11］HUANG X J，WANG T，WANG J L，et al. Paroxysmal kinesigenic dyskinesia：Clinical and genetic analyses of 110 patients［J］. Neurology. 2015，85（18）：1546-1553.

肌张力障碍及以肌张力障碍发病的疾病篇

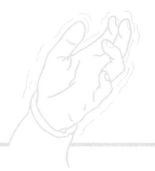

病例 27

GCH1 基因突变导致的
多巴反应性肌张力障碍

导读 多巴反应性肌张力障碍（dopa-responsive dystonia，DRD）又称为 Segawa 病，是常染色体显性遗传的肌张力障碍，大多数病例表现为儿童早期发病的全身性肌张力障碍，而且结合其临床上对左旋多巴持续而显著反应的特点。对发病年龄小于 30 岁的肌张力障碍患者，非常有必要行左旋多巴诊断性治疗。

【病例简介】

1. **主诉** 行走时右足抓地，左足内翻 7 年。

2. **现病史** 患者女性，14 岁，于 7 年前无明显诱因下出现行走时右足足趾抓地，行走不稳，每次持续约 1~2 分钟，休息后可缓解；随后逐渐出现行走时左足内翻，两者可同时出现或单独出现，严重时每行走 100 米即会出现，1 个月前外院就诊，行头颅 CT、脑电图未见异常，予以口服"卡马西平 100mg/次，3 次/d"，自诉初始时症状可缓解，表现为发作次数、持续时间减少，但继续用药时症状改善不明显，遂来院就诊。患者自发病以来神志清楚，精神好，睡眠好，胃纳好，二便无殊。

3. **既往史** 否认肝炎、结核等传染病病史；否认手术、外伤史；否认食物、药物过敏史，否认输血史。

4. **个人史** 足月顺产。

5. **家族史** 否认家族性遗传病病史。

6. **查体** 神志清楚，语利，对答切题，查体合作。生命体征平稳，精神好，心肺腹查体无殊。双瞳等大等圆，对光反射存在，眼球活动自如，未及明显眼震。双侧额纹、鼻唇沟对称，伸舌居中，抬头、耸肩有力。四肢肌力 5 级，肌张力正常，双上肢腱反射（++），双下肢膝反射（++）、踝反射（+），双侧指鼻试验稳准，病理反射未引出，自主神经功能正常。行走时可诱发右足抓地和左足内翻动作，停下休息后可缓解。

7. **辅助检查**

（1）血常规、尿常规、粪便常规、肝肾功能、电解质、甲状腺功能、铜蓝蛋白、血涂片棘红细胞计数、体液免疫等指标均正常。

（2）头颅 CT：无明显异常。

（3）基因检测：*GCH1* 基因 c.526A>T（p.S176C）（未报道）和 c.239G>A（p.S80N）杂合突变（图 27-1）。

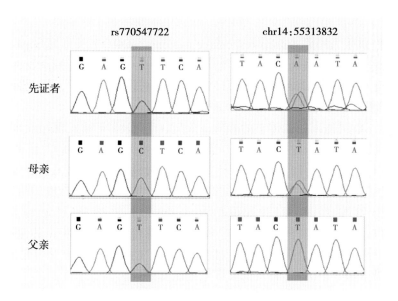

图 27-1　患者及父母的测序结果

8. 入院诊断　多巴反应性肌张力障碍。

【临床分析与决策】

肌张力障碍是一种以持续性或间歇性肌肉不自主收缩导致重复运动、姿势异常或二者兼有的运动障碍病，通常按照症状学及病因学两条主线进行分类，肌张力障碍的诊断和分类是确定治疗方案、判断预后及遗传咨询的基础。该患者为早发型、节段型、原发性肌张力障碍，按指南推荐要点，应当对该患者进行遗传学分析，同时行左旋多巴诊断性治疗。该患者左旋多巴试验阳性，且小剂量左旋多巴维持治疗即可使行走足趾抓地/足部内翻动作改善，结合基因分析 GCH1 基因突变，诊断明确为多巴反应性肌张力障碍。

【诊断】

定位诊断：因患者主要表现为发作性右足足趾抓地、左足内翻，为足部肌张力障碍表现，定位于锥体外系。

定性诊断：患者为少年女性，7 岁起隐袭起病，缓慢进行性加重，病变累及双下肢，临床表现为肌张力障碍，发病前无明显诱因，且头颅 CT、脑电图未见异常，需要考虑原发性肌张力障碍、遗传变性病和其他疾病继发肌张力障碍可能，因患者临床表现具有特征性的波动性，休息后症状可缓解，符合多巴反应性肌张力障碍临床特征，结合基因检测发现 GCH1 基因杂合突变，诊断明确为多巴反应性肌张力障碍。

【诊治过程】

患者入院后诊断为肌张力障碍，予以肌张力障碍相关基因筛查，试用左旋多巴诊断性治疗。给予患者口服左旋多巴 250mg 后，嘱持续行走均未再诱发行走时右足抓地、左足内翻动作，左旋多巴试验有效。故后续予以左旋多巴 62.5mg 口服，每日 3 次用药，患者日常行走未再诱发右足抓地、左足内翻动作。

【预后及随访】

口服小剂量左旋多巴 62.5mg，每日 3 次，患者症状完全缓解。

【讨论】

多巴反应性肌张力障碍（dopa-responsive dystonia，DRD）又称为 Segawa 病，是一种遗传缺陷造成纹状体多巴胺合成不足的慢性运动障碍病。本病无特别高发区，世界各地均有报道。但由于临床上对 DRD 缺乏认识，不少患者被误诊而辍学，甚至卧床。因此，提高对 DRD 的诊断、治疗水平，有着十分重要的意义。

DRD 包括一系列临床和遗传上的异质性疾病，于 1988 年被发现左旋多巴治疗可迅速缓解或消除症状而命名。其中研究最广泛的是 Segawa 病（DYT5a），是由 *GCH1* 编码的 GTP 环水解酶 1（GTP-CH-I）的常染色体显性缺陷引起的，GTP-CH-I 参与了单胺类神经递质生物合成必需辅因子的产生。而且，其他参与多巴胺生物合成的酶缺陷亦可导致 DRD，例如酪氨酸羟化酶（Tyrosine hydroxylase）、丝裂霉素还原酶（Sepiapterin reductase）、PTP 合成酶（PTP synthase）。而且随着遗传技术的进步，其他可表现为 DRD 的神经疾病不断被报道，如遗传性痉挛性截瘫 11 型（由 *SPG11* 突变引起的 HSP）、脊髓小脑性共济失调 3 型（SCA3）和共济失调毛细血管扩张。

常见的临床表现是 20 岁前出现行走困难，逐渐进展为节段性或全身性肌张力障碍，有时可伴有帕金森综合征，对左旋多巴有持续的反应。按临床表现可分为三类：典型的 DRD、伴有帕金森症状的 DRD 和早期发病的非典型 DRD。典型的 DRD 表现为左旋多巴反应性从下肢起病的肌张力障碍和昼夜波动。伴有帕金森症状的 DRD 表现为左旋多巴反应性肌张力障碍、帕金森综合征、有或无昼夜变化。早起发病的非典型 DRD 表现为婴儿期或幼儿期发病、动眼危象、低张力、局部或全身性肌张力障碍和帕金森综合征。

尽管临床表现不同，这些症状都对左旋多巴治疗有反应，简单的左旋多巴试验有助于建立正确的诊断。亦可对疑诊患者进行 *GCH1* 基因检测，若 *GCH1* 检测结果阴性且临床高度怀疑 DRD，则应检测其他可能会导致该病的更罕见基因。

（刘迎）

【专家点评】

该病容易被误诊为小儿脑瘫，当患者表现为下肢起病的肌张力障碍且伴有明显症状波动时应首先想到本病，进一步行左旋多巴试验明确诊断。由于疾病的病理机制的关键是多巴胺合成障碍，并非多巴胺能神经元进行性丢失，因此明确诊断后左旋多巴替代治疗常持续有效。

DRD 的临床表现复杂，主要的临床特点包括：多于儿童期发病，少数成年期发病；女性患者多见；临床表现以肌张力障碍为主，儿童首发症状多见于足部肌张力障碍，出现行走困难，逐渐进展为节段性或全身性肌张力障碍，有时可伴有帕金森样表现（包括强直和运动迟缓）；部分病人会有症状的昼夜波动，即白天症状加重，睡眠后改善；口服小剂量的多巴制剂有显著而持久的疗效，且长期服用无明显副作用；如未经治疗，肌张力障碍在 15 岁前快速进展，随后减慢，到 30 岁达到相对稳定状态；多数患者有家族史，个别呈散发性。

另外由于测序技术的迅速发展，亦有专家建议对于临床特征明显的患者可以直接进行基因检测明确诊断，以避免突然加减左旋多巴产生相关不良反应的可能性。

（靳令经）

| 参考文献 |

［1］WIJEMANNE S，JANKOVIC J. Dopa-responsive dystonia—clinical and genetic heterogeneity［J］. Nat Rev Neurol，2015，11（7）：414-424.

［2］RANDBY H，SALVADOR C L，OPPEBOEN M，et al. Dopa-responsive dystonia［J］. Tidsskr Nor Laegeforen，2018，138（19）.

［3］NYGAARD T G，MARSDEN C D，DUVOISIN R C. Dopa-responsive dystonia［J］. Adv Neurol，1988，50：377-384.

［4］ICHINOSE H，OHYE T，TAKAHASHI E，et al. Hereditary progressive dystonia with marked diurnal fluctuation caused by mutations in the GTP cyclohydrolase I gene［J］. Nat Genet，1994，8（3）：236-242.

［5］HOFFMANN G F，ASSMANN B，BRAUTIGAM C，et al. Tyrosine hydroxylase deficiency causes progressive encephalopathy and dopa-nonresponsive dystonia［J］. Ann Neurol，2003，54（Suppl 6）：S56-S65.

［6］NEVILLE B G，PARASCANDALO R，FARRUGIA R，et al.Sepiapterin reductase deficiency：a congenital dopa-responsive motor and cognitive disorder［J］. Brain，2005，128（Pt 10）：2291-2296.

［7］WIJEMANNE S，SHULMAN J M，JIMENEZ-SHAHED J，et al. *SPG11* Mutations Associated With a Complex Phenotype Resembling Dopa-Responsive Dystonia［J］. Mov Disord Clin Pract，2015，2（2）：149-154.

［8］WILDER-SMITH E，TAN E K，LAW H Y，et al. Spinocerebellar ataxia type 3 presenting as an L-DOPA responsive dystonia phenotype in a Chinese family［J］. J Neurol Sci，2003，213（1-2）：25-28.

［9］CHARLESWORTH G，MOHIRE M D，SCHNEIDER S A，et al. Ataxia telangiectasia presenting as dopa-responsive cervical dystonia［J］. Neurology，2013，81（13）：1148-1151.

病例 28

长期漏诊的多巴反应性肌张力障碍

 导读 本文报道了一例双足内翻、行走易跌倒长达 25 年诊断不明的女性患者。后通过应用小剂量多巴丝肼，出现戏剧性疗效。基因检测示 *GCH1* 突变 c.239G>A（S80N），诊断为多巴反应性肌张力障碍。多巴反应性肌张力障碍是一种少见的遗传性疾病，该病例的报道有助于提高临床医生对特殊肌张力障碍病例的认识。

【病例简介】

1. **主诉** 双足内翻、行走困难 25 年，伴右手姿势异常 10 年。

2. **现病史** 患者女性，34 岁。25 年前（患者 9 岁时）在走夜路时"不慎"右足扭伤，之后渐出现双足内翻，脚掌不能着地，行走易跌倒，伴四肢阵发性抖动。症状在晨起或休息后减轻，午后或活动后明显。日常生活能自理，无头痛、头晕，无意识不清，无四肢抽搐及二便失禁。曾在当地及省城医院就诊，查脑脊液正常，诊断不明，未服药治疗。近 10 年出现右手内旋，手指痉挛样伸直，紧张时四肢及躯干出现抖动，病情逐渐加剧。7 年前因儿子车祸致精神紧张，随即出现双下肢行走困难加重，以致生活不能自理。为求进一步诊治，遂来笔者所在医院。起病以来饮食睡眠正常，无梦魇，无大便秘结，小便正常，体重无明显改变。

3. **既往史** 平素体健，无肝炎、肺结核等传染病病史，无高血压、糖尿病等重大疾病病史，无手术史，无药物过敏史，无输血史，无中毒史，计划免疫按计划进行。

4. **个人史** 出生于浙江，初中文化，家务劳动，未在外地久居，无血吸虫疫水接触史，无烟酒特殊嗜好，无性病及冶游史，无毒物接触史，家庭关系和睦。23 岁结婚，婚后育有 1 子，体健，月经正常。

5. **家族史** 父母亲体健，3 个姐姐均健康，家庭成员中无类似疾病患者。

6. **查体** 神志清楚，语言流利，对答切题，查体合作，生命体征平稳，心肺腹查体无殊。脑神经正常，四肢肌力 5 级，右手内旋，手指痉挛样伸直呈爪形，双下肢肌张力轻度增高，双足痉挛性内翻，双侧 Hoffmann 征（＋），左下肢 Chaddock 征（±），深、浅感觉和括约肌功能正常，共济运动正常。行走需人扶，双足内翻，足外侧缘着地，行走后足内翻加剧，四肢及躯干轻微震颤。

7. **辅助检查**

（1）血尿粪便常规和肝功能：正常。

（2）脑脊液：正常。

（3）视觉诱发电位、听觉诱发电位及体感诱发电位：正常；肌电图：双侧腓总神经运动传导消失。

（4）头颅 MRI：未见明显异常。

（5）心理测试：症状自评量表（SCL-90）结果在正常范围，MMSE 30 分（正常）。

8. **入院诊断**　行走困难原因待查：痉挛性截瘫？

【临床分析与决策】

患者入院后亟待解决的问题是明确诊断。本例患者 9 岁起病，病程呈缓慢进展，突出表现为双下肢肌张力障碍和足内翻，步态及手部姿势异常，症状具有明显昼间波动。患者初始症状、体征酷似痉挛性截瘫，但是如此长的病程，患者未出现下肢肌力减退及肌肉萎缩值得怀疑。后给予多巴丝肼片 125mg 试验性治疗，20 分钟后足内翻显著改善，恢复独立行走，行走距离显著延长，符合多巴反应性肌张力障碍（dopa-responsive dystonia，DRD）的临床特征。其中患者肌电图双侧腓总神经运动传导消失，考虑由于长期行走不稳所致的继发性神经损害。

DRD 又称为 Segawa 病，主要特征性表现为：①发病年龄 3~16 岁，平均 9.9 岁；②肌张力障碍最初影响步态，然后才影响其他肢体功能；③每日不同时间段内症状表现轻重不一，有明显昼间波动；④某些患者可出现帕金森综合征表现，最后可发展为全身性肌张力障碍；⑤左旋多巴有明显疗效，而且长期使用无副作用。

DRD 有常染色体显性与隐性两种遗传方式，前者为三磷酸鸟苷环水解酶 1（GCH1）的基因突变所致，后者由编码酪氨酸羟化酶（TH）基因的外显子突变引起。后期，我们对该患者进行了基因检测，明确了前期 DRD 的诊断。基因检测：*GCH1* 突变 c.239G>A（S80N）（图 28-1）。

本病应与脑性瘫痪、青少年型帕金森病、肝豆状核变性、痉挛性截瘫等鉴别：

1. **脑性瘫痪**　常以肌张力异常增高及痉挛为主要特征，常伴智力低下、惊厥及情绪障碍，症状无波动性，对多巴制剂无反应。

2. **青少年型帕金森病**　极少发生在 8 岁以下儿童，PET 检查示 ^{18}F-dopa 摄取量下降，长期应用多巴制剂需逐渐增加剂量，且易出现异动、剂末恶化等副作用。

3. **肝豆状核变性**　常伴肝脏损害及智力、精神异常，角膜可见 K-F 环。

4. **痉挛性截瘫**　极少数患者初始症状、体征酷似，小剂量多巴的戏剧性反应性可能是最重要的鉴别要点。

【诊断】

多巴反应性肌张力障碍（DRD）

c.239G>A（S80N）

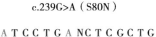

A T C C T G A N C T C G C T G

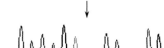

A T C C T G A G C T C G C T G

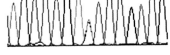

图 28-1　*GCH1* 突变的色谱图

突变显示在上半部分，相应的正常
序列如下半部分所示

【诊治过程】

服多巴丝肼125mg，20分钟后足内翻显著改善，恢复独立行走，行走距离显著延长。后给予每日服药2次，每次服多巴丝肼125mg，至第7天时症状基本消失，该剂量维持治疗。同时建议患者器械康复、功能锻炼等综合方法帮助恢复。

【预后及随访】

每年进行随访，患者症状控制良好。期间曾经出现患者母亲因"肺癌"死亡及患者自己患"肺结节"等情况，但是患者的多巴反应性肌张力障碍症状始终控制良好；至今已有16年，继续服用多巴丝肼125mg每日2次，活动能力完全正常。

【讨论】

多巴反应性肌张力障碍（dopa-responsive dystonia，DRD）是一种少见的遗传性疾病。1947年由Beck率先报道，1971年及1976年Segawa等首次描述该病。三磷酸鸟苷环水解酶1（GCH1）的基因突变所致的DRD被称为经典的多巴反应性肌张力障碍。

近年来，研究发现这一疾病有几个显著的临床特征：①很多儿童期出现肌张力障碍的患者可伴有帕金森综合征的表现，包括强直、运动缓慢、姿势弯曲、姿势反射消失，伴有怪异步态，患者有用脚尖走路的倾向；本例患者从早期的走夜路时"不慎"右足扭伤，之后渐出现双足内翻，脚掌不能着地，行走易跌倒，伴四肢阵发性抖动等症状符合这一特征。②这一疾病通常儿童起病，女性患者较男性多，约为4:1；本例患者是女性，可能不是偶然。③该病可以婴儿起病，临床表现类似脑性瘫痪；本例患者从9岁起发病，排除了脑性瘫痪诊断可能；近来已有新生儿起病强直、震颤和肌张力障碍的报道；对于脑性瘫痪必要时需进行GCH1和TH基因检测。④成年起病患者可表现为上肢、颈部或颅段的局灶型肌张力障碍，或表现为帕金森综合征，与帕金森病相似。⑤患者对小剂量左旋多巴反应佳；本例患者对左旋多巴治疗极为敏感，连续服用16年未见有副作用及疗效减退；临床上长期服小剂量左旋多巴治疗有效的帕金森病患者，需要排除DRD的可能。⑥本例患者有明显的日间症状波动，但是，不是所有儿童期出现肌张力障碍的患者都有日间症状波动性。⑦连续写字可诱发书写痉挛；为此对于应用左旋多巴治疗有效的书写痉挛患者，需要排除DRD可能。⑧患者可有小脑症状，该症状对左旋多巴亦有反应。

由于对左旋多巴治疗反应良好是共同特征，所以"多巴反应性肌张力障碍"应当是这一疾病的最恰当的命名，同时这一名字也强调了适宜的治疗方案。本例患者由于漏诊，延误使用左旋多巴治疗25年，但是患者对小剂量左旋多巴依然有反应。有研究报道，甚至是成人起病，表现为帕金森综合征或是与帕金森病相似症状的患者，对小剂量左旋多巴仍有反应，且无疗效波动的副作用。本病的根本病因在于GCH1基因突变所致多巴胺合成减少，被认为是神经化学疾病而非神经变性病。因此，需长期用药补充其不足，治疗中无须增大剂量，亦不会出现开关现象、药效减低等副作用。

（何松彬 唐维国）

【专家点评】

在过去，DRD被认为是一种罕见的运动障碍性疾病，美国与日本曾报道发病率约为0.5/100万。但是，近年来随着人们对这一疾病的认识及基因检测技术的普及，对DRD有了新的认识，有人提出了DRD-plus概念；由于脑性瘫痪、青少年型帕金森病、扭转痉挛、肝豆状核变性、痉挛性截瘫等与DRD有相似症状，有时较难鉴别，对于上述的疾病在首次诊断时建议常规进行 *GCH1* 和 *TH* 基因检测，必要时也可进行小剂量左旋多巴试验性治疗。

　　只要医生的诊断思维库里有 DRD 的概念，对儿童及青少年症状波动的肌张力障碍有足够重视，DRD 的诊断不是很难。然而，对于具体的患者来说，DRD 是一个极具治疗价值的疾病；明确诊断及早期治疗可能会影响患者的人生轨迹，值得医生们努力。

（陈生弟）

| 参 考 文 献 |

［1］唐维国，朱永礼，孙茂军，等 . Segawa 病一例报道［J］，上海第二医科大学学报，2005，25（10）：1063.

［2］SEGAWA M，HOSAKA A，MIYAGAWA F，et al. Hereditary progressive dystonia with marked diurnal fluctuation［J］. Adv Neruel，1976，14：215.

［3］NARDOCCI N，ZORZI G，BLAU N，et al. Neonatal dopa-responsive extrapyramidal syndrome in twins with recessive GTPCH deficiency［J］. Neurology，2003，60（2）：335-337.

［4］RUDAKOU U，OULED AMAR BENCHEIKH B，RUSKEY J A，et al. Common and rare *GCH1* variants are associated with Parkinson's disease［J］. Neurobiol Aging，2019，73：231.e1-231.e6.

［5］CHAILA E C，MCCABE D J，DELANTY N，et al. Broadening the phenotype of childhood-onset dopa-responsive dystonia［J］. Arch Neurol，2006，63（8）：1185-1188.

［6］NYGAARD T G，WILHELMSEN K G，RISCH N J，et al. Linkage mapping of dopa-responsive dystonia（DRD）to chromosome 14q［J］. Nat Genet，1993，5（4）：386-391.

［7］LEE W W，JEON B，KIM R. Expanding the Spectrum of Dopa-Responsive Dystonia（DRD）and Proposal for New Definition：DRD，DRD-plus，and DRD Look-alike［J］. J Korean Med Sci，2018，33（28）：e184.

［8］TRAU S P，GALLENTINE W B，MIKATI M A. Child Neurology：A young child with an undiagnosed case of dystonia responsive to l-dopa［J］. Neurology，2020，94（7）：326-328.

病例 29
Oppenheim 肌张力障碍

 导读 本例患者青少年起病，表现为单纯型肌张力障碍（不伴其他神经系统体征，如认知障碍、锥体束征、小脑征）。肌张力障碍如从手臂或腿并逐渐波及全身导致扭转痉挛的患者，需要首先考虑肌张力障碍1型。症状如不波及全身则可表现为节段性肌张力障碍和局灶性肌张力障碍，如书写痉挛。

【病例简介】

1. **主诉** 右手书写困难4年，左手不自主抖动2年，口齿不清1个月。

2. **现病史** 患者男性，15岁。自2009年（3年前）无明显诱因下出现右手不自主运动，表现为写字时手部不灵活伴手部不自主扭转动作。2年前出现左手抖动，平举、紧张、用力时加剧，左手抖动在特殊姿势时消失。1个月前手部抖动加重，频率及持续时间明显增加，并开始出现口齿不清，无饮水呛咳，无吞咽困难。半个月前，查甲状腺功能示抗甲状腺球蛋白抗体（TGAb）5.96IU/ml（参考值<4.11IU/ml），1周前查头颅MRI，未见异常。2012年6月收治入院。追问病史，患者于1年前因摔倒后左侧膝盖受伤，其后出现走路时膝盖无法弯曲，此后行走时姿势步态出现异常，但平卧时左侧膝盖仍可弯曲。自发病以来，精神可，胃纳可，两便正常，体重无明显下降。

3. **既往史** 无特殊。

4. **个人史** 长期居住生活于原籍，否认疫区疫水接触史。足月产，出生评分好，既往学习成绩可，3年前因改为左手写字成绩变差。

5. **婚育史** 未婚未育。

6. **家族史** 无家族相关性疾病病史。

7. **查体**

（1）内科系统体格检查：体温36.8℃，脉搏70次/min，呼吸18次/min，血压110/70mmHg，心肺腹（−）。

（2）神经系统专科检查：

精神智能检查：神志清楚，精神可，定向力可，对答切题，查体合作，简易精神状态检查（MMSE）评分30，蒙特利尔认知评估量表（MoCA）评分30。

脑神经：额纹对称，双眼球活动自如，可见短暂水平相细微眼震。双侧瞳孔直径3.0mm等大等圆，鼻唇沟对称，伸舌居中，双侧咽反射略迟钝。

眼底检查：无异常。

感觉系统：浅、深感觉及皮质复合感觉正常。

运动系统：四肢肌力 5 级，肌张力正常。

反射：双肱二头肌、肱三头肌、桡骨膜反射（+），左桡骨膜转化（+），右膝反射（+++），左膝反射（++），踝反射（+）。

病理征：未引出。脑膜刺激征：阴性。

共济运动：右上肢快复轮替动作略差，指鼻、跟-膝-胫试验稳准，Romberg 征阴性。

步态：向前行走时右下肢拖曳，内翻；向后行走时，右下肢拖曳内翻完全消失。

其他体征：静息状态下，右手可见扭转样动作，左手可见震颤（但特定姿势时震颤消失，上臂平举内旋时震颤减弱，符合肌张力障碍"零点位"特点）。平举时可见双上肢远端震颤，右手震颤甚于左侧并伴有抽动，特定姿势时震颤可减轻甚至消失。左手持笔书写时略显不灵活，同时右手出现痉挛样动作（图 29-1）；右手握笔写字出现扭转样动作，右手腕伴有屈曲内收样姿势异常，且同时左手出现不自主扭曲（图 29-2）。双足可见高弓足。

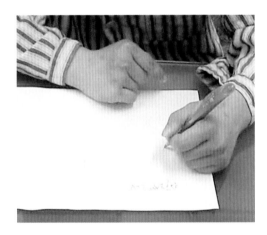
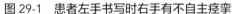
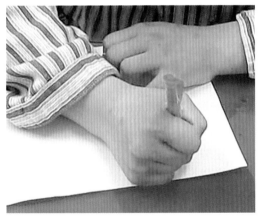

图 29-1　患者左手书写时右手有不自主痉挛　　图 29-2　患者右手书写时手腕内收不自主扭动

8. 辅助检查

（1）实验室检查：血常规、肝肾功能、电解质、血脂、血糖，均正常。铜蓝蛋白 23.00mg/dl（参考值 22.00~58.00mg/dl）性激素全套：催乳素（PRL）49.07ng/ml↑（成年男性参考值 3.46~19.40ng/ml），黄体生成素、卵泡刺激素、雌二醇、孕酮、睾酮均正常。乳酸测定：静息状态 1.65mmol/L，运动后 15 分钟为 2.05mmol/L（参考值 0.70~2.70mmol/L）外周血涂片检查未见异常。基因检测：*DYT1* 基因（TOR1A）的 GAG 三联密码子缺失突变（图 29-3）。

（2）辅助检查：心电图、胸片、心脏超声正常；眼底裂隙灯检查：未见 K-F 环；脑电图示双侧后半球轻度慢波增多。肌电图示 NCV 正常，右侧伸指总肌、第一骨间肌 EMG 提示肌张力障碍，BAEP 常规刺激左侧 V 波分化较差，双侧 Pr-VEP 异常，胫神经 SEP 正常。颈椎 MRI：颈椎退行性改变；C_3~C_4、C_4~C_5 椎间盘轻度膨出；头颅 MRI：未见明显异常。

9. 入院诊断　单纯型全身性肌张力障碍（DYT1 型）。

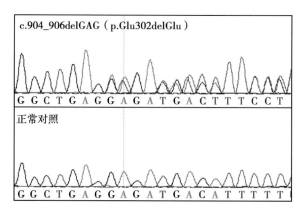

图 29-3　*DYT1* 基因（TOR1A）的 GAG 三联密码子缺失突变

【临床分析与决策】

1. **症状学诊断**　患者表现为双侧肢体的不自主扭转，行走时姿势异常伴左下肢内翻，符合肌张力障碍的经典定义，即一种不自主、持续性肌肉收缩引起的扭曲、重复运动或姿势异常综合征（伴或不伴有震颤）。左手的震颤在某种特殊位置时消失，是典型的肌张力障碍震颤"零点位"的表现，即在特定位置时主动肌和拮抗肌达到平衡，震颤消失。患者在用左手书写时，右手同时出现扭转症状属于肌张力障碍的"镜像运动"。患者的姿势异常累及躯干、一侧下肢、双侧上肢、口咽部，故为全身性肌张力障碍。患者为青少年期起病（13~20 岁），符合青少年型肌张力障碍诊断标准。

2. **定位诊断**　表现为双侧锥体外系受累的临床特征，定位于双侧基底节。

3. **定性诊断**　按照传统的病因学分类，肌张力障碍主要分为：获得性肌张力障碍、发作性肌张力障碍、特发性肌张力障碍、遗传性肌张力障碍、心因性肌张力障碍、器质性假性肌张力障碍（如裂孔疝-斜颈综合征、Satoyoshi 综合征、神经肌肉病等所表现的不正常姿势或动作等）。在这些病因中我们首先采取排除法进行推断，思路如下：①该患者的症状为持续存在，症状非"发作性"，首先排除发作性肌张力障碍；②患者除合并有肌张力障碍性震颤外，不伴有其他锥体外系症状，如共济失调、肌张力增高、舞蹈样动作等，且高级皮质功能无受损，故遗传变性疾病的可能性也不大；③该患者同样不具备继发性肌张力障碍的一些要素提示：如起病突然、早期姿势固定、偏侧肌张力障碍、成人起病的全身性肌张力障碍等。结合患者为青少年起病的全身性肌张力障碍、辅助检查无特殊异常，该患者为原发性扭转性肌张力障碍的可能性较大。进一步基因检测发现该患者 *DYT1* 基因存在外显子 5 上的 GAG 三联体的缺失，最终诊断为原发性扭转性肌张力障碍——Oppenheim 肌张力障碍（DYT1 型）。

【诊断】

原发性扭转性肌张力障碍——Oppenheim 肌张力障碍（DYT1 型）

【诊治过程】

患者对于脑深部电刺激术存在顾虑，故首先予以口服苯海索治疗，剂量从 1mg 每日 3 次开始，渐进加量至 4mg 每日 3 次口服，自觉症状有所好转，口齿不清略有好转（可读报，旁人可听懂其读报内容），右手写字仍然困难，左手写字稍好转，可自如打游戏。

【预后及随访】

一年后电话随访，目前仍然口服苯海索每次 4mg 每日 3 次。鉴于患者是明确的 DYT1 型肌张力障碍，症状累及全身并影响日常生活和学习，依据最新的《中国脑深部电刺激术（DBS）治疗肌张力障碍指南》应考虑行双侧苍白球内侧或丘脑底核脑深部电刺激术。

【讨论】

Oppenheim 肌张力障碍属于原发性扭转性肌张力障碍中的一种，多发生于儿童或青少年，平均发病年龄 13 岁，26 岁以后发病者极少。多数患者的症状从手臂或腿部开始，极少数起自颈部或脑神经支配肌。65% 的 DYT1 型患者逐渐进展到全身性或呈多灶性，儿童起病的进展的比例较高，症状如不波及全身则可表现为节段性肌张力障碍和局灶性肌张力障碍，如书写痉挛。该病家系内可以有很大变异，从没有肌张力障碍（70% 基因携带者没有肌张力障碍）到轻度书写痉挛到严重的全身肌张力障碍。肌张力障碍若从腿部开始，初始时常为动作性肌张力障碍，使得患儿前行时腿部出现特殊的扭曲动作，而后退、跑步或跳舞时仍可保持正常。当累及腿部近端肌肉时，可出现奇特的踏步或鞠躬步态，远端肌的受累使足后跟不易着地。随着疾病进展，腿部不活动时也会出现异常运动，足跖屈、踝内翻或外翻，膝盖和髋部常处于屈曲位。手臂受累时，动作性肌张力障碍可影响书写，患者手指屈曲，手腕屈曲旋前，三头肌收缩，肘部上抬。常见手臂肌张力障碍性震颤，为姿势性和动作性震颤。随着病情进展，手臂的其他活动也受影响，当患者行走时，手臂常移向背后，随后，手臂不活动时也会出现肌张力障碍。肌张力障碍加重时，肌肉收缩变成持续性，使得身体保持一个固定的扭曲姿势，影响运动。躯干出现摆动运动，引起脊柱侧凸、前凸及骨盆扭转。颈部受累出现斜颈、颈前倾、颈后倾或头部倾斜等姿势，做鬼脸及言语困难较少见。尽管肌张力、肌力正常，但不自主运动可干扰肌肉的随意活动。智能一般正常，腱反射及感觉无改变。该病的诊断要点：①青少年期起病，少数患者可成年起病。②以肌张力障碍为唯一核心症状伴或不伴震颤；症状非发作性、无日间波动，且口服多巴丝肼治疗效果不佳；青少年起病型多逐渐累及全身，成年期起病则可表现为局灶性；影像学无结构性病变及铁质沉积征象。诊断该疾病需要与多巴反应性肌张力障碍（DRD）和功能性肌张力障碍鉴别。DRD 各年龄均可发生，常在 6~16 岁起病，与原发性扭转痉挛性肌张力障碍最大的鉴别点在于：该病会出现较为轻微的帕金森样症状，且症状具有昼夜波动（白天加重，睡眠时减轻）；患者常呈现用足尖行走的"痉挛性"步态；神经系统体检可发现反射亢进、Babinski 征阳性等；小剂量左旋多巴治疗特别有效，且疗效持续。功能性肌张力障碍的特点为常与感觉不适同时出现，固定姿势，没有"感觉诡计"效用，无人观察时好转，心理治疗、自我放松及明确疾病性质后可好转甚至痊愈。本例患者为渐进起病，症状逐步累及上肢、下肢、躯干、口咽部，且有明确的"感觉诡计"和肌张力障碍性震颤的特征性"零点位"，所以功能性肌张力障碍在未行基因检测前已可排除。

Oppenheim 肌张力障碍属常染色体显性遗传，外显率为 30%~40%。DYT1 基因定位于染色体 3q34.1，编码 torsin A 蛋白。目前，所有已知的 DYTI 基因突变位点都位于 Torsin A 基因的第 5 外显子和 1 个第 3 外显子的突变。就临床检测而言，检测 302/303 位的 GAG 缺失已足够。迄今，仅发现 2 例原发性单纯型肌张力障碍（primary pure dystonia，PPD）患者有外显子 3（P.F2051）和外显子 5（p.R288Q）的错义突变，其致病机制还未明确，也没有发现家族共分离现象。2006 年，欧洲神经病协会联盟（European Federation of

Neurological Societies，EFNS）发表的《原发性肌张力障碍诊断和治疗指南》中明确指出遗传学检测应在临床确诊后进行，如果没有临床相关症状，仅有基因检测结果尚不能诊断为肌张力障碍，再次强调了肌张力障碍的诊断以症状学为基础和前提的重要观念。目前基因检测的费用已大大降低，对于这部分患者如经济情况许可，推荐行全外显子测序。这对于治疗决策及预后判断都具有重要意义。

由于致病基因的发现，DYT1 型肌张力障碍的发病机制研究也取得了重大进展。目前认为，*DYT1* 基因 5 号外显子上的 GAG 三联体的缺失可导致含 332 氨基酸蛋白的 302 或 303 位点上谷氨酸残基丢失。*Torsin A* 还有其他数个编码变异体，其中一个 SNP 在 216 位点编码天门冬氨酸或组氨酸，可改变 *DYT1* GAG 突变携带者的临床表现。12% 患者有此组氨酸等位基因，若反向遗传，则可保护携带 GAG 缺失的个体不发生肌张力障碍。torsin A 是 AAA+超家族（与一系列细胞活动相关的 ATP 酶）一员，torsin A 在脑内广泛表达，通常在神经元中，与内质网（ER）关联。在细胞模型中，突变的 torsin A 从内质网移到核膜（NE），torsin A 表达改变引起形态异常，NE 明显增厚，内外膜之间的联系改变，产生轮状膜包涵体，好像是 ER/NE 的副产品。其部位和相互作用的异常可导致应激诱发的异常，包括多巴胺释放减少。突变的 torsin A 可干扰细胞骨架活动，从而影响脑部神经通路的发育。

目前，国内外有关肌张力障碍的诊治指南都相继指出脑深部电刺激（DBS）是治疗肌张力障碍的安全有效方法。该治疗方法被认为可改善肌张力障碍患者的重复运动、异常姿势和慢性疼痛，提高患者的生活质量，对预防由于长期重复运动及姿势异常而继发的肌肉挛缩、肌腱关节畸形亦有作用。一项纳入了 47 例全身型 DYT1 型肌张力障碍的长期随访（最长随访 96 个月，平均 46 个月）研究显示，患者接受内侧苍白球 DBS 手术两年后运动症状改善达 80%（较之基线，$P=0.001$）；约 61% 患者在术后可停用口服药物。此外，丘脑底核（STN）靶点对改善 DYT1 型的运动症状同样安全有效。2018 年发表的《中国肌张力障碍脑深部电刺激疗法专家共识》明确指出：对于诊断明确的 DYT1 型全身性、节段性肌张力障碍可以首先考虑 DBS 手术。

（吴逸雯）

【专家点评】

原发性扭转痉挛型肌张力障碍进展速度差异较大，多数患者在最初 5~10 年内进展至全身，之后处于静止期。严重者可出现受累部位的强烈收缩导致肢体及躯干严重扭曲变形。目前，由于治疗技术的进展，上述严重情况已较为少见。治疗方面，从肌张力障碍的治疗策略而言，儿童或成人起病的节段性及全身性肌张力障碍都应该在最初试用大剂量复方左旋多巴/卡比多巴（最高达 1 000mg/d），如果症状有所改善，则可考虑以最低有效剂量作为患者的长期治疗方案。但如果患者在每日服用左旋多巴/卡比多巴 1 000mg 3 个月后，症状仍然无改善，就应该考虑使用抗胆碱能药，剂量增加应非常缓慢，以防止出现副作用，一般而言需要较大剂量的抗胆碱能药物才能改善症状。如果效果仍然不明显，可考虑试用巴氯芬、苯二氮䓬类、卡马西平、丁苯那嗪等药物。肉毒毒素注射治疗也可用于治疗全身性肌张力障碍，注射部位限于受累最严重处，可以改善疼痛、纠正姿势等，但由于 Oppenheim 肌张力障碍往往是全身性肌张力障碍，肉毒毒素注射治疗并不能完全改善患者的症状。药物治疗无效的致残性肌张力障碍，可采用中枢手术包括丘脑切开术、苍白球切开术以及内侧苍白球深部电刺激。双侧苍白球深部电刺激对全身性原发性肌张力障碍有较好疗效。

（陈生弟）

| 参考文献 |

［1］中华医学会神经病学分会帕金森病及运动障碍学组.肌张力障碍诊断与治疗指南［J］.中华神经科杂志，2008，41（8）：571-573.

［2］中国医师协会神经外科医师分会功能神经外科专家委员会，中华医学会神经外科学分会功能神经外科学组，中国医师协会神经调控专业委员会，等.肌张力障碍脑深部电刺激疗法中国专家共识［J］.中华神经外科杂志，2018，34（6）：541-545.

［3］FAHN S，MARSDEN C D，CALNE D B. Concept and classification of dystonia. Advances in neurology［M］. New York：Raven Press，1988，50：1-8.

［4］SKOGSEID I M. Dystonia—new advances in classification，genetics，pathophysiology and treatment［J］. Acta Neurol Scand Suppl，2014，129（Supplement s198）：13-19.

［5］FOX M D，ALTERMAN R L. Brain Stimulation for Torsion Dystonia［J］. JAMA Neurol，2015，72（6）：713-719.

［6］KARIMINEJAD A，DAHL-HALVARSSON M，RAVENSCROFT G，et al. *TOR1A* variants cause a severe arthrogryposis with developmental delay，strabismus and tremor［J］.Brain，2017，140（11）：2851-2859.

［7］GRANATA A，KOO S J，HAUCKE V，et al. CSN complex controls the stability of selected synaptic proteins via a torsinA-dependent process［J］. EMBO J，2011，30（1）：181-193.

［8］DENG Z，PAN Y，ZHANG C，et al. Subthalamic deep brain stimulation in patients with primary dystonia：A ten-year follow-up study［J］. Parkinsonism Relat Disord，2018，55：103-110.

病例 30

KMT2B 基因变异的 DYT28 型肌张力障碍

导读 通过对一例青少年起病、逐渐进展的全身性肌张力障碍进行基因型-表型分析，对 DYT28 型肌张力障碍表型谱进行拓展。结合病例对该类肌张力障碍的诊断、治疗及预后等进行介绍，并进一步探讨基因诊断在临床决策中的地位。

【病例简介】

1. **主诉**　步态异常伴不自主动作 15 年。

2. **现病史**　患者女性，19 岁。4 岁时出现右足趾不自主动作伴步态异常，症状进展缓慢。15 岁时，患者仍有上述症状并渐出现身体不自主摇晃，伴轻微躯干异常姿势。无颈部、颜面部及咽喉部的累及。无认知下降或其他神经精神症状。外院曾诊断"舞蹈症"，予利培酮、巴氯芬等药物治疗，症状无明显改善。

3. **既往史**　无殊。

4. **个人史**　无殊。

5. **家族史**　否认家族史。

6. **查体**　体温 36.8℃，呼吸 19 次/min，脉搏 96 次/min，血压 119/63mmHg。发育正常，营养良好。神志清楚，言语发音正常，眼球活动可，未见 K-F 环。四肢肌力正常，肌张力正常。静坐时可见四肢及躯干不自主动作。站立时躯干姿势轻度前屈。行走时，右下肢有拖步，步基不宽。指鼻试验正常，可走一字步。双侧肱二头肌反射、桡骨膜反射（+++）、膝反射（+++）。双侧病理征（－）。

7. **辅助检查**

（1）血常规、肝肾功能、甲状腺功能等未见明显异常。

（2）腹部 B 超、泌尿系统 B 超未见明显异常。

（3）头颅 MRI：未见明显异常。

（4）基因检测：显示脊髓小脑共济失调（spinocerebellar ataxia，SCA）动态突变、*HTT* 及 *FTL* 基因（－），帕金森病及肌张力障碍相关基因的靶向测序显示：患者携带 *KMT2B* 基因上一处杂合变异 c.4789C>T，chr19：36220069p.R1597W，经验证，其父母均不携带该变异。

8. **入院诊断**　全身性肌张力障碍。

【临床分析与决策】

在本例中，患者所表现出的躯干及四肢不自主动作在临床诊断中具有一定的迷惑性，增加了诊断的难度。患者曾长期误诊为舞蹈症，曾行舞蹈症相关基因检测，均未见异常。结合患者行走时拖曳步态，躯干扭转等症状，诊断需考虑为全身性肌张力障碍。下一步需要解决的问题是寻找病因。该患者起病年龄较早，既往史无殊，考虑遗传性肌张力障碍可能。通过针对帕金森病及肌张力障碍相关基因的靶向测序发现：患者在 *KMT2B*（*DYT-28*）基因上存在一杂合变异（c.4789C>T，p.R1597W），经验证其父母均不携带该变异，证实为一新生（de novo）变异。根据美国医学遗传学与基因组学学会（the American College of Medical Genetics and Genomics，ACMG）序列变异解读指南，该变异评级为可能致病（likely pathogenic）。根据文献综述，该病例表型与 DYT28 型肌张力障碍的经典表型大致相符，且绝大多数位于 *KMT2B* 基因上的变异都是以 de novo 形式致病，本例亦相符合。最终该患者的基因诊断为 DYT28 型肌张力障碍。本例患者的临床症状极大地影响了患者的生活质量，因此如何进行有效治疗、提高患者生活质量是下一步临床决策的关键。以苯海索为代表的抗胆碱能药物治疗及脑深部电刺激（deep brain stimulation，DBS）手术治疗在 DYT28 型肌张力障碍中被证实有效，而多巴类药物治疗则无效。以苯海索为代表的抗胆碱能药物，因价格低廉、容易获得往往为治疗的首选，但部分患者对该类药物治疗反应不敏感，或起初效果较好，逐渐失效。另外抗胆碱能药物可能存在认知方面的副作用，而 DBS 手术则被认为在此类肌张力障碍中可以起到比较肯定的疗效。根据文献报道，超过 90% 接受 DBS 治疗的 DYT28 型肌张力障碍患者在术后获得持续症状改善。但 DBS 手术存在价格高昂、技术门槛较高等弊端。在本例中，患者起初接受苯海索等药物治疗，但治疗效果不佳，出现症状进行性加重。最终综合文献证据、患者对治疗反应、社会经济因素等多方面考虑，本例最终选择采取 GPi-DBS 手术治疗。

【诊断】

DYT28 型肌张力障碍

【诊治过程】

患者起初接受以苯海索为主的药物治疗，治疗 1 年余后症状无改善，并出现躯干不自主动作及步态异常的进行性加重。后患者遂接受以 GPi 核为靶点的 DBS 手术治疗。

【预后及随访】

治疗后患者预后总体较为满意。术后半年随访时，患者全身不自主动作完全消失，右下肢及躯干肌张力障碍较前明显改善，未见明显不良反应。患者生活质量明显改善。经进一步术后程控，患者肌张力障碍症状有望进一步改善。

【讨论】

KMT2B（*DYT28*）是在 2016 年被分离鉴定的儿童期起病的全身性肌张力障碍的重要致病基因之一，约可解释 10% 的儿童期起病的肌张力障碍，因此 DYT28 型肌张力障碍可能是最常见的全身性肌张力障碍之一。此类肌张力障碍通常在儿童期以下肢局部症状起病，逐渐累及躯干、头颈部、颜面部及咽喉部等，数年内发展为全身性肌张力障碍。多数患者可出现构音障碍、吞咽困难等延髓症状。除此之外，尚可伴随生长发育迟缓、智力缺陷、小头畸形及精神症状等。有趣的是，绝大多数发生于 *KMT2B* 上的变异以 de novo 形式致病，极少数呈外显不全的常染色显性遗传，这也是这类肌张力障碍的遗传特点之一。

在本例中，从临床表型出发，患者所表现出的儿童期起病、逐渐进展的全身性肌张力障碍与该类肌张力障碍的经典表型基本相符，却也存在不典型之处。一方面该患者无明显颜面部累及、无明显延髓症状，也不伴有其他神经精神症状；另一方面，该患者所表现出的躯干及四肢不自主动作，既往在该类肌张力障碍中几乎无报道。该病例的不典型之处提示DYT28型肌张力障碍临床表型谱可能较广。从基因型出发，与绝大多数 *KMT2B* 基因上致病变异一样，该病例所携带变异亦为 de novo。基于这一特点，父母验证在此类肌张力障碍的基因诊断中应为至关重要。

至于DYT28型肌张力障碍的治疗，基因检测结果为患者治疗方案的决策提供了重要依据。在该类肌张力障碍患者中，抗胆碱能药物及DBS的手术治疗是目前认为有效的治疗选择。在部分患者中，以苯海索为代表的抗胆碱能药物能长期有效改善患者的肌张力障碍症状，但绝大多数患者对药物治疗不敏感，而DBS手术则能长期显著改善症状，因此有专家认为DYT28型肌张力障碍是DBS手术治疗的良好适应证，并建议在此类肌张力障碍病程早期应进行DBS手术干预。事实上，DBS治疗并非在所有肌张力障碍患者都有显著疗效。不同基因型的肌张力障碍患者对DBS手术治疗的反应不尽相同，如DYT1型肌张力障碍患者对DBS治疗有持续显著反应，但DYT6型肌张力障碍患者则对DBS治疗反应有限，预后具有不确定性。因此，在肌张力障碍患者中，患者的基因型对治疗方案的选择具有重要的参考意义。在未来，在越来越多遗传性疾病的临床决策过程中，基因诊断将会发挥重要的作用。

（周新月　孙一忞）

【专家点评】

在该病例诊断及治疗的整个过程中，基因这一话题贯穿始终：从最初基因检测方案的选择到基因型表型分析，从治疗方案的决策到最终的临床结局。准确的基因诊断是后续临床决策的基石，在本例治疗方案的选择中尤其能够体现。该病例早期因未在基因层面上被准确诊断，采取的治疗完全基于临床经验，好比盲人摸象，取得治疗效果非常有限。最后通过准确基因诊断及进一步的文献回顾，我们发现针对这一特定基因型的肌张力障碍患者，文献提供了针对性非常强的治疗方案，使得本例患者在后续治疗中得以及早获益。因而后续在青少年起病的肌张力障碍患者中，应及早进行针对性的基因检测，并根据基因结果及早开展治疗，以期获得更好的临床预后。

（王坚　邬剑军）

| 参考文献 |

[1] ZECH M，BOESCH S，MAIER E M，et al.Haploinsufficiency of *KMT2B*，Encoding the Lysine-Specific Histone Methyltransferase 2B，Results in Early-Onset Generalized Dystonia [J]. Am J Hum Genet，2016，99（6）：1377-1387.

[2] MEYER E，CARSS K J，RANKIN J，et al.，Mutations in the histone methyltransferase gene *KMT2B* cause complex early-onset dystonia [J]. Nat Genet，2017，49（2）：223-237.

[3] GORMAN K M，MEYER E，KURIAN M A. Review of the phenotype of early-onset generalised

progressive dystonia due to mutations in *KMT2B*［J］. Eur J Paediatr Neurol，2018，22（2）：245-256.

［4］ZECH M，LAM D D，WINKELMANN J.Update on *KMT2B*-Related Dystonia［J］. Curr Neurol Neurosci Rep，2019，19（11）：92.

［5］ZHOU X Y，WU J J，SUN Y M. An atypical case of early-onset dystonia with a novel missense variant in *KMT2B*［J］. Parkinsonism Relat Disord，2019，63：224-226.

［6］DAFSARI H S，SPRUTE R，WUNDERLICH G，et al. Novel mutations in *KMT2B* offer pathophysiological insights into childhood-onset progressive dystonia［J］. J Hum Genet，2019，64（8）：803-813.

［7］BRUGGEMANN N，KUHN A，SCHNEIDER S A，et al. Short- and long-term outcome of chronic pallidal neurostimulation in monogenic isolated dystonia［J］. Neurology，2015，84（9）：895-903.

病例 31

误诊为早发型帕金森病的 *ADCY5* 相关性肌张力障碍

 导读　本病例为青少年发病，以偏侧震颤、运动迟缓为主要症状，初始临床诊断早发型帕金森病，对左旋多巴疗效不佳，丘脑底核脑深部电刺激术后症状明显改善，后经基因检测发现 *ADCY5* 基因 c.62dupG（p.G22Rfs*30）杂合突变，最终诊断为 ADCY5 相关性肌张力障碍。该病例提示复合型肌张力障碍可以帕金森病样起病方式，对青少年起病、家族史阳性的患者，如果左旋多巴疗效不佳，需要及时筛查复杂型肌张力障碍相关基因。

【病例简介】

1. **主诉**　右手抖动伴动作迟缓 10 年，左手抖动 9 年，加重 9 个月。

2. **现病史**　患者女，23 岁，于 10 年前无明显诱因出现右手不自主抖动，特定姿势，如写字、持物时出现，安静时也可间断出现，伴动作迟缓，右手写字、持物不灵活，逐渐累及右下肢，感右腿沉重感，迈步乏力，无肢体无力、僵硬、无面部、肢体抽动；9 年前患者症状逐渐加重，累及左侧肢体，左手抖动，站立、持物和静止时均出现，行走时不平衡感。4 年前出现左腿沉重，伴起步时迈步困难，易绊倒，症状时轻时重，无摆臂减少、向后倾倒。2 年前出现腰臀部疼痛，活动后明显，诊断肌筋膜综合征。9 个月前，患者行走时不稳加重，在当地医院诊断为"帕金森病"，服用多巴丝肼每次 62.5mg 每日 3 次、吡贝地尔每次 50mg 每日 3 次治疗无明显缓解，患者自行将多巴丝肼调整为每次 156.25mg 每日 3 次，症状无明显改善。为进一步诊治到笔者所在医院门诊。病程中出现嗅觉减退，发病后出现睡眠时大吼大叫，手打脚踢、多次坠床，醒后发现手臂受伤。无转身、翻身及起床困难，无碎步及前冲步态，无吞咽障碍、排尿困难及便秘等；病后饮食正常，体重无增减。

3. **既往史**　支气管哮喘、过敏性鼻炎病史 20 年。10 年前左耳耳鸣伴听力下降，诊断神经性耳聋。否认服用氟桂利嗪、吩噻嗪、利血平、曲美他嗪等药物。

4. **个人史**　体育成绩可，无除草剂、杀虫剂、重金属接触史。

5. **家族史**　家族中无近亲婚配。外公 50 岁起出现双手不自主抖动、嘴角、下颌抽动，偶夜间睡眠时手舞足蹈。母亲 20 岁时自觉肢体僵硬、不灵活，症状波动性，伴双手不自主抖动，持物时明显。二姨 45 岁时出现双手不自主抖动，持物、写字，以及精细运动时明显。二姨女儿 15 岁出现类似双手不自主抖动症状（图 31-1）。

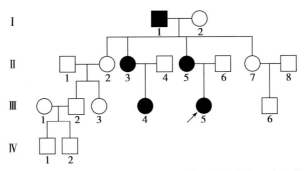

□健康男性 ○健康女性 ■男性患者 ●女性患者 ↗先证者

图 31-1　患者家系图谱

6. 查体

（1）内科系统查体：卧位血压 113/71mmHg，立位血压 117/95mmHg；发育正常，营养良好，一般情况可。胸廓无畸形，双肺呼吸音清，心率 76 次/min，律齐，未闻及心脏杂音。腹软，无压痛、反跳痛、肌紧张。脊柱四肢无畸形。

（2）神经系统查体：神志清楚，言语流利，高级智能基本正常。粗测嗅觉减退，双侧瞳孔等大等圆，约 3mm，未见 K-F 环，左耳听力减退，其余脑神经未见异常，四肢肌力 5 级，四肢肌张力正常，四肢细小震颤，双上肢姿势性、意向性震颤，直立性震颤，右上肢明显；右侧指鼻试验欠稳准、轮替动作笨拙，双下肢跟-膝-胫试验稳准，闭目难立征阴性。双上肢摆臂动作减少，转身缓慢，右下肢行走拖曳，双手握拳、对指、抬腿、足拍打迟缓，右侧较左侧严重。后拉试验阳性。双侧腱反射对称（++），双侧 Babinski 征阳性。

7. 辅助检查

（1）血尿粪便常规、肝肾功能、甲状腺功能、传染病指标、同型半胱氨酸、叶酸、维生素 B_{12}、铜蓝蛋白未见异常。皮肤交感反应未见异常。脑电图示正常；头颅 MRI 平扫、DWI 未见明显异常。头颅 MRI 增强扫描：右侧脑室后角区异常信号影，考虑脉络膜囊肿。头颅 SWI 未见脑静脉畸形或微出血征象。

（2）H-Y 分期为 2.5 期；UPDRS-Ⅰ 9 分，UPDRS-Ⅱ 3 分，UPDRS-Ⅲ 37 分，UPDRS-Ⅳ 1 分；阿根廷嗅觉问卷 13 分（正常 >22 分）；睡眠行为障碍问卷-香港版（RBDQ-HK）33 分（正常 <19 分）；MMSE 30 分（正常 >27 分）；MoCA 27 分（正常 >27 分）；左旋多巴药物试验：多巴丝肼 375mg，UPDRS-Ⅲ 25 分，最大改善率为 32.4%。

8. 入院诊断　早发型帕金森病可能。

【临床分析与决策】

1. 定位诊断　锥体外系（黑质-纹状体系统）。依据：患者临床表现为震颤、精细运动不灵活、步态异常，查体双手姿势性、意向性震颤，直立性震颤，双上肢摆臂动作减少，转身缓慢，右下肢行走拖曳，上述表现符合锥体外系损害，双侧 Babinski 征阳性定位于锥体束，但也可能为肌张力障碍呈现的假性病理征。

2. 定性诊断　早发型帕金森病可能。依据：患者青少年起病，隐匿起病，缓慢进展，以一侧肢体震颤为首要表现，缓慢由 N 形进展至双侧，伴有精细运动差、步态异常，偶有发作性肌无力、肌肉疼痛、夜间肢体抽动、可疑快速眼动期睡眠行为异常，嗅觉减退。

查体：四肢肌张力正常，可疑双侧 Babinski 征阳性。左旋多巴药物试验最大改善率 32.4%。根据 2015 年国际运动障碍协会（MDS）帕金森病诊断标准，患者满足帕金森病的核心症状：运动迟缓和静止性震颤。2 条支持症状：对多巴胺能药物治疗明确有效和嗅觉丧失；但警示征包括 2 条：5 年内快速进展的步态障碍和其他原因不能解释的锥体束征。结合患者家族遗传史，早发型帕金森病可能大。建议进一步行多巴胺转运体 PET 和帕金森病相关基因检测明确诊断。

3. **鉴别诊断** 需要与本病例鉴别的疾病如下。

（1）多巴反应性肌张力障碍（dopa-responsive dystonia，DRD）：本例患者少年起病，进展缓慢，有遗传史，主要表现为震颤、肌张力障碍，步态异常，对多巴治疗有好转，需与此病鉴别。DRD 是临床较为少见的一种运动障碍性疾病，由鸟苷三磷酸环化水解酶（CTPCH）、墨蝶呤还原酶（SR）和酪氨酸羟化酶（TH）缺陷引起突触间隙多巴胺缺乏。儿童或青少年期起病，女性多于男性。临床表现并不特异，可有局灶性或节段性、全身性、轴性下肢肌张力障碍，伴有行走困难，可合并轴性肌张力降低、发育迟滞、痉挛性截瘫舞蹈症和震颤。症状具有昼夜波动性，即所谓"晨轻暮重"现象，体征可有肌张力增高、腱反射活跃甚至阵挛，以及"假性病理征"的纹状体趾（striatal toe），小剂量左旋多巴即有显著而持久的疗效。但本例患者症状无昼夜波动，左旋多巴药物试验无戏剧性的显著改善，故此病可能小，可以通过苯丙氨酸负荷试验、检测 DRD 相关基因（GCH1、SR 和 TH）或多巴胺转运体 PET 排除。

（2）X 连锁肌张力障碍-帕金森综合征（X-linked dystonia parkinsonism，XDP）：是一种神经退行性运动障碍疾病，是由 TAF1 基因突变引起的一种 X 连锁隐性遗传病，主要影响男性患者，女性罕见。XDP 以成人发病、呈局灶性或节段性肌张力障碍为特征，并在几年内发展为全身性肌张力障碍。神经影像会出现纹状体中的纹状小体萎缩。该患者为女性、病程长，以及影像学不支持，可行相关基因测序排除诊断。

（3）快速发病肌张力障碍-帕金森综合征（rapid-onset dystonia-parkinsonism，RDP）：RDP 是一种临床特征为应激后快速发病，以肌张力障碍和帕金森综合征为主要表现的肌张力障碍类疾病，伴或不伴明显的延髓症状如吞咽困难、构音障碍等，左旋多巴治疗无效或疗效不佳。多数患者在青少年期或者成人期起病，由 ATP1A3 基因突变引起小脑与基底节间功能协调异常。本例患者临床症状非快速加重，此病可能小，可行相关基因测序排除诊断。

患者抽血行帕金森病运动障碍相关基因检测和 SCA 相关基因重复扩增序列。基因检测结果提示先证者在 3 号染色体上 ADCY5 基因存在 c.62dupG 移码突变，经 Sanger 一代测序予以确认。随后对患者父亲、母亲及祖父母等 14 人进行 Sanger 一代测序验证，发现其母亲、外祖父、二姨、表姐 4 人均携带该致病突变，其父亲未携带该致病突变（图 31-2），因此提示该突变为常染色体显性遗传。通过检索千人基因组数据库、ExAC 数据库、gnomAD 数据库、HGMDpro 数据库该基因突变位点在正常人群均无携带，提示该基因突变位点 c.62dupG 可能为新发突变。根据美国医学遗传学与基因组学会（ACMG）发布的变异解读指南，该变异判定为疑似致病性变异。

【诊断】

ADCY5 相关性肌张力障碍

患者表姐Ⅲ4

C C C A T T C T C C T C C C A G A A C C G

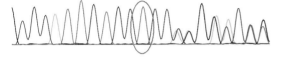

患者二姨Ⅱ3

C C C A T T C T C C T C C C A G G A C C G

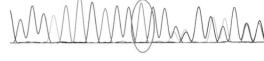

患者母亲Ⅱ5

C C C A T T C T C C T C C C A G G A C C G

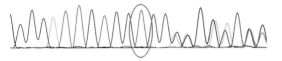

患者外公Ⅰ1

C C C A T T C T C C T C C C A G G A C C G

患者Ⅲ5

C C C A T T C T C C T C C C A G G A C C G

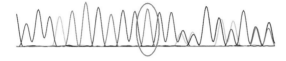

图 31-2　家系成员 ADCY5 c.62dupG（p.G22Rfs*30）突变 Sanger 测序的结果

红色圆圈示该位点。

【诊治过程】

治疗上予多巴丝肼每次 125mg 每日 3 次、普拉克索每次 0.25mg 每日 3 次改善症状。患者自觉服药后症状改善不明显，于 2018 年 7 月在西安某医院行脑深部电刺激术，手术靶点为丘脑底核（STN）。

【预后及随访】

术后 3 个月，患者震颤、行走不稳，姿势异常明显改善。开机服药（多巴丝肼 62.5mg 每日 3 次、普拉克索 0.25mg 每日 3 次）后 UPDRS-Ⅲ 为 2 分，最大改善率为 94.96%（图 31-3）。夜间睡眠时手舞足蹈的症状也明显改善。

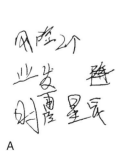
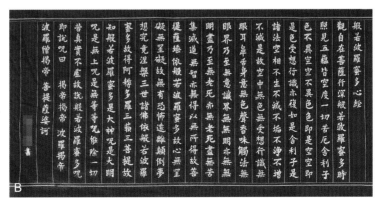

图 31-3　患者 DBS 术前（A）与 DBS 术后联合服药（B）的书写

【讨论】

肌张力障碍是一种持续性或间歇性肌肉收缩引起的异常运动和/或姿势的运动障碍，可被随意动作诱发或加重，异常运动主要表现为模式性、扭转性和颤抖性动作。2013年，肌张力障碍国际专家共识委员会更新了肌张力障碍的分类标准，根据是否伴有其他运动障碍，分为单纯型肌张力障碍和复合型肌张力障碍。

复合型肌张力障碍（combined dystonia）为肌张力障碍合并其他运动障碍，如帕金森样症状或肌阵挛等。此外，还可合并神经系统其他表现（如认知功能减退、锥体束征、情绪异常、精神异常、痉挛状态、耳聋等）或全身表现的复杂性肌张力障碍。肌张力障碍-帕金森综合征（dystonia-Parkinsonism）是复合型肌张力障碍的一种，该类疾病可能由单基因疾病引起，包括多巴反应性肌张力障碍（GHC1/TH），X连锁肌张力障碍-帕金森综合征（TAF1）、快速进展的肌张力障碍-帕金森综合征（ATP1A3）、早发型帕金森病（PRKRA）等。

*ADCY5*相关性运动障碍（*ADCY5*-related dyskinesia）是一种罕见的遗传性复合型肌张力障碍疾病。2001年由Fernandez等首次描述该基因相关的疾病——家族性运动障碍面部肌纤维颤搐症（familial dyskinesia with facial myokymia，FDFM）。2012年Chen等明确了*ADCY5*为其致病基因。该病多呈常染色体显性遗传，常在婴儿或儿童早期发病，主要的临床症状为运动障碍、舞蹈症、肌张力障碍，伴或不伴面部肌纤维颤搐。该病随着年龄增长缓慢加重，中年后趋于稳定，甚至自然改善，但部分患者随年龄增长反而恶化。随着对该病认识的增加，2015年Chen等总结了50例*ADCY5*基因携带的肌张力障碍患者，将该病命名为*ADCY5*相关性运动障碍（*ADCY5*-related dyskinesia）。其临床特征包括：①轴性肌张力降低；②可合并肌无力；③面部舞蹈样动作或肌张力障碍；④夜间发作性肌张力障碍，通常明显；⑤运动相关性疼痛；⑥戏剧性的运动症状波动；⑦没有或有轻度认知损害；⑧没有或轻微的疾病进展。本例报道的该家系先证者青少年起病，症状逐渐加重，出现震颤、轴性肌张力障碍，肌无力、肌肉疼痛、夜间舞蹈症，症状有波动性，故本例患者符合*ADCY5*相关性运动障碍的临床诊断。

对该患者进行二代测序，包括521个与肌张力障碍相关的基因进行分析，以及对先证者基因检测和该家系验证过的单核苷酸多态位点进行共分离分析发现，先证者携带*ADCY5*基因第3外显子c.62dupG的移码突变，笔者检索了千人数据库、ExAC数据库、gnomAD数据库没有记录该基因突变位点的人群携带率。HGMD数据库没有注释该变异，提示该基因突变位点可能为新发的突变位点。因此，推测该突变为致病性突变：①*ADCY5*基因编码蛋白产物为腺苷酸环化酶，它能将三磷酸腺苷（ATP）转化为环磷酸腺苷（cAMP），而环磷酸腺苷是一种重要的第二信使。该酶的两个催化域（C1和C2）异二聚形成一个三磷酸腺苷结合囊。鸟苷三磷酸结合蛋白（Gass）通过促进这两个区域的相互作用来激活酶，而抑制性G蛋白（Gais）与C1的结合则破坏了这种相互作用。本例的突变位于C1，它直接参与C2的分子内相互作用。②推测该缺失突变引起氨基酸改变p.G22Rfs*30（移码突变-30位后终止），移码突变表现的功能缺失性突变（loss-of-function），参与合成修饰蛋白，则该蛋白的催化活性可能受到严重损害，导致ATP转化为cAMP过多，从而影响突触后的多巴胺能的传导。

虽然既往研究发现的*ADCY5*相关性肌张力障碍疾病所致的基因突变均为错义突变，

其致病机制为功能获得性突变（gain-of-function），即基因突变后获得了原先没有的功能。2015 年个案报道发现该基因还存在剪切突变，认为其致病机制是单倍体不足（haploinsuffiency）。因此，为了保证诊断的准确性，我们通过 Sanger 测序对 5 例患病的家系成员基因组样本进行该新发突变位点的检测，Sanger 测序结果与外显子测序结果完全一致，外祖父携带的纯合突变，母亲、二姨、表姐携带的杂合突变状态符合孟德尔遗传规律。患者外祖父（Ⅰ1）为该基因纯合变异，临床表现为震颤、面肌颤搐，以及夜间发作性肌张力障碍，符合 FDFM 的临床特征；Ⅱ3、Ⅱ5、Ⅲ4 临床症状轻，仅有姿势性震颤，患者母亲（Ⅱ5）合并有轻微阵发性肌张力障碍。该家系临床症状存在明显的异质性。

综上，*ADCY5* 相关性肌张力障碍是少见的常染色体显性遗传的肌张力障碍疾病，临床表现存在明显异质性。*ADCY5* 基因 c.62dupG（p.G22Rfs*30）杂合突变可能是先证者发病的原因。对肌张力障碍患者进行相关基因检测对于深入了解原发性肌张力障碍的病理机制、诊断及分型具有重要的价值。

（杨克萍　陈薇　葛美）

【专家点评】

本例患者青少年起病，有家族遗传史，进展缓慢，以震颤为首要表现，由右侧发展到左侧，呈 N 形进展，右侧明显。震颤幅度细小，表现为静止性、姿势性、动作性、直立性震颤，震颤类型多样，部分震颤为特殊姿势如写字、持物时诱发，提示可能并非单纯的帕金森性震颤，或可能存在肌张力障碍性震颤的成分。患者同时存在动作迟缓、精细运动差、步态异常，这些异常的运动障碍存在一定的波动型，对左旋多巴的疗效不佳，也同时提示帕金森样症状并肌张力障碍的可能。此外，患者偶有发作性肌无力、肌肉疼痛、夜间肢体抽动、手舞足蹈，嗅觉减退。究竟是 RBD 还是夜间发作性肌张力障碍，容易混淆。家族史中存在多种临床表现，如舞蹈样动作、姿势性震颤，这些信息都提示该患者的帕金森样症状肌张力障碍的表现较多，可以通过复合型肌张力障碍，或帕金森病叠加两种角度去筛查可能的病因。再结合患者的发病年龄小，明确的阳性家族史，提示遗传的可能性大，最终通过基因明确诊断。

该患者行丘脑底核脑深部电刺激术（STN-DBS），术后开机联合服药后患者最大改善率为 94.96%，治疗效果好。2003 年，美国食品药品监督管理局（FDA）批准 DBS 用于肌张力障碍患者的临床治疗。临床研究已证实，DBS 可以有效改善原发性、全身性以及节段性肌张力障碍的运动功能障碍，提高患者生活质量。针对原发性肌张力障碍的患者效果优于继发性肌张力障碍的患者。本例患者是一个比较成功的 DBS 治疗帕金森样症状合并肌张力障碍案例，不过仍需要长时间随访观察患者症状，也需要收集更多样本的临床数据来支持该研究。

（李洁颖）

｜参考文献｜

[1] POSTUMA R B，BERG D，STERN M，et al. MDS clinical diagnostic criteria for Parkinson's disease[J]. Mov Disord，2015，30（12）：1591-1601.

［2］ALBANESE A，ASMUS F，BHATIA K P，et al. EFNS guidelines on diagnosis and treatment of primary dystonias［J］. Eur J Neurol，2011，18（1）：5-18.

［3］ALBANESE A，BHATIA K，BRESSMAN S B，et al. Phenomenology and classification of dystonia：a consensus update［J］. Mov Disord，2013，28（7）：863-873.

［4］FUNG V S，JINNAH H A，BHATIA K，et al. Assessment of patients with isolated or combined dystonia：an update on dystonia syndromes［J］. Mov Disord，2013，28（7）：889-898.

［5］FERNANDEZ M，RASKIND W，WOLFF J，et al. Familial dyskinesia and facial myokymia（FDFM）：a novel movement disorder［J］. Ann Neurol，2001，49（4）：486-492.

［6］CHEN Y Z，MATSUSHITA M M，Robertson P，et al. Autosomal dominant familial dyskinesia and facial myokymia：single exome sequencing identifies a mutation in adenylyl cyclase 5［J］. Arch Neurol，2012，69（5）：630-635.

［7］CHEN D H，MENERET A，FRIEDMAN J R，et al. *ADCY5*-related dyskinesia：Broader spectrum and genotype-phenotype correlations［J］. Neurology，2015，85（23）：2026-2035.

［8］CHEN Y Z，FRIEDMAN J R，CHEN D H，et al. Gain-of-function *ADCY5* mutations in familial dyskinesia with facial myokymia［J］. Ann Neurol，2014，75（4）：542-549.

［9］CARAPITO R，PAUL N，UNTRAU M，et al. A de novo *ADCY5* mutation causes early-onset autosomal dominant chorea and dystonia［J］. Mov Disord，2015，30（3）：423-427.

病例 32

耳聋-肌张力障碍综合征

导读 耳聋-肌张力障碍综合征（Mohr-Tranebjaerg syndrome，MTS/deafness-dystonia-optic neuronopathy，DDON）是一种罕见的 X 连锁隐性遗传病，其特征是儿童期出现进行性感觉神经性耳聋，随后逐渐出现进行性肌张力障碍、痉挛和进行性视神经变性、共济失调以及易激惹、痴呆等非典型症状。本文以一例典型病例曲折而漫长的诊治经过为例，对其诊断要点和治疗经过进行回顾，以期为这类疾病的诊治提供思路。

【病例简介】

1. **主诉** 听力下降 14 年，渐进性肢体扭转伴疼痛 4 年。

2. **现病史** 患者男性，16 岁，学生。2 岁起无明显诱因出现双耳听力下降并逐渐丧失，语言学习缓慢，4 岁学会说话，构音欠清，仅限与父母简单交流，当地医院诊断为"耳聋"，经药物针灸辅助治疗后稍好转，此后佩戴助听器。运动里程碑发育及智力发育基本正常，适龄入普通学校，学习成绩可。12 岁时无诱因出现不自主右足内翻、踮脚走路、书写时手部肌肉紧缩伴疼痛。右侧肢体扭转疼痛，后渐进性发展累及四肢、躯干及头部，伴书写速度明显减慢，字体变差，行动迟缓，姿势异常，活动耐力下降。先后就诊于多家医院，诊断为"肌张力障碍""遗传性共济失调""周围神经病"，给予药物（多巴丝肼、巴氯芬）及肉毒毒素注射治疗，效果不显著。2012 年 7 月因肢体肌张力增高于首都医科大学附属北京天坛医院行脑深部电刺激（DBS）治疗，后因副作用不能耐受拔除刺激电极；现患者双手抓持功能差，肌张力高，行走姿势异常，活动耐力差。患者为求缓解双手运动功能及步态姿势障碍入笔者所在科室住院治疗。

3. **既往史** 耳聋病史 14 年。

4. **个人史** 无殊。

5. **家族史** 父母体健；其大姨长子于 2~3 岁出现听力下降，现 23 岁合并精神症状，次子 6 岁，尚无异常；其二姨儿子 2~3 岁出现听力下降，有可疑智力障碍，女儿正常；其舅舅及子女正常；其外祖父母无明显异常（图 32-1）。

6. **查体** 神志清楚，吐词不清，执行口头指令可，余脑神经检查阴性。四肢肌力 5 级，双上下肢近端肌张力正常，肢体远端肌张力明显增高，执行指令运动及情绪激动时尤为明显。双侧蚓状肌肌张力高，Ashworth Ⅲ级；双侧拇内收肌肌张力高（2 级）；双侧拇短屈肌及右腓肠肌肌张力高（1 级）；双手各掌指关节主动伸展不充分，左手无明显分指动作；行走时宽基底步态，躯干后倾伴向左扭转，无明显主动屈髋动作，左下肢明显外旋，右下

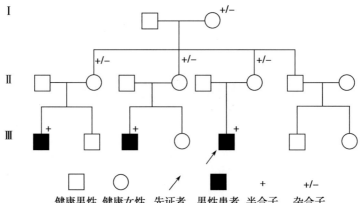

图 32-1　患者家系图谱

肢负重相稍短，摆动相右踝跖屈伴内翻，无足跟着地动作，快速行走时右下肢摆动相明显屈髋，足尖着地后方可全足着地；四肢腱反射亢进，共济及轮替检查不配合，Barthel 指数 55 分。双侧病理征可疑（＋）。

7. 辅助检查

（1）头颅 MRI 示：2009 年 12 月，轻度脑萎缩，小脑萎缩尤甚；2012 年 6 月，幕上脑室扩张，双侧脑室不对称，考虑脑发育不良并发育变异，垂体形态较小，枕大池稍大；双侧 DBS 拔除术后改变。

（2）神经电生理学示：脑干听觉诱发电位（BAEP）示双侧周围性损害；视觉诱发电位（VEP）示双侧 p100 潜伏期延长。

（3）遗传代谢筛查：尿有机酸 GC/MS 筛查结果不支持遗传代谢缺陷病。

（4）基因检测：2006 年 8 月，线粒体 DNA 基因：cox26（－）、1555（－）、3243（－）、4977（－）；2010 年 7 月，*PMP22*（*CMT*）、*SCA1*、*SCA2*、*SCA3*、*SCA6*、*SCA12*、*SCA17* 基因检测正常。

2010 年 10 月，线粒体 DNA 位点 3243、3460、8344、8993、11778、14484 未发现异常；2011 年 2 月，*TIMM8A* 基因第 1、2 外显子位点未发现突变，内含子发现剪切突变 ISV1-2delA（图 32-2）；2014 年 10 月，发现 *SCN4A* 剪切突变；其父无突变，其母 chr17-62049586 存在杂合突变。

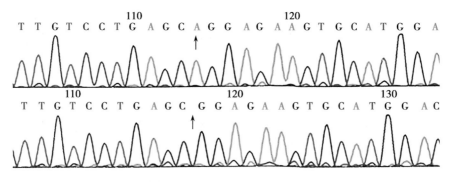

图 32-2　*TIMM8A* 基因测序结果

与健康人相比，患者 *TIMM8A* 基因存在剪切突变 ISV1-2delA。箭头所示剪切突变位点。

8. **入院诊断** 耳聋-肌张力障碍综合征。

【临床分析与决策】

入院后针对患者的主诉症状，需在控制急需改善的症状的前提下根据病史及查体结果作出临床初步诊断，然后选择实验室、神经影像及必要的基因检测以明确诊断。

1. **定位诊断** 根据患者 2 岁起出现双耳听力下降并逐渐丧失，BAEP 异常，提示定位耳蜗听神经周围性损伤，语言学习缓慢，4 岁学会说话，构音欠清，可能与听力受损影响语言学习和构音欠清有关。12 岁时出现不自主右足内翻、踮脚走路、书写时手部肌肉紧缩伴疼痛。右侧肢体扭转疼痛，渐进性发展累及四肢、躯干及头部，伴书写速度明显减慢，字体变差，行动迟缓，姿势异常，症状学归为肌张力障碍，定位基底节受累。

2. **定性诊断** 幼年发病，渐进性发展提示神经变性疾病，结合该患者有家族史，为 X 连锁隐性遗传模式，MRI 显示轻度脑萎缩，基因分析示 *TIMM8A* 突变，最终确诊为耳聋-肌张力障碍综合征（MTS）。

3. **鉴别诊断** MTS 需要与线粒体脑肌病、腓骨肌萎缩症（CMT）、脊髓小脑共济失调（SCA）、MEGDEL 综合征、Wolfram 综合征、遗传性耳聋-色素性视网膜炎综合征相鉴别。该患者诊断的挑战性在于临床表型的识别与判定，尤其是共济失调与肌张力障碍的症状学鉴别，一旦临床表型确认为肌张力障碍，结合耳聋，诊断较为顺利。基于临床表型可以初步鉴别，结合实验室结果可与这些疾病甄别。

【诊断】

耳聋-肌张力障碍综合征

【诊治过程】

患者收住入院后，给予肉毒毒素注射治疗：左手，拇长屈肌 10U，拇短屈肌 10U，拇内收肌横头 20U，斜头 10U，指浅屈肌 20U，3 条骨间肌每条 20U，蚓状肌 10U；右手，拇内收肌 20+10U，拇短屈肌 10U，3 条骨间肌每条 10U，蚓状肌 10U；下肢，腓肠肌内侧头 60U，外侧头 20U，胫骨后肌 40U。到患者出院时，患者双手运动功能及步态异常情况得到显著缓解，精神状态较入院时明显好转。

【预后及随访】

肉毒毒素注射治疗后症状一度部分减轻，但维持不到 1 个月症状即再度恢复至注射前。2 年随访显示，肌张力障碍进行性加重至行走极其困难。于 2016 年在瑞金医院行DBS 治疗，术后左侧肢体改善较好，但右侧改善不明显。

【讨论】

耳聋-肌张力障碍综合征（Mohr-Tranebjaerg syndrome，MTS/deafness-dystonia-optic neuronopathy，DDON）是一种罕见的 X 连锁隐性遗传病，最早由 Mohr 于 1960 年描述，以感觉神经性耳聋及肌张力障碍为主要特征，通常在 10 岁前即出现严重的听力障碍，随后其他非典型症状即逐渐显现，包括肌张力障碍、进行性视力丧失、痉挛、共济失调、激惹、痴呆等。其可能发病机制为 Xq22 上 *TIMM8A* 基因发生单基因突变或邻近基因缺失，造成线粒体内膜蛋白输入异常，导致线粒体功能障碍和神经细胞退变。在此蛋白表达丰富的区域如听神经、视神经、纹状体、基底核等表现尤为明显，进而出现相应的临床症状。该病具有 X 连锁遗传和线粒体病的特点，因此家族中均为男性患病，这是该病显著的特点。

感觉神经性耳聋几乎是所有患者的首发症状，通常伴有言语障碍，随后出现程度不等的肌张力障碍、共济失调以及其他症状。听力和视力的损害容易识别，部分患者的视力损害为亚临床损伤，有时不易察觉，没有听力损伤那么普遍和突出。此病诊断的挑战在于锥体外系症状的识别。一般在 10 岁左右出现肌张力障碍。肌张力障碍出现前，该病的诊断存在较大困难，除非家族中有已确诊的该病患者。一旦确定肌张力障碍，后续的诊断与鉴别诊断通常无困难。

该病目前尚无根治性治疗，主要以对症支持为主。助听器、言语康复与训练均有助于减轻耳聋带来的困扰。全身性肌张力障碍的治疗极具挑战性，肉毒毒素治疗可以尝试，但通常疗效短暂，且费用昂贵。脑深部电刺激术（DBS）已成为原发性全身性、节段性或颈部肌张力障碍的标准治疗方法之一。对其他治疗无效的 MTS 患者，亦可尝试使用。

（孙雅迪　韩超）

【专家点评】

回顾性分析显示，该患者具有耳聋、肌张力障碍、X 连锁隐性遗传模式、*TIMM8A* 突变阳性等核心临床特征，诊断 MTS 无明显异议。

尽管耳聋几乎是所有患者的首发症状，但由于耳聋的病因很多，单纯耳聋无法即刻诊断该病，除非有明确家族史。肌张力障碍的出现为该病的诊断提供了强有力线索。不过，由于全身性肌张力障碍常伴有行走时姿态异常和不稳，加上临床医生对全身性肌张力障碍的认识普遍不足，而且部分患者同时伴有程度不等的共济失调，导致该病早期易诊断为共济失调，给该病的及早诊断带来挑战。本例患者确诊前漫长的求医过程即为明证。患者在听力损害 10 年后才出现肢体活动障碍，曾在多家知名医院和知名专家处就诊，分别诊断为"肌张力障碍""遗传性共济失调""周围神经病"等，尽管进行了诸多检查，包括基因检测，仍未得到及时准确的诊断。肌张力障碍的确认，使得疾病诊断的方向确定，进一步的针对性基因突变分析最终明确了诊断。这个曲折的就诊经历提示，临床表型的准确识别是诊断的关键所在，基因检测应在临床初步诊断之后进行。

全身性肌张力障碍的治疗包括药物和非药物。常用药物有左旋多巴、巴氯芬、苯海索、氯硝西泮等，有时可获部分缓解，但随着病情进展以及伴随药物剂量增加带来的不良反应难以耐受，常常需要药物以外的措施。康复与矫治虽可应用于全病程，但通常作用有限。肉毒毒素作为局灶性和节段性肌张力障碍的一线治疗，疗效显著，但对于全身性肌张力障碍的疗效有限，且价格昂贵，并非理想手段。脑深部电刺激术（DBS）目前是原发性全身性肌张力障碍的一线治疗，越来越多的证据显示这是目前原发性肌张力障碍的最优治疗。业界普遍认为对青少年患者而言，DBS 越早实施越好。MTS 患者的肌张力障碍也可参照原发性肌张力障碍的治疗。但此患者的 DBS 治疗也经历了波折。患者曾于 2012 年在首都医科大学附属北京天坛医院行 DBS 治疗，在电极植入后的观察期，由于监护人的过度顾虑而拔出，导致手术未能完成。直至 2016 年由于症状持续恶化才在上海交通大学医学院附属瑞金医院完成 DBS 手术，术后左侧肢体改善较好，但右侧改善不明显，长期疗效有待随访观察。如果 2012 年能够完成此项手术，其结局或许会不同。

MTS 极为罕见，国内外报道极少，导致临床对该病的认识普遍不足，加强普及、提高认识水平、及早诊断对减少误诊带来的困扰很有意义。

（王涛）

| 参 考 文 献 |

［1］WANG H，WANG L，YANG J，et al. Phenotype prediction of Mohr-Tranebjaerg syndrome（MTS）by genetic analysis and initial auditory neuropathy［J］. BMC Med Genet，2019，20（1）：11.

［2］ENGL G，FLORIAN S，TRANEBJAERG L，et al. Alterations in expression levels of deafness dystonia protein 1 affect mitochondrial morphology［J］. Hum Mol Genet，2012，21（2）：287-299.

［3］BAHMAD F，MERCHANT S N，NADOL J B，et al. Otopathology in Mohr-Tranebjaerg syndrome［J］. Laryngoscope，2007，117（7）：1202-1208.

［4］HA A D，PARRATT K L，RENDTORFF N D，et al. The phenotypic spectrum of dystonia in Mohr-Tranebjaerg syndrome［J］. Mov Disord，2012，27（8）：1034-1040.

［5］BLESA J R，SOLANO A B，BRIONES P，et al. Molecular Genetics of a Patient with Mohr-Tranebjaerg Syndrome due to a New Mutation in the *DDP1* Gene［J］.NeuroMolecular Medicine，2007，9（4）：285-291.

［6］王玮，黄真 . A 型肉毒毒素治疗耳聋肌张力障碍综合征 1 例报告［J］. 中国康复医学杂志，2012，27（9）：846-848.

病例 33

突发肌张力障碍的功能性运动障碍病

功能性运动障碍病（functional movement disorders，FMD），又称心因性运动障碍病（psychogenic movement disorders，PMD），是常见的致残性疾病。因其临床表现的多样性和戏剧性往往导致临床的误诊或漏诊。该类疾病的诊断应注重病史特点及特征性临床表现（如起病突然、病情波动、症状间歇发生、症状随时间变化多样、童年创伤、有其他躯体化症状和从疾病中获益等特点），而不应仅仅基于排除其他疾病的诊断策略。FMD 可以表现为肌张力障碍、震颤、舞蹈、步态障碍甚至少动强直等，但都有其临床特征：①功能性震颤频率变化大；②功能性步态障碍患者的平衡功能多不受影响；③功能性肌张力障碍可在疾病早期即出现固定性肌张力障碍。

【病例简介】

1. **主诉**　惊吓后突发头及四肢不自主动作 3 天。

2. **现病史**　患者女性，14 岁。于 2012 年 9 月 10 日下午 5 时许在学校食堂吃饭时，突闻窗外雷声巨响，随即出现头部向右侧不自主扭转，伴有四肢抖动，右上肢明显。当即前往当地医院求治，给予镇静药物口服治疗，双下肢抖动明显减少，但头及双上肢仍不自主抖动，入睡后消失。于 9 月 13 日收治入院。

3. **既往史**　6 月 14 日（3 个月前）曾出现类似症状，外院诊断为"小舞蹈病"，后经治疗完全缓解。无脑外伤史。

4. **个人史**　长期生活于原籍，否认疫水疫区接触史，足月顺产，无新生儿窒息史。

5. **婚育史**　未婚未育。

6. **月经史**　5~6 天 /33 天。

7. **家族史**　无殊。

8. **查体**

（1）内科系统体格检查：体温 36.8 ℃，脉搏 78 次/min，呼吸 18 次/min，血压 105/70mmHg，心肺腹（－）。

（2）神经系统专科检查：神志清楚，精神可，对答切题，计算力、定时及定向力正常。简易精神状态检查（mini-mental state examination，MMSE）30 分，临床痴呆量表（clinical dementia rating，CDR）评分正常。

脑神经：双眼各向活动自如，无眼震，双瞳等大圆形，直径 4mm，对光反射敏感。鼻唇沟对称，伸舌居中，悬雍垂居中，双侧咽反射灵敏。

眼底检查：无异常。

感觉系统：浅、深感觉及皮质复合感觉正常。

运动系统：四肢肌力 5 级，肌张力正常。眉心征（−）。头部不自主地向右侧扭转，扭转方向、幅度、频率变化较大，具体表现为：与人对话时，头部向右侧扭转；用右手写字时，头部时而向右侧扭转，时而向右侧肩部侧倾；无人关注时，头部扭转及侧倾频率明显下降。头部及双上肢可见不自主抖动，双上肢平举及静息时皆有震颤，频率及幅度变化较大。

反射：双侧肱二头肌、肱三头肌反射（＋＋），双侧膝反射（＋＋＋）。

病理征：未引出。

共济运动：右侧指鼻试验无法完成，左侧指鼻试验及双下肢跟-膝-胫试验完成可。闭目难立征（−），直线行走完成可。

步态：行走时步态无明显异常，可见头部扭转（方向及动作幅度变化大）。

脑膜刺激征：阴性。

9. 辅助检查

（1）实验室检查：血常规、血糖、肝肾功能、电解质、血脂正常；碱性磷酸酶 184IU/L↑，类风湿因子 25IU/ml↑，抗链球菌溶血素 "O"、C 反应蛋白、红细胞沉降率均正常。铜蓝蛋白 21.70mg/dl↓。外周血涂片（−）。

（2）辅助检查：心电图、胸片、心脏超声正常。眼底裂隙灯检查未见 K-F 环。脑电图示未见明显异常。头颅 MRI 未见明显异常。

10. 入院诊断　肌张力障碍原因待查。

【临床分析与决策】

该患者的症状学诊断主要有两个主要成分，即肌张力障碍和震颤，定位诊断基底节。该患者的肌张力障碍和震颤有如下特点：①肌张力障碍的特点无论是在动作的幅度、方向，还是频率上都存在较大的变异。与人对话时头部向右侧扭转；用右手写字时，头部时而向右侧扭转，时而向右侧肩部侧倾；无人关注时，头部扭转及侧倾频率明显下降。头部及双上肢可见不自主震颤，频率及幅度变化较大，符合肌张力障碍的经典定义，即一种不自主、持续性肌肉收缩引起的扭曲、重复运动或姿势异常综合征（伴或不伴有震颤）。②除有肌张力障碍外，患者还表现为肢体震颤。其特点为双手维持某一姿势、静息及取物时都出现震颤，即震颤为混合性震颤（姿势性+静止性+动作性），且没有一种类型的震颤占有主导优势。此外，患者双上肢的震颤也没有在特殊位置时消失的特点，所以无法将震颤归因于肌张力障碍主动肌和拮抗肌之间的不平衡。

定性诊断是此病例的难点，但病史及临床症状特点对定性诊断有很大帮助：①起病突然，在受惊后突然出现的运动障碍症状；②运动障碍的表现形式多样，以肌张力障碍及混合性震颤为首发症状及核心症状，且变异较大；③在 3 个月前曾有类似症状，可自发缓解；④辅助检查未提示明确的异常。因此可归纳为 9 个字——"突然性、多变性、缓解性"。基于这一特点，诊断考虑功能性。经过暗示疗法及安慰剂疗法（维生素 B$_1$ 口服）2 天后患者症状完全消失，证实了我们的临床诊断。必须强调的是，诊断功能性运动障碍病必须非常慎重，必须明确排除任何其他因素所致的运动障碍病。

【诊断】

功能性运动障碍病

【诊治过程】

经过暗示和给予口服维生素 B_1 治疗 2 天后，症状完全缓解。

【预后及随访】

发病后，患者每年到笔者所在医院随访，症状完全缓解，未再反复。

【讨论】

该病的症状学诊断并不困难，主要在定性诊断有一定困惑。在 19 世纪，绝大多数临床医生遇到这类病例会毫不犹豫地给出功能性（心因性）疾病的诊断。但是随着医学的进步，越来越多的器质性运动障碍病被报道，到了 21 世纪的今天，临床医生在真的面对功能性运动障碍时倒是变得异常谨慎了。笔者在美国国立卫生研究院进修时惊讶地发现，全美各地推荐过来的运动障碍疑难病例中几乎有一半竟然都是功能性运动障碍。

心理因素所致的运动障碍并不少见，从事运动障碍研究的临床工作者遇到越来越多的继发于心理因素的运动障碍病。目前认为，症状学表现为运动亢进的患者较表现为运动迟缓的患者更容易有心理性因素。一项针对八个专科中心的研究发现，功能性运动障碍的患者多表现为单一运动特征，最多见的是震颤，其后依次为肌张力障碍、步态异常、帕金森综合征、抽动症等。功能性运动障碍病可以说是非常棘手的诊断，一方面临床医生往往会对作出这样的诊断非常"犹豫"，因为生怕遗漏器质性疾病，另一方面被诊断的患者和家属往往会抗拒这样的诊断。紧扣"运动相关线索"可以帮助我们较为快速和准确地作出判断，并制定进一步的治疗策略。

（吴逸雯）

【专家点评】

功能性运动障碍病的诊断应该遵循两步走的过程，首先要作出一个阳性诊断，即运动障碍症状是由功能性引起的而非器质性疾病。第二步需要确定一个精神病学病症或可以解释运动异常病因学的精神动力学，从而为患者制定治疗方案。第一步的诊断往往可有运动障碍专科医生判断，但第二步诊断就需要有精神科医生作为主导进一步确定治疗策略。目前认为以下"运动相关线索"高度提示功能性疾病：①突然起病；②动作不一致（动作特点随时间而改变）；③动作和姿势不协调（动作不符合已知的形式或正常的生理形式）；④出现与基本的异常运动形式或已知的运动疾病不一致的异常运动形式，尤其是节律性摇摆，奇特的步态，故意缓慢执行所要求的随意运动，突然暴发无意义词语及过度惊跳（突然受到意想不到的噪声或威胁性动作刺激时所出现的奇特动作）等；⑤自愈；⑥注意力分散时动作消失；⑦安慰剂、暗示或心理治疗有效；⑧间歇性发作；⑨肌张力障碍开始时表现为固定姿势；⑩面部扭曲动作使嘴歪向一侧（面肌的器质性肌张力障碍时，嘴通常不歪向一侧）。

此外，一些"非运动相关的线索"也有助于我们的诊断与鉴别诊断：①假性无力；②假性感觉主诉；③多个躯体化症状或不能诊断的情况；④自伤；⑤明显的精神病学障碍等。一旦作出功能性运动障碍的诊断，制定有效合理的治疗方案非常重要，目前认为精神疗法可使患者持久获益，帮助患者建立积极的社会生活观、医生有效治疗的强烈暗示、应激源的去除以及抗抑郁药物治疗都可有助于良好的治疗效果。

（陈生弟）

| 参 考 文 献 |

［1］SKOGSEID I M. Dystonia-new advances in classification，genetics，pathophysiology and treatment［J］. Acta Neurol Scand Suppl，2014（198）: 13-19.

［2］THENGANATT M A，JANKOVIC J. Psychogenic Movement Disorders［J］. Neurol Clin，2015，33（1）: 205-224.

［3］HALLETT M. Functional（psychogenic）movement disorders-Clinical presentations［J］.Parkinsonism Relat Disord，2016，Suppl 1（1）: S149-S152.

病例 34

以肌张力障碍为主要症状的 6-丙酮酰四氢蝶呤合成酶缺乏症

导读 6-丙酮酰四氢蝶呤合成酶（6-pyruvoyltetrahydrobiopterinsynthesis，PTPS）缺乏症是一种常染色体隐性遗传病。患者多于婴幼儿期起病，多伴有神经系统受损，表现为运动迟缓、肌张力障碍、痉性发作、智能下降等。新生儿筛查的普及使得大部分患者在婴幼儿期就得到诊断和治疗，鲜有成年病例报道。本例诊断的 2 例 PTPS 缺乏症患者首诊年龄偏大，最大者 26 岁，临床表现以肌张力障碍为主，不同于以往典型 PTPS 缺乏症者，对左旋多巴反应良好，因此临床诊断时容易误诊为其他类型的多巴反应性肌张力障碍。血苯丙氨酸浓度测定、尿蝶呤谱分析、突变基因的检测对于伴有不典型临床表现 PTPS 缺乏患者诊断以及与其他类型多巴反应性肌张力障碍的鉴别是必不可少的。

【病例简介】

（一）病例 34-1

1. **主诉** 言语含糊 10 年，肢体抖动、行走乏力 4 年。

2. **现病史** 患者男性，12 岁，小学生。患者 2 岁起学语，讲话费力，声音低，口齿不清。学龄时出现双上肢抖动，写字明显，双下肢乏力，步行缓慢，上述症状呈现晨轻暮重特点。患者病情逐年进展，入院前早上生活能自理，下午上肢抖动不能持物、下肢乏力致行走摔跤。曾至外地多家医院就诊，诊断不明，为进一步明确诊断，至笔者所在医院神经内科门诊就诊，门诊拟"运动障碍"收治入院。

3. **既往史** 无特殊。

4. **个人史** 无特殊。

5. **家族史** 患者父母正常，非近期结婚，家有 1 兄，27 岁，症状较其更为严重。

6. **查体** 发育正常，身高 150cm，体重 34kg，简易精神状态检查（MMSE）29 分。双侧瞳孔直径等圆等大，对光反射存在，眼球活动正常，双睑裂正常，闭合有力，双侧额纹、鼻唇沟对称，咽反射存在，伸舌居中，构音不清，声音低，发音费力。双侧肢体肌张力略高，双下肢近端肌力 5⁻ 级，余肢体肌力 5 级。双上肢姿势性震颤，左侧轮替动作较右侧差。右侧跟腱反射活跃，其余腱反射迟钝，双侧病理征未引出。双侧针刺觉对称。闭目难立征（+），直线行走不能完成。

7. 辅助检查

（1）甲状腺功能正常。血铜、24 小时尿酮、铜蓝蛋白均正常。眼科查 K-F 环阴性。血常规、肝肾功能、心肌酶谱均正常。

（2）脑电图：轻至中度异常（阵发性高电位 3~4c/s 的 δ、θ 活动，以两枕区为主）。

（3）头颅 MRI 正常。

（4）四肢神经传导速度和肌电图：未见异常。

（二）病例 34-2

1. 主诉　进行性言语不清、双上肢抖动、四肢乏力 20 余年。

2. 现病史　患者男性，27 岁，为病例 34-1 哥哥，无业。患者 2 岁起学语，讲话费力，声音低，口齿不清。上小学时出现双上肢抖动，写字时明显，双下肢乏力，步行缓慢，上述症状呈现晨轻暮重特点。病情逐年进展，14 岁以后病情严重，晨起时尚能讲话、吃饭、独自行走，下午发音含糊不清、双手抖动至不能持物，行走不稳，容易摔跤。近几年患者说话时经常有张嘴伸舌动作，饮水偶有呛咳，并出现日间睡眠时间增多（白天睡眠时间平均在 4~5 小时）。至笔者所在医院神经内科门诊就诊，门诊拟"运动障碍"收治入院。

3. 既往史　无特殊。

4. 个人史　无特殊。

5. 家族史　患者父母正常，非近期结婚，家有 1 弟，12 岁，症状相似。

6. 查体　一般发育可，身高 162cm、体重 65kg，MMSE 21 分（文化程度为小学水平），双侧瞳孔直径等圆等大，对光反射存在，眼球活动正常，双睑裂正常，闭合有力，双侧额纹、鼻唇沟对称，咽反射存在，伸舌居中，构音不清，声音低，发音费力，说话时伴不自主张嘴伸舌。四肢肌张力略高，双下肢近端肌力 5⁻ 级，余肢体肌力 5 级。双上肢姿势性震颤，四肢轮替动作差。双侧腱反射活跃，双侧病理征阴性。双侧针刺觉对称。闭目难立征（＋），直线行走不能完成。

7. 辅助检查

（1）甲状腺功能正常；血铜、24 小时尿酮、铜蓝蛋白均正常；眼科查 K-F 环阴性。血常规、肝肾功能、心肌酶谱均正常；脑电图示轻度异常脑电图（较多见短段中电位 5~6Hz θ 活动，以两枕区为主）。

（2）头颅 MRI 正常。

（3）神经传导和肌电图：未见异常。

8. 入院诊断　运动障碍查因。

【临床分析与决策】

两位患者均为幼年起病，进行性加重，临床症状以全身性肌张力障碍为主要表现，疾病呈现晨轻暮重、劳累后加重、休息后减轻的波动特点，首先考虑多巴反应性肌张力障碍。可予以左旋多巴诊断性治疗。值得注意的是，患者两人均以言语含糊为首发症状，病程较长的患者合并睡眠障碍（嗜睡症），与经典的多巴反应性肌张力障碍不同，需要进一步完善代谢相关检查，以排除其他遗传代谢疾病。入院后两位患者均予以左旋多巴/卞丝肼（每次 62.5mg 每日 2 次）小剂量诊断性治疗，服用两日后两位患者症状均明显改善。进一步检查：

（1）病例 34-1（弟）：血串联质谱分析：血苯丙氨酸浓度升高，为 234.62μmol/L（参考值 20~120μmol/L）；血苯丙氨酸与酪氨酸比值升高，为 7.22（参考值 0.5~2），提示高苯丙氨酸血症。

尿蝶呤谱分析：生物蝶呤（B）下降，为 0.22mmol/molCr（参考值 0.35~2.67mmol/molCr）；新蝶呤（N）升高，为 4.04mmol/molCr（参考值 0.29~2.61mmol/molCr）。生物蝶呤 %（B/B+N）显著下降，为 5.22%（参考值 42.7%~75.9%）。结论：生物蝶呤及生物蝶呤 % 显著降低，提示 BH4 合成酶 PTPS 缺乏症。

PTPS 基因检测：患者突变类型分别为 272G>A 和 286G>A（图 34-1）。

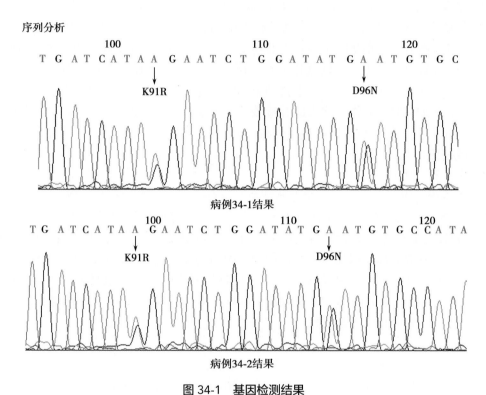

图 34-1　基因检测结果

病例 34-1 和病例 34-2 突变类型均为，272G>A 和 286G>A，对应氨基酸变化为
K91R 和 D96N，两种突变类型已有报道。

（2）病例 34-2（兄）：血、尿串联质谱因经济原因未查；基因检测：患者突变类型分别为 272G>A 和 286G>A。

【诊断】

6-丙酮酰四氢蝶呤合成酶缺乏症（6-pyruvoyltetrahydrobiopterinsynthesis deficiency，PTPS 缺乏症）

【诊治过程】

两位患者均予以小剂量左旋多巴/卞丝肼（每次 62.5mg，每日 2 次，口服），服药 2 日后症状明显改善，弟弟维持该剂量出院，哥哥 1 周后左旋多巴/卞丝肼剂量增加至每日 2 次，每次 125mg。出院时再次增加剂量至每日 3 次，每次 125mg，嘱患者维持该剂量，有条件情况下，可补充四氢生物蝶呤。

【预后及随访】

6 个月后电话随访，两位患者言语困难、肢体抖动、行走乏力和日间困倦现象显著改善。出院 1 年后门诊随访，两位患者症状均显著改善。弟弟正常上学，学习成绩中等。哥哥已从事简单的劳动工作（村委会清洁员），生活自理。出院 2 年后随访，弟弟肢体抖动症状略有加重，考虑与其生长发育有关，将左旋多巴/卞丝肼剂量调整至每日 3 次，每次 125mg。哥哥维持原剂量。

【讨论】

PTPS 是体内四氢生物蝶呤（BH4）合成途径中的关键酶之一，后者是苯丙氨酸羟化酶、酪氨酸羟化酶和色氨酸羟化酶的辅酶，参与体内苯丙氨酸的代谢和神经递质多巴、肾上腺素、5-羟色氨酸神经递质的合成。PTPS 缺乏可影响 BH4 的合成，造成体内苯丙氨酸的蓄积及神经递质多巴、肾上腺素、5-羟色氨酸合成障碍，出现一系列临床症状。PTPS 缺乏者出生时正常，在 3 个月后出现症状，婴幼儿期症状较为典型。典型的临床症状包括毛发、皮肤颜色变浅，尿汗鼠臭味，反应差、易激惹，抬头困难、四肢软弱无力、吞咽困难、癫痫等，部分患儿可出现锥体外系症状，如角弓反张、钢管样扭转、震颤等。患儿智能发育通常落后于同龄儿童。临床症状的严重程度与 PTPS 缺失或活性下降程度不同而有所差异。轻者在诊断时可无神经系统症状。PTPS 缺乏者常规检查无殊，需行血质谱分析、尿蝶呤谱分析等，基因检测可明确诊断和突变类型。临床治疗方面，PTPS 缺乏者接受普食，同时给予 BH4 以降低血苯丙氨酸浓度，并补充神经递质多巴、5-HT 等。PTPS 缺乏者的预后与基因型、血苯丙氨酸浓度和起始治疗的早晚相关，血苯丙氨酸蓄积严重的患者神经系统损伤更为明显。起始治疗时间越早，患者预后越好。

（万赢　千静）

【专家点评】

本文报道的两例 PTPS 缺乏症患者特点为首诊年龄偏大、病程较长，临床特征与以往的 PTPS 缺乏病例显著不同。即①肌张力障碍为突出表现，其中言语含糊为首发症状以往未见报道；②智能发育未受影响；③症状呈晨轻暮重特点。患者血苯丙氨酸浓度仅轻度升高，因此本文推测这两种基因突变类型对 PTPS 活性影响较小，BH4 缺乏程度较轻，苯丙氨酸的代谢和神经递质合成的影响不大，苯丙氨酸对神经系统的毒性作用并不显著，因此患者并无毛发变黄、异味和认知功能障碍等表现，而仅以多巴缺乏所致肌张力障碍为主要表现。

结合两位患者的临床特点，临床容易误诊为多巴反应性肌张力障碍（dopa-responsive dystonia，DRD）。然而 DRD 具有以下几个临床特征，仍不同于 PTPS 缺乏症。①DRD 患者起病略晚，多以儿童期为主，病程缓慢进展，如未经治疗 5~6 年达到高峰。②临床症状方面，全身肌张力障碍为 DRD 的突出表现。但首发症状可表现为肌张力障碍引起的疲劳和步态异常，尤以下肢为重，如足趾行走、马蹄内翻足姿势等。③DRD 患者智能发育不受影响，病程中不出现意识障碍。④常染色体显性遗传多见，因此患者多伴有家族史。严重的 PTPS 缺乏症与 DRD 的临床表现差异显著，不易误诊。但是如本文所报道的不典型的 PTPS 缺乏者临床特征与 DRD 相似较多，两种疾病容易相互混淆，所以进一步的血苯丙氨酸浓度测定、尿蝶呤谱分析、突变基因的检测对于疾病的明确诊断是必不可少的。

（刘振国）

参考文献

［1］叶军，邱文娟，韩连书，等 . 398 例新生儿各型高苯丙氨酸血症的研究及 26 年诊治经验［J］. 中华围产医学杂志，2008，10（6）：382-387.

［2］王琳，喻唯民，李晓雯，等 . 中国北方人群四氢生物蝶呤缺乏症的研究［J］. 中华医学遗传学杂志，2006，23（3）：275-279.

［3］NIU D M. Disorders of BH4 metabolism and the treatment of patients with 6-pyruvoyl-tetrahydropterin synthase deficiency in Taiwan［J］. Brain Dev，2011，33（10）：847-855.

［4］叶军 . 高苯丙氨酸血症的诊治及研究进展［J］. 临床儿科杂志，2010（2）：197-200.

［5］JAGGI L，ZURFLUH M R，SCHULER A，et al. Outcome and long-term follow-up of 36 patients with tetrahydrobiopterin deficiency［J］. Mol Genet Metab，2008，93（3）：295-305.

［6］TANAKA Y，KATO M，MARAMATSU T，et al. Early initiation of L-dopa therapy enables stable development of exexutive function in tetrahydrobiopterin（BH4）deficiency［J］. Dev Med Child Neurol，2007，49（5）：372-376.

［7］LEUZZI V，CARDUCCI C A，POZZESSERE S，et al. Phenotypic variability，neurological outcome and genetics background of 6-pyruvoyl-tetrahydropterin synthase deficiency［J］. Clin Genet，2010，77（3）：249-257.

病例 35

以面臂肌张力障碍起病的自身免疫性脑炎

 导读 本例患者表现为发作性左上肢不自主抽动，伴同侧面部肌肉痉挛，初诊为癫痫发作，抗痫药效果差，发作时视频脑电图未示异常波发放，视频提示为面臂肌张力障碍发作。血清 LGI1 抗体检测阳性，免疫治疗后症状控制，诊断为 LGI1 抗体介导的自身免疫性脑炎。

【病例简介】

1. **主诉** 左侧肢体不自主抽动 20 余天，加重 3 天。

2. **现病史** 患者男性，66 岁，农民，河南许昌人，高中学历，左利手。患者 20 余天前骑自行车时出现左上肢不自主抬举样抽动，持续约 1 秒后缓解，未在意。16 天前晨起倒垃圾时出现左侧肢体不自主抽动，后摔倒在地，左侧顶枕部着地，当时意识不清，清醒后感头晕、头痛，无发热、恶心、呕吐、视物不清，无舌咬伤、大小便失禁等，急呼 120 就诊。途中再次出现左侧肢体抽动，呈上肢屈曲、下肢伸直抬举抽动，伴左侧面部痉挛，左眼紧闭，持续约 2 秒缓解，收住急诊科。住院期间，间断出现双侧肢体不自主抽动，左侧肢体抽动频数多，发作时伴左侧面部肌肉痉挛，每次发作持续约 2 秒，发作频率平均 5~6 次/d，偶尔两次发作之间可隔数天。查血钠 127mol/L，血氯 92.5mol/L，给予补钠治疗及丙戊酸钠抗痫治疗。血钠纠正、丙戊酸血药浓度正常范围后，抽动仍有发作。3 天前左侧肢体及面部不自主抽动频繁，每天发作十数次，逐渐增加至约 5~10 分钟发作一次，均持续约 1~2 秒，发作频繁时意识模糊，言语错乱。因"癫痫"发作频繁，治疗效果欠佳，由急诊科转至笔者所在科室。

3. **既往史** 患者 4 个月前曾在外院诊断"右侧额颞部带状疱疹、右眼病毒性结膜炎、三叉神经痛"。

4. **个人史** 无特殊。

5. **家族史** 否认家族遗传史。

6. **查体**

（1）内科系统查体：体温 36.5℃，脉搏 72 次/min，呼吸 22 次/min，血压 130/70mmHg。发育正常，营养中等，全身浅表淋巴结未及肿大，双肺呼吸音清晰，未闻及干湿性啰音，各瓣膜听诊区未闻及病理性杂音，无心包摩擦音，双下肢踝关节处轻度浮肿。

（2）神经系统查体：神志清楚，精神差，查体合作，言语流利，记忆力减退（近事遗忘）、计算力正常、理解力正常、定向力正常、判断力正常。右耳听力下降，右侧面部痛觉减退。余脑神经检查正常。四肢肌张力正常，肌力 5/5 级，腱反射正常，病理征阴性。共济运动正常。无颈项强直，克氏征和布氏征阴性。患者有间断左侧面部及上肢不自主抽动。

7. 辅助检查

（1）血尿常规、肝肾功能、凝血四项、甲状腺功能、ANCA、肿瘤标志物未见异常。

（2）彩超：二尖瓣少量反流；右室舒张功能减退；右侧颈动脉粥样硬化。

（3）心电图：无特殊异常。

（4）胸部 CT：无特殊异常。

（5）头颅 MRI：未见明显异常。

（6）蒙特利尔认知评估量表（MOCA）18/30 分；简易精神状态检查（MMSE）26/30 分。

8. 入院诊断　①发作性左侧肢体及面部抽动待查：症状性癫痫？②电解质紊乱。

【临床分析与决策】

1. 病例特点　患者为老年男性，急性/亚急性起病，症状呈发作性，并进行性加重。临床表现为发作性左侧上肢抽动，伴左侧面部肌肉痉挛，每次持续时间数秒，可自行消失，不伴有双眼上翻、舌头咬伤、小便失禁等特征。发作频繁时意识模糊，言语错乱，记忆力减退。

2. 定位诊断　依据发作性左侧肢体抽动、左侧面部痉挛，以及意识模糊、言语错乱、记忆力减退等临床症候群，查体记忆力减退，发作性左侧上肢和面部不自主抽动，定位右侧额颞叶皮质，可能影响左侧。

3. 定性诊断　患者表现为急性/亚急性起病，症状呈发作性，并进行性加重，考虑自身免疫性脑炎可能性大，有待进一步行相关检查。

4. 鉴别诊断

（1）癫痫：支持点为症状呈发作性，每次持续时间数秒，可自行消失，发作间期正常，伴意识状态改变。不支持点为抗癫痫药无效。因此对癫痫发作存有异议，需要考虑是不自主运动，可能是肌张力障碍发作，有待行动态视频脑电图检查。

（2）运动障碍疾病：该患者需与阵发性运动诱发性运动障碍（paroxysmal kinesigenic dyskinesias，PKD）相鉴别，PKD 系一组突然动作诱发的非随意性运动障碍性疾病，发作时以异常运动或姿势为特征，因突然的运动、转身、惊吓或者精神紧张等因素诱发，表现为单侧或双侧的肌张力障碍、舞蹈样动作、手足徐动、投掷样动作等，可持续数秒至数十秒，发作间期正常，具有高度临床和遗传异质性，青少年多见，可散发性或者家族性，该患者需仔细鉴别。

（3）副肿瘤性脑炎：主要累及边缘系统，临床亚急性、慢性或者隐匿起病，表现为癫痫发作、记忆及定向障碍、精神行为异常、睡眠障碍等，头颅 MRI 可有内侧颞叶、海马、丘脑、脑干异常，副肿瘤抗体阳性，部分患者合并恶性肿瘤。该患者不明原因反复"癫痫样"发作、低钠血症、记忆力减退，无感染证据和卒中表现，抗癫痫治疗效果不佳，需进一步排除。

（4）感染性脑炎：可有发热、头痛、抽搐发作、精神行为异常、意识障碍，甚至局灶性神经系统损害体征，脑电图可呈弥漫性异常，头颅 MRI 和脑脊液多有异常发现。该患者无前驱感染史，患者无发热，头痛、脑膜刺激征阴性，血常规、炎性指标、免疫指标未见异常，但需进一步行 CSF 检查。

5. **入院后行特殊检查**　为进一步明确诊断，给予动态脑电图监测脑电活动，行腰穿，检查脑脊液（CSF）和血清自身免疫抗体，并全身 PET/CT 检查，排除肿瘤。

（1）动态视频脑电图：在视频监测期间，患者左侧肢体不自主抬高并抽动，或者坐起时身体后倾伴左侧肢体抽动，睡眠期左上肢抽动，持续 2~4 秒后缓解，同步脑电背景节律未见异常波发放，结合心电、肌电，考虑为非痫性发作。

（2）CSF：压力 100mmH$_2$O，白细胞计数 $16×10^6$/L（淋巴细胞 90%，为单核细胞 10%，考虑淋巴细胞性炎症），蛋白、糖和氯化物正常范围，生化、抗酸+真菌涂片+革兰氏染色未见异常。自身免疫性抗体（NMDAR，LGI1，CASPR2，AMPAR1，AMPAR2，GABA$_B$R）和副肿瘤性抗体（Hu，Yo，Ri，PNMA2，Amphiphysin 和 CV2）均阴性。血清富亮氨酸胶质瘤失活 1 蛋白（leucine-rich glioma inactivated-1，LGI1）抗体阳性，余未见异常。

（3）PET/CT：全身 PET/CT 检查未见肿瘤性病变。

6. **再次分析该病例**　老年男性患者，癫痫样肢体抽动起病，每次持续数秒，尽管给予抗痫治疗，病程仍进行性加重，伴意识模糊和记忆力下降；发作时动态脑电未见异常；CSF 白细胞数增高，呈轻度淋巴细胞性炎症；血清 LGI1 抗体阳性，PET/CT 阴性。仔细分析家属录制的发作时视频，患者"癫痫发作"样动作短暂、刻板、重复，为同侧手臂及面部肌张力障碍样不自主动作，考虑为面臂肌张力障碍（faciobrachial dystonic seizures，FBDS）。

【诊断】
LGI1 抗体介导的面臂肌张力障碍（FBDS）

【诊治过程】
入院后给予补液，常规抗癫痫药物丙戊酸钠应用，并纠正电解质紊乱，效果差，症状加重。进一步完善辅助检查后，确定为 LGI1 抗体介导的自身免疫性 FBDS。给予甲泼尼龙 1.0g 连续 5 天，然后泼尼松 80mg 口服，逐渐减量，同时给予保护胃黏膜、补钙类药物，FBDS 发作症状较前减少；给予免疫球蛋白 0.4g/（kg·d），连续 5 天静脉滴注，患者发作频率较治疗前逐渐下降，交待注意事项后，出院随访。

【预后及随访】
出院后 1 个月，电话随访，家属诉症状已经基本消失，嘱其继续激素应用，缓慢减量，定期复查。

【讨论】
面臂肌张力障碍（faciobrachial dystonic seizures，FBDS）是一个特异性的症状，被认为是 LGI1 抗体脑炎特征性的前驱表现。FBDS 多在成年发病，男性多见（男女比例为 2∶1），儿童少见。主要表现为单侧面部和同侧肢体同步出现的短暂（常少于 3 秒）、刻板、反复发作的肌张力障碍，偶可累及躯干或下肢，伴或不伴意识障碍；睡眠中亦可发作，听觉刺激或情绪激动时可诱发或加重发作。FBDS 每天可发作数十次，甚至高达数百次（2~400 次/d，平均 36~50 次），2/3 的患者会出现意识状态改变。由于症状的特异性，以及发作时脑电图正常，部分患者易诊断为功能性或者精神性疾病。常规抗癫痫药物效果不佳，近半数患者会出现皮肤不良反应。一项包括 29 例 LGI1 抗体脑炎患者的研究显示，10% 的患者也可不出现 FBDS。77% 的 FBDS 患者会出现遗忘和意识模糊。给予免疫治疗之前，患者 FBDS 发作频率可逐渐增加，3/4 的患者在 1 个月时间进展为副肿瘤性边缘叶脑炎，可以表现典型的内侧颞叶癫痫，顽固低钠血症，MRI 海马异常，功能磁共振可以出现基底节代谢异常。在另一项包括 26 例 LGI1 阳性 FBDS 患者的研究中，10 例出现 MRI 基底节 T_1 高信号；在 48 例 LGI1 脑炎患者群体中（FBDS 阳性 26 例，阴性 22 例），11/26 例 FBDS 阳性和 0/22 例 FBDS 阴性者出现基底节 T_1 高信号；而 FBDS 阳性患者内侧颞叶异常（11/26，42%）显著低于 FBDS 阴性者（20/22，90%），提示基底节受累。

　　FBDS 的治疗主要是免疫治疗，分为一线免疫（糖皮质激素、免疫球蛋白和血浆置换）和二线免疫（利妥昔单抗、环磷酰胺等），后者主要用于一线免疫治疗不佳的患者。复发病例可考虑长期应用吗替麦考酚酯、硫唑嘌呤等。FBDS 复发率为 30%~40%，常出现在初次发病后 6 个月内，也可在数年后复发。复发和对一线免疫治疗反应不佳是预后不良的征兆，因此，要避免激素减停过快，应逐渐递减。

　　对于 FBDS 的控制，只有 10% 的患者对常规抗痫药物有效，且往往需要合用多种抗痫药物，并且较长时间（3 个月）才能终止 FBDS 发作。而大部分患者对免疫治疗反应良好，在 1 个月内能控制发作。在 80 例以 FBDS 起病的患者中，58 例出现认知功能障碍；其中 57 例 FBDS 在起病 90 天内未得到有效控制，只有 1 例是在 FBDS 得到控制后才出现认知功能障碍。及时、有效地控制 FBDS 发作，能降低认知功能下降的风险。

　　关于 FBDS 是一种癫痫发作形式，还是一种阵发性运动障碍症状尚存在争议。前者的依据是，在边缘叶脑炎，LGI1 抗体与典型的颞叶癫痫相关；*lgi1* 基因突变小鼠可出现癫痫发作；FBDS 发作时同步脑电可监测到癫痫波；存在先兆；发作间期出现意识丧失或者语言障碍；对抗癫痫药物有反应（10%）；FBDS 成人多发，极少发生于儿童，而 PKD 起病较早，需由运动诱发。后一种观点则认为，大部分 FBDS 发作时脑电图正常，发作时基底节区葡萄糖代谢异常，MRI 基底节异常信号，癫痫波只在少部分患者中监测到，且常规抗癫痫药物效果差，因此有学者质疑其癫痫发作性质，而认为是运动障碍性疾病的一部分。但无论性质如何，及早识别该症状并给予免疫治疗，可以有效、快速地控制 FBDS 发作，预防认知功能下降，改善预后。

【总结】

　　临床上以锥体外系症状起病的疾病有很多，临床医生如何根据症状学特点以及发病特点能够及时作出临床诊断具有很大的挑战，这需要长期临床的积累及善于观察和总结，培养从繁杂的临床现象中找到疾病的本质的能力。从本例中我们可以学到：①患者首发及频发的发作性"癫痫"样抽动，甚至有"意识改变"，但是从无舌咬伤、大小便失禁等，这就提示我们对癫痫存在质疑。动态视频脑电图检查就非常之必要。结果显示本例在检测过程中有类似发作，可是未见痫性放电，不支持癫痫的诊断。②认识到 FBDS 是一个特异性症状（发作性的单侧面部、上肢的肌张力障碍样动作，该动作短暂、重复、刻板，伴或不伴意识状态改变），与血清或/和者脑脊液 LGI1 抗体相关。③FBDS 对常规抗痫药效果差，免疫治疗（激素、丙球和血浆置换，单用或者不同的组合）可取得显著效果。④该症状需及早识别，如果免疫治疗延误，容易加重病情，进展为边缘叶脑炎综合征，并出现认知功能障碍。⑤及时的免疫治疗不但能够控制 FBDS，而且可以避免发生认知功能障碍，改善预后。⑥约 1/3 患者会复发，需要长期免疫治疗。

（杨红旗）

| 参 考 文 献 |

［1］IRANI S R，MICHELL A W，LANG B，et al. Faciobrachial dystonic seizures precede Lgi1 antibody limbic encephalitis［J］. Ann Neurol，2011，69（5）：892-900.

［2］THOMPSON J，BI M，MURCHISON A G，et al. The importance of early immunotherapy in patients with faciobrachial dystonic seizures［J］. Brain，2018，141（2）：348-356.

［3］VAN SONDEREN A，THIJS R D，COENDERS E C，et al. Anti-LGI1 encephalitis：Clinical syndrome and long-term follow-up［J］. Neurology，2016，87（14）：1449-1456.

［4］FLANAGAN E P，KOTSENAS A L，BRITTON J W，et al. Basal ganglia T1 hyperintensity in LGI1-autoantibody faciobrachial dystonic seizures［J］. Neurol Neuroimmunol Neuroinflamm，2015，2（6）：e161.

［5］LÓPEZ CHIRIBOGA A S，SIEGEL J L，TATUM W O，et al. Striking basal ganglia imaging abnormalities in LGI1 ab faciobrachial dystonic seizures［J］. Neurol Neuroimmunol Neuroinflamm，2017，4（3）：e336.

［6］IRANI S R，STAGG C J，SCHOTT J M，et al. Faciobrachial dystonic seizures：the influence of immunotherapy on seizure control and prevention of cognitive impairment in a broadening phenotype［J］. Brain，2013，136（10）：3151-3162.

［7］STRIANO P. Faciobrachial dystonic attacks：seizures or movement disorder？［J］. Ann Neurol，2011，70（1）：179-180.

［8］SCHNEIDER S A，BHATIA K P. Recognition of faciobrachial dystonic seizures allowing early intervention with and prevention of development of full-blown limbic encephalitis［J］. Mov Disord，2011，26（12）：2176.

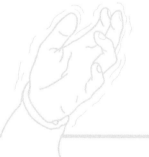

其他神经变性病与运动障碍疾病篇

病例 36

进行性核上性麻痹——Richardson 综合征

导读 进行性核上性麻痹（progressive supranuclear palsy，PSP）属于帕金森叠加综合征，临床表型异质性高，临床表现包括核上性凝视性麻痹、构音障碍、吞咽困难、平衡问题、跌倒和认知障碍等。具体致病机制尚未完全明确，但病理证据显示为 tau 蛋白相关疾病。随着对疾病了解的不断深入，PSP 的临床分型也越来越细致，临床亚型目前已有九种，其中 Richardson 综合征型（即经典型 PSP）是最常见的临床亚型。本例患者缓慢起病，症状多样，累及皮质、皮质下、锥体外系、锥体束、自主神经多个系统，临床及辅助检查证据支持经典型进行性核上性麻痹（PSP）诊断。PSP 的临床表现变异较大，早期极易被误诊和误治，在临床接诊怀疑神经变性疾病的过程中应关注眼球运动及步态障碍。

【病例简介】

1. **主诉** 行走不稳 3 年，行为异常、近记忆下降伴言语障碍 2 年。

2. **现病史** 患者男性，52 岁，初中文化。3 年前开始出现行走不稳，易向后跌倒，跌倒前感头晕，不伴视物旋转及耳鸣，无踩棉花感，每月跌倒 1~2 次，家属发现时有自言自语。2 年半前曾就诊当地医院查头颅 CT 示脑萎缩。2 年前出现行为异常和性格改变，乱购物和进食增多，妻子阻止其购物，患者易发怒并打骂妻子，并出现记忆力下降，以近期记忆下降为主，主要表现为刚放置的物品易忘记，遂就诊某医院查快速血浆反应素环状卡片试验（RPR）示阴性，头颅 MRI 检查示双侧额顶叶多发小缺血灶，治疗后无明显好转。1 个月后又逐渐出现言语欠清，含糊，音调变低，偶有饮水呛咳，时有二便失禁。再次就诊，测卧位血压 124/80mmHg，立位 96/66mmHg，考虑 Shy-Drager 综合征可能，MMSE 27 分，腰穿脑脊液蛋白 220mg/L，白细胞 $30×10^6$、红细胞 $90×10^6$，考虑中枢神经系统感染可能。1 年前患者进食时右手持物出现抖动，安静及睡眠时消失，讲话时声音明显降低，并仍有自言自语。于 2013 年 4 月收治入院。发病以来，精神、睡眠差，进食偶有呛咳，体重无明显变化。

3. **既往史** 半年来偶有血压偏高，不规则服药。

4. **个人史** 生于及居住于原籍，无疫水接触史，曾少量吸烟、饮酒，已戒多年。

5. **家族史** 否认家族遗传病病史。

6. 查体

（1）内科系统体格检查：体温 37.2 ℃，脉搏 76 次/min，呼吸 19 次/min，血压 145/76mmHg，心肺腹未见异常。

（2）神经系统专科检查：精神智能状态：神志清楚，精神差，言语欠清，查体欠合作，时间、地点定向力正常，粗测计算力、记忆力差。简易精神状态检查（MMSE）29 分（其中定向力 10 分，即刻记忆 3 分，计算和注意力 4 分，延迟回忆 3 分，语言功能 9 分）；蒙特利尔认知评估量表（MOCA）16 分；焦虑自评量表（SAS）示无焦虑症状；抑郁自评量表（SDS）示轻度抑郁症状。脑神经：额纹对称，眼裂正常，眼球活动左右方向正常，上视及下视差，无眼震，双侧瞳孔等大正圆，直径 3mm，对光反射灵敏。伸舌居中，鼻唇沟对称。运动系统：四肢肌张力可，颈部、躯干肌张力高，四肢肌力 5 级。后拉试验阳性。反射：四肢腱反射（++）。感觉系统：深浅感觉未见明显异常。病理征：左侧 Babinski 征（+）。共济运动：双侧指鼻试验稳准，跟-膝-胫试验完成可。闭目难立征阴性，直线行走不能完成。脑膜刺激征阴性。

7. 辅助检查

（1）实验室检查：①血常规、肝肾功、血糖均正常。②电解质：血钾 3.39mmol/L↓（正常值范围 3.50~5.10mmol/L），余正常。③血脂：甘油三酯 2.05mmol/L↑（正常值范围 0.56~1.70mmol/L），脂蛋白（a）0.62g/L↑（正常值范围 <0.30g/L），余正常。④肿瘤标志物：游离/总前列腺特异性抗原 0.21↓（正常值范围 >0.26），余正常。⑤叶酸 3.49ng/ml↓（正常值范围 3.80~10.50ng/ml），维生素 B_{12} 正常。⑥甲状腺功能、梅毒螺旋体、HIV 相关检测均正常。⑦脑脊液：2012 年 1 月 12 日外院结果示隐球菌乳胶定性试验阴性，真菌镜检阴性，血、脑脊液 IgG 指数和 OB 结果示血脑屏障破坏，但未见鞘内 IgG 合成增加的证据。2013 年 4 月 3 日结果示压力为 110mmH$_2$O，有核细胞计数 $1.00×10^6$/L，蛋白定量 887.00mg/L↑（正常值范围 <500mg/L），氯化物 120.00mmol/L，糖 3.00mmol/L，涂片未找见细菌、真菌、抗酸杆菌、肿瘤细胞，细菌、真菌培养（−），血、脑脊液 IgG 指数及 OB 结果示血脑屏障明显破坏，但未见伴鞘内 IgG 合成增加的证据。

（2）影像及内镜检查：①头颅 MR 平扫（2011-10-14，外院）示双侧额顶叶多发小缺血灶。②头颅 MR 平扫（2013-04-09，笔者所在医院）示左颞叶、双侧基底节区、侧脑室体旁及额顶叶白质多发腔隙性脑梗死及缺血灶，老年性脑改变（图 36-1）。③腹部 B 超（2013-04-03）示肝脂肪浸润肝内高回声，前列腺增大伴钙化，膀胱壁毛糙，双侧甲状腺回声不均匀，双侧颈部未见明显异常肿大淋巴结。④上腹部 CT 增强（2013-04-11）示胆囊内多发结石，十二指肠水平部类圆形低密度灶，拟脂肪瘤可能。⑤盆腔 CT 增强（2013-04-11）示直肠下段管壁增厚伴肠周小淋巴结 1 枚，前列腺稍大，双侧腹股沟多枚淋巴结显示，回肠远端可疑低密度灶。⑥电子全结肠镜（2013-04-08）示进镜至距肛门约 10cm 直乙交界至远端，肠腔内大量粪质粪水阻塞肠腔，无法继续进镜。肛管：内痔。直肠：大量粪水粪质，未见明显增殖性病灶。

8. 入院诊断　进行性核上性麻痹。

【临床分析与决策】

1. 定位诊断

（1）患者表情刻板、眉心征阳性、躯干（轴性）肌张力增高、右手震颤、易跌倒、后

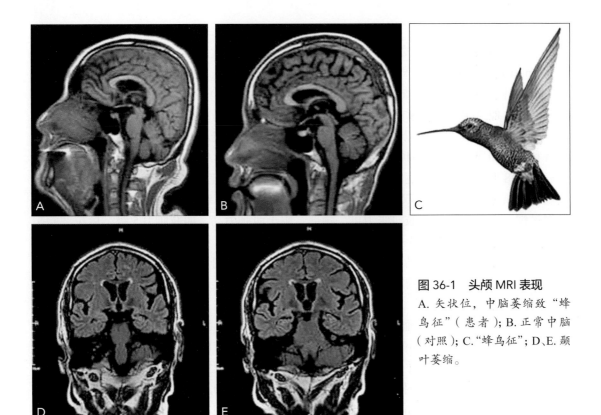

图 36-1　头颅 MRI 表现
A. 矢状位，中脑萎缩致"蜂鸟征"（患者）；B. 正常中脑（对照）；C."蜂鸟征"；D、E. 颞叶萎缩。

拉试验阳性，定位于锥体外系。

（2）上视差明显，下视稍差，存在垂直性核上性眼肌麻痹，定位于中脑。

（3）构音障碍、饮水呛咳，左侧 Babinski 征阳性，定位于锥体束。

（4）二便失禁、有尿潴留，前列腺增大不能解释，定位于自主神经系统。

（5）MMSE 29 分，而 MOCA 16 分，考虑定位于皮质下认知功能障碍，伴有人格改变、行为异常，自发语言减少、重复语言、记忆力、执行能力下降，皮质受累，考虑额叶病变。

（6）结合病史、体格检查及影像检查综合定位于：皮质、皮质下、锥体外系、锥体束、自主神经系统。

2. 定性诊断　患者隐匿起病，逐渐进展，慢性病程，考虑神经变性疾病，结合患者年龄 52 岁，以行走不稳、跌倒为表现的姿势步态障碍为首发症状，伴有垂直性核上性眼肌麻痹、认知功能障碍（额叶明显）及肌张力轴性增高明显，头颅 MRI 示中脑萎缩、有蜂鸟征，临床及辅助检查证据支持经典型进行性核上性麻痹（progressive supranuclear palsy，PSP）即 Richardson 综合征（Richardson Syndrome，RS）亚型诊断（确诊 PSP 需病理学证据）。

3. 鉴别诊断

（1）PSP-帕金森（PSP-P）型：文献报道部分 PSP 患者可有脑脊液蛋白升高，而 IgG 指数和 OB 检查提示血脑屏障破坏无特异性，该疾病可伴有假性延髓麻痹及皮质下认知功能受累，本患者临床诊断为 PSP，但倾向于 RS 亚型的诊断。因为，在最常见的 2 种 PSP 表型（RS 和 PSP-P）中，PSP-P 型除了核上性凝视麻痹之外，主要表现为非对称性起病、动作迟缓、肌强直、静止性震颤、早期左旋多巴治疗有一定效果，这些都是与 RS（姿势步态障碍+认知功能障碍）明显不同之处，本例患者在病程后期才出现震颤，本次入院治疗中对左旋多巴反应差，均不支持 PSP-P 型诊断。

（2）多系统萎缩（MSA）：神经系统多个部位相继病变，临床上主要分为以自主神经受累为主（MSA-A 型，又称 Shy-Drager 综合征）、以小脑 PD 症状为主［MSA-C 型，又称橄榄体脑桥小脑萎缩（OPCA）］和以帕金森样症状为主（MSA-P 型，又称纹状体黑质变性）的三大类表现，可有精神症状，但病程早期不伴有认知功能受累，少数晚期才出现，且一般程度较轻。该患者早期即有近记忆下降主诉，执行功能下降，临床体征及影像学检查均不支持 MSA 诊断。

（3）路易体痴呆（DLB）：DLB 累及注意、记忆和较高皮质功能的波动性认知损害和频繁的幻觉（视幻觉），有锥体外系体征。病程进行性发展，常迅速达到严重的晚期痴呆。该患者虽有认知功能下降以及锥体外系表现，但无波动性认知损害和明显的视幻觉，且患者认知障碍出现的时间晚于帕金森综合征，不支持 DLB 诊断。

（4）额颞叶变性（FTLD）：是以局限性额叶/颞叶变性为特征的进行性非阿尔茨海默病痴呆综合征，经典 FTLD 以人格改变为主，认知障碍较轻，起病较早（50~60 岁），人格改变和行为异常为早期和突出症状，易激惹、暴怒、淡漠，可有举止不当、冲动、贪食等症状，行为障碍较认知障碍明显，其中进行性非流利性失语（progressive non-fluent aphasia，PNFA）和语义性痴呆（semantic dementia，SD）亚型可出现明显的失语，可伴帕金森综合征或运动神经元病，然而其锥体外系和锥体系损害于疾病晚期出现，且其局限性额叶和前颞叶萎缩双侧多不对称，本例患者早期即出现运动障碍，有锥体外系受累，不支持 FTLD 诊断。

【诊断】

进行性核上性麻痹——Richardson 综合征亚型

【诊治过程】

本患者入院后予美金刚、茴拉西坦改善认知功能，叶酸、甲钴胺营养神经等治疗，多巴丝肼改善肌张力增高，并对症处理尿潴留，症状稍有改善后出院

【预后及随访】

PSP 患者平均存活 6~9 年。病程第 1 年即有跌倒者的存活期较无跌倒者短（5.2 年 vs. 6.8 年），早期出现尿失禁和肌张力障碍者存活期短，以震颤发病或以震颤为主要表现者存活期最长（16.6 年）。最常见死因为吸入性肺炎，其次是心血管病（如肺栓塞、心肌梗死、充血性心力衰竭）及肾脏感染。

【讨论】

进行性核上性麻痹（progressive supranuclear palsy，PSP），又称 Steele-Richardson-Olszewski 综合征，由 Steele 等于 1964 年提出，系中枢神经系统变性疾病。其主要临床特征为早期即出现姿势不稳伴反复跌倒、垂直性凝视麻痹、假性延髓麻痹所致的构音障碍及吞咽困难、运动迟缓、轴性强直及皮质下痴呆等。PSP 的病因尚不完全明确，目前认为其属于一种 tau 蛋白病。近年遗传学研究发现，散发性 PSP 的主要危险因素在于 tau 基因突

变，这可导致 4Rtau 蛋白异构体的过度表达。在病理状态下，tau 蛋白发生过度磷酸化等异常修饰，易从微管上解离下来并发生病理性聚集，从而导致神经原纤维缠结形成；同时 tau 蛋白丧失其促微管组装的生物学功能，导致微管解聚，轴突运输损害，进而导致脑部不同区域神经原纤维退行性变性。

PSP 临床特征为垂直性核上性凝视麻痹及姿态步态不稳伴反复跌倒，临床表现变异较大，具有不同临床亚型，其特点如下：

Richardson 综合征亚型（RS）：即经典型 PSP，表现为典型的姿势不稳、轴性强直的运动功能障碍、核上性眼肌麻痹、假性延髓麻痹、皮质下认知功能障碍与行为异常。

以 PD 样症状为主的 PSP：即 PSP-P 型，非对称性起病、动作迟缓、肌强直、静止性震颤、早期左旋多巴治疗有一定效果，在晚期，药物性异动症、视幻觉及自主神经功能障碍比 PD 少见，该型患者眼球运动正常，跌倒及认知功能损害出现较晚。

眼运动功能障碍型 PSP：即 PSP-OM，突出症状为眼球运动障碍，不伴有其他表现。

姿势不稳型 PSP：即 PSP-PI，病程中出现反复自发性跌倒和后拉试验阳性。

进行性冻结步态型 PSP：即 PSP-PGF 型，冻结步态为突出症状。

言语障碍型 PSP：即 PSP-SL 型，包括原发性进行性非流利性/失语法性失语和进行性言语失用，伴有自发性言语欠流利、发音错误和语法缺失。

额叶认知或行为表现型 PSP：即 PSP-F 型。

小脑型 PSP：即 PSP-C 型，以小脑性共济失调为首发及主要症状。

皮质基底节综合征型 PSP：即 PSP-CBS 型，有不对称的肢体肌张力增高及动作迟缓、皮质感觉缺失、肌阵挛、观念运动性失用和异己肢现象，通常左旋多巴治疗无效。

PSP 目前尚无有效的实验室检查标志物，有学者认为脑脊液神经丝轻链蛋白（NFL）的增高可以作为辅助诊断依据；影像学方面，PSP 患者头颅 MRI 以中脑萎缩，即"蜂鸟征"最为典型；也有患者可出现"米老鼠征"。近年有学者提出"磁共振帕金森综合征指数（MR Parkinsonism index，MRPI）"，发现 MRPI 在鉴别 PSP 与 PD（≥13.55）、MSA-P（≥12.85）中的灵敏度和特异度均达 100%。

1996 年美国国立神经疾病和卒中研究所（NINDS）及国际进行性核上性麻痹协会（SPSP）联合推荐的诊断标准将 PSP 诊断分为三层：临床可能的 PSP，临床很可能的 PSP 以及经组织病理学证实的确诊 PSP，但该诊断标准敏感度不足，无法满足临床需要。2017 年，国际运动障碍学会进行性核上性麻痹协作组（MDS-PSP）制定了新的诊断标准，通过识别进行性核上性麻痹基本特征、核心特征和支持特征，分为确诊的、很可能的、可能的和提示性 PSP。具体如下：

1. 基本特征

（1）符合标准（B1）：①散发；②≥40 岁发病；③病情逐渐进展。

（2）排除标准（B2）：

1）临床表现：①显著的、其他原因无法解释的情景记忆障碍，提示阿尔茨海默病（AD）；②显著的、其他原因无法解释的自主神经功能障碍，提示多系统萎缩或路易体痴呆（LBD）；③显著的、其他原因无法解释的幻视或觉醒状态症状波动，提示路易体痴呆；④显著的、其他原因无法解释的多节段上下运动神经元受累体征；⑤突然发病和/或阶梯式进展或快速进展的症状，结合影像学和实验室证据，提示血管源性、自身免疫性脑炎、代谢性脑病或朊蛋白病（PD）；⑥脑炎病史；⑦突出的肢体共济失调；⑧有明确病因的姿势不稳，如原发性感觉障碍、前庭功能障碍、严重肌肉痉挛或下运动神经元受累症状。

2）影像学表现：①严重的脑白质病变；②相关结构异常，如正常颅内压，阻塞性脑积水，基底节区、间脑、中脑、脑桥、延髓缺血或出血，缺氧缺血性脑病（HIE），中枢神经系统肿瘤或畸形。

（3）疾病相关排除标准（B3）：

1）影像学表现：①排除脑卒中、伴皮质下梗死和白质脑病的常染色体显性遗传性脑动脉病（CADASIL）或严重的淀粉样脑血管病（CAA）；②症状进展迅速，应结合DWI皮质和/或皮质下高信号排除朊蛋白病。

2）实验室检查：①PET/CT或脑脊液检查排除AD；②年龄<45岁的患者，应排除肝豆状核变性、Niemann-Pick病、甲状旁腺功能减退症、神经梅毒（NS）、神经棘红细胞增多症；③排除朊蛋白病、副肿瘤边缘性脑炎（PLE）；④青年患者出现消化系统症状、关节痛、发热和非典型神经系统症状如肌肉律动（myorhvthmia），应排除Whipple病（WD）。

2. 核心临床特征 见表36-1。

表36-1　PSP核心临床特征

确定程度	眼球运动障碍（O）	姿势不稳（P）	运动障碍（A）	认知功能障碍（C）
1	O1 垂直性核上性凝视麻痹	P1 3年内反复自发性跌倒	A1 3年内出现进行性冻结步态	C1 言语障碍，表现为非流利性和/或失语法性原发性进行性失语或进行性言语失用
2	O2 垂直扫视速度缓慢	P2 3年内后拉试验出现跌倒倾向	A2 帕金森样表现、无动性肌强直、突出的轴性肌强直和左旋多巴抵抗	C2 额叶行为和认知功能障碍
3	O3 频繁的粗大方波眼震或睁眼失用症	P3 3年内后拉试验出现后退2步以上	A3 帕金森样表现，非对称性震颤和/或左旋多巴反应良好	C3 皮质基底节综合征

3. 支持特征

（1）临床线索（CC）：CC1，左旋多巴抵抗；CC2，运动减少性和痉挛性构音障碍；CC3，吞咽障碍；CC4，畏光。

（2）影像学表现（IF）：IF1，显著中脑萎缩或葡萄糖低代谢；IF2，突触后纹状体多巴胺能神经元变性。

确诊的PSP需要病理学诊断，其他具体诊断情况见表36-2。

表 36-2　PSP 临床诊断

诊断级别	分型	标准
很可能的 PSP	RS	（O1 或 O2）+（P1 或 P2）
	PGF	（O1 或 O2）+A1
	P	（O1 或 O2）+（A2 或 A3）
	F	（O1 或 O2）+C2
可能的 PSP	OM	O1
	RS	O2+P3
	PGF	A1
	SL	（O1 或 O2）+C1
	CBS	（O1 或 O2）+C3
提示性 PSP	OM	（O2 或 O3）
	PI	P1 或 P2
	RS	O3+（P2 或 P3）
	P	（A2 或 A3）+（O3、P1、P2、C1、C2、CC1、CC2、CC3 或 CC4）
	SL	C1
	F	C2+（O3 或 P3）
	CBS	C3

目前，药物以及手术均不能有效治疗或延缓 PSP 的发展，在临床上只能对症治疗。PSP 涉及多种神经递质系统受损，采用神经递质替代疗法是临床治疗的基础，多巴胺能药物是较常规应用的药物。近期有报道 γ-氨基丁酸受体激动剂唑吡坦有助于改善 PSP 的运动障碍症状，值得进一步关注。

（谢心怡　任汝静）

【专家点评】

PSP 的临床表现变异较大，早期极易被误诊和误治。有报道称 PSP 患者从症状首发到获得正确诊断平均需要 3.6~4.9 年。本例患者缓慢起病，症状多样，累及皮质、皮质下、锥体外系、锥体束、自主神经多个系统，以致难以理清主要症状及体征，综合回顾该患者的诊疗经过，我们感到作为一名神经科医师，即使不专门从事神经变性疾病专业，仍然需要在接诊怀疑神经变性疾病的过程中考虑 2 个问题：①眼球运动：眼球的运动从某种意义上是神经变性疾病诊断的"窗户"，通过简单的各向运动、扫视检查，我们就可以初步判断患者是否存在明显的上、下视麻痹、眼震（类型）、扫视障碍，假如之前就能够发现该患者存在典型的垂直凝视麻痹，可能会早期得出 PSP 的诊断；②步态障碍：冻结步态、帕金森样表现、对左旋多巴反应性差等具体表现有助于指导 PSP 分型诊断。

（王刚）

┃ 参 考 文 献 ┃

［1］ARMSTRONG R A. Visual signs and symptoms of progressive supranuclear palsy ［J］. Clin Exp Optom，2011，94（2）：150-160.

［2］COTTER C，ARMYTAGE T，CRIMMINS D. The use of zolpidem in the treatment of progressive supranuclear palsy ［J］. J Clin Neurosci，2010，17（3）：385-386.

［3］WILLIAMS D R，LEES A J. Progressive supranuclear palsy：clinicopathological concepts and diagnostic challenges ［J］. Lancet Neurol，2009，8（3）：270-279.

［4］JESSE S，BRETTSCHNEIDER J，SÜSSMUTH S D，et al. Summary of cerebrospinal fluid routine parameters in neurodegenerative diseases ［J］. J Neurol，2011，258（6）：1034-1041.

［5］LISCIC R M，SRULIJES K，GRÖGER A，et al. Differentiation of progressive supranuclear palsy：clinical，imaging and laboratory tools ［J］. Acta Neurol Scand，2013，127（5）：362-370.

［6］LITVAN I，AGID Y，JANKOVIC J，et al. Accuracy of clinical criteria for the diagnosis of progressive supranuclear palsy（Steele-Richardson-Olszewski syndrome）［J］.Neurology，1996，46（4）：922-930.

［7］LITVAN I，BHATIA K P，BUM D J，et al. Movement Disorders Society Scientific Issues Committee report：SIC Task Force appraisal of clinical diagnostic criteria for Parkinsonian disorders ［J］. Mov Disord，2003，18（5）：467-486.

［8］QUAURONE A，NICOLETTI G，MESSINA D，et al. MR imaging index for differentiation of progressive supranuclear palsy from Parkinson disease and the Parkinson variant of multiple system atrophy ［J］. Radiology，2008，246（1）：214-221.

［9］WILLIAMS D R，DE SILVA R，PAVIOUR D C，et al. Characteristics of two distinct clinical phenotypes in pathologically proven progressive supranuclear palsy：Richardson's syndrome and PSP-parkinsonism［J］. Brain，2005，128（Pt 6）：1247-1258.

［10］HÖGLINGER G U，RESPONDEK G，STAMELOU M，et al. Clinical diagnosis of progressive supranuclear palsy：The movement disorder society criteria ［J］. Mov Disord，2017，32（6）：853-864.

［11］RESPONDEK G，KURZ C，ARZBERGER T，et al. Which ante mortem clinical features predict progressive supranuclear palsy pathology? ［J］. Movement Disorders，2017，32（7）：995-1005.

病例 37
皮质基底节变性

导读 皮质基底节变性是一种慢性进展性神经变性疾病，主要表现为不对称性肢体强直、失用、肌张力障碍以及姿势异常。在疾病的早期，常常被误诊为帕金森病，其病理学特征主要表现萎缩性大脑皮质和皮质下区域（包括黑质、纹状体）的神经元丢失、气球样变及神经胶质变性，并出现病理性 tau 蛋白的沉积，属于一种罕见的帕金森叠加综合征。

【病例简介】

1. **主诉** 右侧肢体动作不灵活伴姿势异常 3 年。

2. **现病史** 患者女性，62 岁。于 3 年前开始无诱因出现右侧肢体动作不灵活，伴右上肢震颤，活动时震颤明显，紧张时加重，入睡后消失，同时出现右侧肢体僵硬，走路时起步困难，右下肢拖步，简单的生活用品操作不能完成（如不会执行点燃煤气灶等），无肢体麻木无力；2 年前渐出现言语不清，无饮水呛咳、吞咽困难，同时出现右手指痉挛样姿势；1 年前症状加重伴左侧肢体轻度震颤，自觉右上肢不属于自己的肢体等异常感觉。曾在当地医院就诊，查头颅磁共振（MRI）提示"左侧大脑半球脑池、脑沟及脑裂较右侧普遍增宽，左侧侧脑室也较右侧扩大，考虑脑萎缩改变"，曾疑诊"帕金森综合征"及"肌张力障碍"，予"多巴丝肼、苯海索、巴氯芬、氟哌啶醇"等药物治疗后效果不佳，病情呈进行性加重，为进一步诊治门诊拟"帕金森叠加综合征"收住院。患者起病以来，无神志不清，无幻觉，无二便障碍，睡眠稍差，无夜间手打脚踢现象，精神、胃纳一般。

3. **既往史** 否认高血压、糖尿病、冠心病、脑卒中、肝炎、结核等传染病病史，否认外伤、手术、输血史。

4. **个人史** 家庭主妇，否认特殊化学品及放射性物质接触史。无吸烟饮酒等不良嗜好。

5. **家族史** 否认家族中有类似病史。

6. **查体** 一般内科查体未见异常，立卧位血压未见显著差异。神经系统查体：记忆力正常，对答切题，计算力明显减退，右上肢存在失用表现。眼球各向活动无受限，构音稍含糊，轻度面具脸，右侧肢体肌张力增高（铅管样），左侧肢体肌张力轻度增高，右上肢可见姿势性震颤，右侧指关节可见拇指背伸，余手指屈曲样肌张力障碍表现。右上肢快复轮替、指鼻动作不能配合完成，左上肢快复轮替轻度缓慢，左上肢指鼻动作准确。右下肢拖步，到达目的地时存在明显冻结步态。四肢痛触觉感觉对称，右侧肢体皮质复合觉（图形觉、两点辨别觉）减退。四肢肌力 5 级，四肢腱反射亢进，病理征（－）。

7. 辅助检查

（1）头颅 MRI：左侧大脑半球脑池、脑沟及脑裂较右侧普遍增宽，左侧侧脑室也较右侧扩大，考虑脑萎缩改变（图 37-1）。

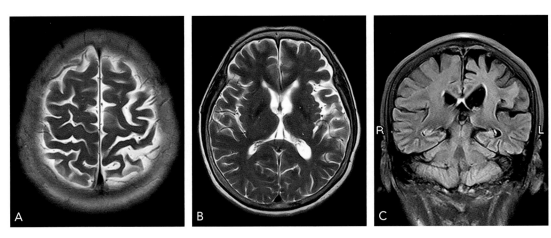

图 37-1　头部 MRI 表现

A、B. T₂WI 横断位；C. Flair 冠状位。

（2）头颅 PET：①¹¹C-CFT PET 显像提示左侧纹状体多巴胺转运体分布显著减低，右侧纹状体多巴胺转运体分布轻度减低；②¹⁸F-FDG PET 显像提示左侧大脑皮质、左侧基底节区葡萄糖代谢减低。结论：符合"皮质基底节变性"PET 影像学改变（图 37-2）。

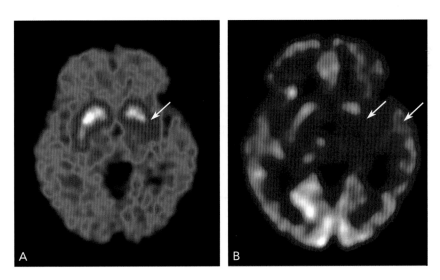

图 37-2　头颅 PET 表现

箭头示左侧多巴胺转运体和葡萄糖代谢降低：A. ¹¹C-CFT PET 显像；B. ¹⁸F-FDG 显像。

8. **入院诊断**　皮质基底节变性。

【临床分析与决策】

1. **诊断分析**

（1）诊断方面：患者存在肢体僵硬、震颤、动作迟缓和姿势步态异常，定位考虑锥体外系，同时患者存在肢体失用以及皮质复合觉异常，定位也考虑存在大脑皮质病变。慢性进行性加重病程，定性符合神经变性疾病。结合 PET 显像提示左侧大脑皮质、左侧基底节区葡萄糖代谢减低，左侧纹状体多巴胺转运体分布显著减低，诊断符合皮质基底节变性。

（2）鉴别诊断：患者对多巴胺能药物疗效不佳，存在失用和皮质复合觉障碍等皮质受累表现，可以排除帕金森病；无直立性低血压、排尿异常等自主神经症状，无小脑共济失调表现，多系统萎缩不支持；无眼球垂直活动受限及早期频繁跌倒，进行性核上性麻痹可以排除。

2. **临床决策选择**　皮质基底节变性属于一种帕金森叠加综合征，病程呈慢性进行性加重，对多巴胺能药物治疗效果不佳，目前缺乏有效的治疗方案，临床决策选择主要是延长患者生命以及提高生命质量。

3. **可选择治疗方案**

（1）继续优化多巴胺能药物的剂量，观察有无症状的改善。

（2）右上肢肌张力障碍可以加用肌张力障碍药物，必要时局部注射肉毒毒素，改善肌张力障碍的严重程度。

（3）患者存在认知功能减退以及皮质复合觉异常和失用症等皮质功能受损表现，改善认知功能药物（多奈哌齐、美金刚等）可能部分有效。

（4）康复治疗以及心理治疗，可以部分恢复患者的运动功能，以及保持良好的心态。

（5）生活护理：注意防止压疮，出现严重吞咽困难时可给予鼻饲或经皮内镜胃造瘘。

【诊断】

皮质基底节变性

【诊治过程】

1. **药物调整**　适当增加复方左旋多巴制剂的剂量，每天左旋多巴总剂量 800mg。因患者暂不同意使用肉毒毒素注射治疗右上肢肌张力障碍，适当增加肌张力障碍的药物（巴氯芬）的剂量。同时加用美金刚改善认知功能。经治疗后患者右上肢肌张力障碍和动作迟缓有部分改善。

2. **康复治疗**　予步态训练、言语和肢体协调性训练，并辅助于物理治疗等，患者的运动功能经康复治疗后有轻度改善。

3. **其他治疗**　予照料者培训相关的日常护理方法，交代患者和家属相关的治疗事项，同时予患者心理辅导和人文关怀，增强治疗的信心。

【预后及随访】

患者出院后随访一年，右上肢肌张力障碍仍有进行性加重的趋势，行走需要旁人扶持，日常生活不能自理。通过照料者良好的护理，尚未出现压疮及肺部感染等并发症。

【讨论】

皮质基底节变性（corticobasal degeneration，CBD）通常被认为是一种罕见锥体外系疾病，约占帕金森综合征的 4%~6%，据此推算其发病率约为每年（0.62~0.92）/10 万，患病率约为（4.9~7.3）/10 万。一般发病年龄为 60~80 岁，平均 63 岁。多为散发性，常无家族史。起病隐匿，核心临床症状为进行性非对称性肌强直及失用。研究表明，CBD 的诊断以病理学为"金标准"，其特征性病理改变为神经元和胶质细胞中高磷酸化的 4-重复序列 tau 蛋白广泛沉积，并在星形细胞远端异常聚集形成星形细胞斑。

由于临床工作中病理活检较难实现，故而人们将病理学组织检查确证的诊断称为 CBD，而未经过病理学活检验证，仅临床诊断的称为皮质基底节综合征（cortico-basal syndrome，CBS）。CBS 的临床表现以运动症状与高级皮质病变相关症状的不同组合为特点。运动相关症状主要表现为非对称的左旋多巴疗效不佳的帕金森综合征、肌张力障碍和局限性特征性肌阵挛。

CBD 的神经影像学表现如下：

1. 结构影像学　CBD 影像学多表现为大脑额、颞、顶部不对称皮质萎缩。CBD 及 CBS 的典型 MRI 表现为运动前区、辅助运动区和扣带回后部、额叶中部不对称性皮质萎缩。

2. 功能影像学　弥散张量成像（diffusion tensor imaging，DTI）检查可显示胼胝体及皮质-脊髓束白质纤维及下丘脑异常。单光子发射计算机体层显像仪（single-photon emission computed tomography，SPECT）和正电子发射体层成像术（positron emission tomography，PET）检查显示不对称性额颞叶及基底节葡萄糖代谢及灌注减低。多巴胺转运体（DAT）成像检查可发现 CBD 患者不对称性皮质及基底节区 DAT 活性下降。tau 蛋白 PET 成像检查可提示 CBD 患者皮质及基底节的 tau 蛋白沉积，但采用不同放射性配体的有关表现仍需进一步研究。目前研究显示 CBD 的病理机制主要为 tau 的异常沉积，微管相关蛋白 tau 基因（microtubule associated protein tau，MAPT）突变可导致 CBD。

2019 年中国推出《皮质基底节变性诊断标准及治疗中国专家共识》，将 CBD 分为 4 种临床表型，CBS 是最常见的表型，其他还包括：额叶行为空间综合征（frontal behavioral-spatial syndrome，FBS），非流利性/语法缺失性原发性进行性失语（nonfluent/agrammatic variant of primary progressive aphasia，naPPA）以及进行性核上性麻痹综合征（progressive supranuclear palsy syndrome，PSPS）。其中，CBS 临床诊断分成两个级别：①很可能 CBS，非对称性，并满足以下 a~c 中的 2 个运动症状和 d~f 中的 2 个皮质症状：肌强直或运动迟缓（a）；肢体肌张力障碍（b）；肢体肌阵挛（c）；口或肢体失用（d）；皮质感觉障碍（e）；异己肢（f）。②可能 CBS：可以为对称性，并满足以上 a~c 中 1 个运动症状和 d~f 中 1 个皮质症状。

CBD 的治疗没有特别有效药物，一般是针对患者的运动症状及认知和精神症状。帕金森综合征：56% 病理确诊 CBD 的患者服用左旋多巴后有轻度疗效，可适量加量复方左旋多巴，剂量为 1.0g/d，但此剂量持续 2 个月无明显改善需考虑患者对左旋多巴无效，可考虑停用。肌张力障碍对肉毒毒素注射可能有效，肌阵挛常用左乙拉西坦或苯二氮䓬类药物。存在认知障碍患者使用乙酰胆碱酯酶抑制剂和 N-甲基-D-天冬氨酸（NMDA）受体拮抗剂可能有效。非药物治疗包括物理治疗、语言治疗、神经心理治疗等。姑息治疗：注意防止压疮，出现严重吞咽困难时可给予鼻饲或经皮内镜胃造瘘。

（冼文彪）

【专家点评】

根据 2019 年我国最新的 CBS 专家共识，本例患者既存在肌强直、运动迟缓和肢体肌张力障碍，也合并肢体失用和皮质复合觉障碍，症状及影像学均表现为不对称性，诊断符合很可能 CBS。

治疗上，如果 CBS 患者对复方左旋多巴部分有效，可以适当增加剂量，最大剂量为 1.0g/d，大剂量使用时需注意副作用的发生。巴氯芬和局部注射肉毒毒素可能对患者的肌张力障碍症状有改善，乙酰胆碱酯酶抑制剂和 NMDA 受体拮抗剂对患者认知功能可能有改善。物理治疗、语言治疗、神经心理治疗以及居家护理治疗可以改善患者的生活质量。

（裴中）

参考文献

［1］中华医学会神经病学分会帕金森病及运动障碍学组，中国医师协会帕金森病及运动障碍专业委员会.皮质基底节变性诊断标准及治疗中国专家共识［J］.中国神经免疫学和神经病学杂志，2019，26（4）：240-245.

［2］CAIXETA L，CAIXETA V M，NOGUEIRA Y L，et al. Pharmacological interventions in corticobasal degeneration：a review［J］. Dement Neuropsychol，2020，14（3）：243-247.

［3］SVENNINGSSON P. Corticobasal degeneration：advances in clinicopathology and biomarkers［J］. Curr Opin Neurol，2019，32（4）：597-603.

［4］DI STASIO F，SUPPA A，MARSILI L，et al. Corticobasal syndrome：neuroimaging and neurophysiological advances［J］. Eur J Neurol，2019，26（5）：701-e52.

［5］PARDINI M，HUEY E D，SPINA S，et al. FDG-PET patterns associated with underlying pathology in corticobasal syndrome［J］. Neurology，2019，92（10）：e1121-e1135.

病例 38

被误诊为脑血管病的皮质基底节综合征

 偏身活动不灵一定是脑血管病吗？并不尽然。这是一例曾多次被诊断为脑血管病并予以相应治疗的患者，然而病情仍逐渐进展，通过对患者临床症状的正确判断，完善头颅结构及代谢影像、神经心理测试等关键检查后，最终诊断为皮质基底节综合征。

【病例简介】

1. **主诉** 头晕伴左侧偏身活动不灵活3年余。

2. **现病史** 患者男性，71岁。约于2015年无明显诱因逐渐出现头晕，表现为头部昏沉感、"头脑不清醒"，均于坐起及行走时出现，否认视物旋转、耳鸣、听力下降等。同期出现左上下肢活动不灵活、动作减少，否认肢体僵硬、颤抖、麻木等，尚不影响正常生活，未予重视。2016年10月因"胸闷、头晕"行头颅MRI，示"幕上脑室系统轻度扩大，双侧大脑半球脑裂池增宽，脑萎缩可能"，予改善循环治疗后仍有头晕，并逐渐出现行走不稳，上下楼梯困难（下楼著，曾于走楼梯时先后摔倒3次，致左小指骨折、鼻骨外伤），行走需扶外物，上楼梯时迈步不稳，反应较前减慢。2017年9月再次查头颅MRI示右侧顶叶为主萎缩性改变，头颈CTA示"左侧后交通动脉显影纤细，右侧大脑后动脉交通未见显影；右侧颈总动脉分叉处及双侧颈内动脉虹吸段钙斑，双侧椎动脉颅内段少许钙斑"，予脑血管病相关治疗，仍有间断头晕、左侧肢体活动不灵，为进一步诊治于2018年12月入院。自发病以来一般情况可，家人注意到曾有坐于副驾驶时左手不受控制挥动现象；否认夜间睡眠时大喊大叫、肢体挥动等，否认尿急、尿失禁等，体重无明显增减。

3. **既往史** 冠心病病史5年。

4. **个人史** 长期大量吸烟饮酒史（平均每2~3日可饮500g高度白酒）。

5. **家族史** 无特殊。

6. **查体** 卧立位血压未见直立性低血压；简易精神状态检查（MMSE）26/30（注意力和定向力减1分，回忆力减1分，语言能力减2分），蒙特利尔认知评估量表（MoCA）20/30（部分检查结果见图38-1，视空间与执行功能减4，注意力减3分，语言减2分，延迟回忆减1分）。双眼上下视稍差，余脑神经无异。左侧肢体肌张力增高，四肢肌力大致正常，左侧膝腱反射较对侧稍活跃，双侧掌颌反射（＋），双侧Babinski征、Chaddock征（＋），深浅感觉、皮质复合觉未见明确异常，左侧共济运动完成差，Romberg征（＋），行

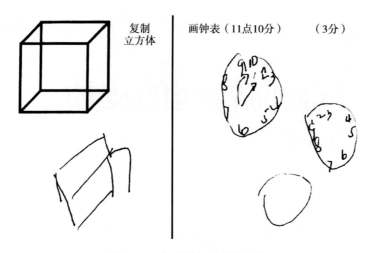

图38-1　部分认知功能检查结果

走步基宽，左手伴随动作少。

7. 辅助检查　见现病史。

8. 入院诊断　头晕伴左侧肢体活动不灵待查：神经系统变性病可能；冠状动脉粥样硬化性心脏病。

【临床分析与决策】

1. 患者为老年男性，隐匿起病，缓慢进展，临床存在锥体束、锥体外系受累表现及眼球活动障碍，尤其结合患者症状集中于单侧，需考虑皮质基底节变性可能，该病症状继发于偏侧皮质萎缩及基底节病变，临床可有肢体异己征等特殊表现，可完善头颅影像学评估有无相应典型影像学表现，完善膀胱残余尿等自主神经系统评估鉴别多系统萎缩等其他神经变性病可能。

2. 患者既往有长期吸烟饮酒史、体形肥胖、动脉粥样硬化等危险因素，需鉴别脑血管病可能，但患者无急性神经功能缺损事件，头颈 CTA 未见颅内大血管粥样硬化证据，神经系统损害较为局灶，故需考虑脑小血管病可能，完善头颅常规 MRI+T_2*WI、MRA、颈部血管超声、TCD 等进一步评估。

3. 既往存在大量饮酒史，平均每 2~3 日可饮 500g 高度白酒，需考虑酒精相关神经系统损害，可引起多种维生素吸收、利用障碍，多影响小脑、大脑皮质功能，且弥漫性脑病更为常见，与患者临床表现不符，可完善叶酸、维生素 B_{12}、同型半胱氨酸（HCY）等代谢相关指标评估。

4. 患者既往有大量吸烟史，神经系统受累部位较为广泛，需鉴别副肿瘤性疾病可能，但患者病程相对较长，且消耗症状不突出，支持点不多，可完善肿瘤标志物、Hu-Yo-Ri 系列抗体、胸腹盆 CT 进一步除外。

【诊断】

皮质基底节综合征可能

冠状动脉粥样硬化性心脏病

【诊治过程】

入院后完善检验，血、尿、便常规大致正常，感染四项（–），叶酸、维生素 B_{12}、同型半胱氨酸（HCY）正常范围，内因子抗体（–），糖化血红蛋白 5.7%，甲状腺功能正常，红细胞沉降率 4mm/h，超敏 C 反应蛋白（hsCRP）2.11mg/L，免疫球蛋白三项+补体二项正常，ANA（–），肿瘤标志物检测结果在正常范围；血免疫荧光病理六项（Hu-Yo-Ri）（–）。

脑脊液压力 140mmH$_2$O，白细胞总数 1×10^6/L，蛋白 0.69g/L，OB、SOB（–），脑脊液细菌真菌涂片、抗酸、墨汁染色、快速血浆反应素环状卡片试验（RPR）梅毒螺旋体颗粒凝集试验（TPPA）均（–）；TORCH-IgM、巨细胞病毒 DNA、EB 病毒 DNA（–）；脑脊液免疫荧光病理六项（Hu-Yo-Ri）（–）。

颈部血管超声：双侧颈动脉粥样硬化伴斑块形成，双侧椎动脉阻力增高；右锁骨下动脉起始段斑块形成（右侧锁骨下动脉起始段见强回声，长约 1.2cm，厚约 0.3cm，近心段 psv 146cm/s，远心段 psv105cm/s）。

经颅多普勒（TCD）：各血流频谱未见明显异常。

甲状腺及颈部淋巴结超声：未见明显异常。

超声心动图：升主动脉及主动脉根部增宽，左室松弛功能减低。

胸腹盆 CT：双肺气肿；左肺上叶尖后段钙化灶；双肺胸膜下轻度间质性改变；双下肺胸膜增厚；胰腺萎缩、脂肪浸润；左肾囊肿可能；前列腺钙化；膀胱充盈欠佳，壁略厚。

脑电图：边缘状态。

头颅常规 MRI+T$_2$*WI：顶枕叶为著的萎缩性改变（右侧著）。

头颅 MRA：未见明显异常。

颈椎常规 MRI：颈椎病；C$_5$~C$_7$ 椎间盘膨出。

帕金森综合征专项 MRI：中脑短轴/脑桥短轴=0.52；MRPI=（脑桥面积/中脑面积）×（小脑中脚/小脑上脚）=10.16。

头颅 ^{18}F-FDG PET/CT 影像：右侧大脑皮质弥漫性代谢减低，右侧颞叶内侧海马区代谢明显减低，右侧基底节及右侧丘脑代谢减低（图 38-2）。相应的结构影像可见右侧颞叶顶叶萎缩较对侧明显。

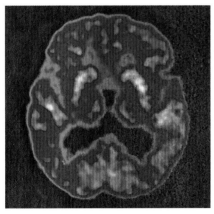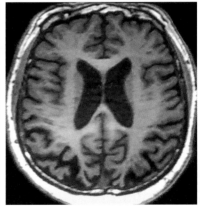

图 38-2　头颅 ^{18}F-FDG PET 表现

右侧大脑皮质弥漫性代谢减低，右侧颞叶内侧海马区代谢明显减低，右侧基底节及右侧丘脑代谢减低。相应的结构影像可见右侧颞叶顶叶萎缩较对侧明显。

神经心理测试：患者存在明确皮质失用、异己肢、视空间与执行障碍，左手无法完成敬礼、模仿梳子梳头、锤钉子等动作，检查过程中可见左手无意识动作。右手正常。记忆力、计算力相对保留，无左右失认、手指失认，皮质感觉检查未见明确异常。

治疗上，予 B 族维生素营养神经及冠心病二级预防，加用多巴丝肼改善症状（每次 62.5mg 每日 3 次起始），病情稳定予出院。

【预后及随访】

出院 2 个月后电话随访，患者偏侧肢体活动不灵较前无明显改善，右下肢亦有时感不灵活，家人觉患者反应较前稍迟缓。

【讨论】

在所有的非典型帕金森综合征中，皮质基底节变性（CBD）可能是在获得病理证据前诊断最具挑战性的疾病。其临床表型多样，没有任何一种表型足够特异指向明确的诊断。CBD 的病理特点可见皮质及黑质神经元丢失、皮质及基底节区神经元和胶质细胞中存在广泛分布的过度磷酸化 tau 蛋白沉积以及星形细胞斑。临床表现可分为运动症状和皮质症状，前者多为进行性非对称起病的左旋多巴抵抗为特点的帕金森综合征、肌张力障碍和肌阵挛，后者包括失用、异己肢现象、皮质感觉缺失、失语、认知行为障碍等。最经典的临床表型为皮质基底节综合征（CBS），还可以有额叶行为空间综合征（FBS）、非流利性原发性进行性失语（naPPA）、进行性核上性麻痹综合征（PSPS）等其他表型。目前尚缺乏 CBD 患病率研究，既往有数据显示额颞叶痴呆（FTD）、进行性核上性麻痹（PSP）和 CBS 的综合患病率为 10.6/100 000，可见 CBD 尚属于一种少见病。

根据 2019 年提出的诊断标准，本例患者存在肢体强直 1 个运动症状，加肢体失用、异己肢两个皮质症状，至少可诊断可能的 CBS。另外结合患者隐袭起病，逐渐进展，病程超过 1 年，考虑可能的 CBD 诊断亦可成立，然而最终的诊断也许需要更长时间随访及病理学证据才能得到。

关于该病的治疗，很遗憾目前尚无疾病修饰药物可用。对于帕金森综合征等运动症状，可试用左旋多巴改善症状，疗效尚不确切。肌张力障碍更突出的患者可应用肉毒毒素对症治疗，肌阵挛突出的患者可试用左乙拉西坦、苯二氮䓬类药物、丙戊酸等治疗。对于合并认知障碍和精神行为异常等非运动症状者可应用胆碱酯酶抑制剂、抗精神类药物对症。

CBD 是一类临床较为罕见可以帕金森综合征为临床表现的神经系统变性病，常常需要与脑血管病、帕金森病、额颞叶痴呆、PSP 等疾病进行鉴别，希望通过分享这一例病例提高神经科医生对于该疾病的认识。

（尹翮翔）

【专家点评】

头晕、偏侧肢体无力的老年患者常常会首先怀疑到脑血管病，本例患者也是如此。但是，缺乏血管病典型的急性起病过程，偏侧的肢体症状持续存在，不符合短暂性脑缺血发作（TIA），在头颅 MRI 上找不到相应的毁损性病灶，血管病变仅有动脉硬化不足以解释临床表现。因此，脑血管病可以排除。此外，MRI 所见的萎缩改变在右侧顶叶，与该患者左侧肢体的不灵活的表现在定位上相符，值得引起重视。后来病程进展出现左侧肢体不自主动作，表现符合异己肢，至此已经把诊断思路引导到神经退行性疾病中的运动障碍病，尤其是 CBS 的诊断。本例的临床症候识别非常关键，肢体的多动其实是异己肢，一旦认识到这一层，诊断思路就豁然开朗了。进一步的认知评定，特别是失用的评价，可进一步辅助诊断。

　　皮质基底节综合征（CBS）是一个囊括了多种病理类型的临床表型，在鉴别诊断时需要结合眼球活动等征象慎重排除进行性核上性麻痹。认知功能的评价、失用的评价都是应该值得关注点。在诊断时需要注意两点：第一，警惕把 CBD 和 CBS 混为一谈，CBD 是病理概念，CBS 是临床概念，在没有尸检诊断或可靠的影像学标志物支持的情况下，只能诊断到可能 CBD 或很可能 CBD。第二，过度诊断 CBS。CBS 的表现包括基底节运动症状和皮质症状，但均有明确的表现形式，前者包括肢体僵硬、肌张力障碍和刺激敏感性肌阵挛，后者包括口面或肢体失用、皮质感觉缺失和异己肢。超出这些表型，即便定位于基底节和皮质的症状，也不属于 CBS 所指的范畴。

（王含）

参考文献

[1] ALI F，JOSEPHS K A. Corticobasal degeneration：key emerging issues［J］.J Neurol，2018，265（2）：439-445.

[2] DEUTSCHLÄNDER A B，ROSS O A，DICKSON D W，et al.Atypical parkinsonian syndromes：a general neurologist's perspective［J］. Eur J Neurol，2018，25（1）：41-58.

[3] ARMSTRONG M J，LITVAN I，LANG A E，et al. Criteria for the diagnosis of corticobasal degeneration［J］. Neurology，2013，80（5）：496-503.

病例 39

阿尔茨海默病样病理改变所致的皮质基底节综合征

导读 本文报道 1 例 10 年前以不自主抖动和僵硬为首发症状，7 年后出现认知和语言功能下降，通过脑脊液阿尔茨海默病标志物和基因检测发现 $A\beta_{42}$ 降低和 $A\beta_{42}/A\beta_{40}$ 的比值降低，$p\text{-tau}_{181}$ 和 T-tau 正常，$T\text{-tau}/A\beta_{42}$ 比值升高，*APOE* 基因型 4/4 型和胰岛素降解酶基因杂合突变，诊断考虑阿尔茨海默病样病理改变所致的皮质基底节综合征，以提高对本病的诊断和治疗认识。

【病例简介】

1. **主诉** 左侧上肢不自主抖动 10 余年，记忆力下降 3 年。

2. **现病史** 患者男性，76 岁。于 10 年前无明显原因出现左侧上肢不自主抖动，持物时明显，安静时消失，同时伴有僵硬，无行走和翻身等动作迟缓症状，并逐渐出现左侧上肢丧失功能，但是生活能力正常。3 年前出现记忆力下降，说过的事情转身即忘，无出门迷路，性格脾气无改变，肢体抖动无加重，但是动作迟缓明显，无幻觉，精神状态下降，困倦，无法安静保持坐位，要到处走，对以前的事情失去兴趣，例如看新闻、报纸、下棋等，语言能力下降，表达困难，有点结巴。2 年前曾服用多奈哌齐和美金刚等抗阿尔茨海默病药物，但认知功能无明显改善，一直服用乙哌立松降低肌张力，未服用抗帕金森病药物。

3. **既往史** 无高血压病、糖尿病、心脏病等病史。

4. **个人史** 出生于湖南，近 10 年经常往返深圳和湖南，无疫区疫水接触史，否认冶游史。

5. **家族史** 其母亲 75 岁患阿尔茨海默病。

6. **查体** 血压 115/78mmHg，脉搏 64 次/min，心肺腹无异常，双下肢无浮肿。神志清楚，对答基本正常，语言欠流利，语音低沉，额纹、口角和鼻唇沟对称，眼球各向运动正常，伸舌居中，咽反射正常，无舌肌萎缩和纤颤；四肢肌力 5 级，四肢肌张力增高，以左侧上肢明显，左侧上肢僵硬失用，伴姿势性震颤，无静止性震颤，行走时左侧上肢无摆动，四肢腱反射亢进，左侧上下肢明显，双下肢 Babinski 征阴性。

7. **辅助检查**

（1）血常规、肝肾功能、血糖血脂及甲状腺功能均正常。

（2）神经心理评估：2018 年 5 月 18 日，MMSE 评分 20 分（时间定向扣 3 分，地点定向扣 2 分，延迟回忆得 3 分，语言能力扣 1 分，画图扣 1 分）；ADAS-Cog 评分 14 分（单词回忆 6 分，命令 0 分，指令 1 分，意向性练习 1 分，定向得分 3 分，单词辨认 3 分，回忆测试指令 0 分，口语能力 0 分，找词困难 0 分，语言理解能力 0 分，注意力 0 分），神经精神问卷（NPI）0 分，日常生活活动（ADL）评分 100 分。

（3）头颅 MRI：广泛皮质脑萎缩，右侧颞顶叶明显，双侧海马萎缩相对较轻，伴双侧侧脑室前后角及侧脑室旁对称性脑白质病变（图 39-1）。

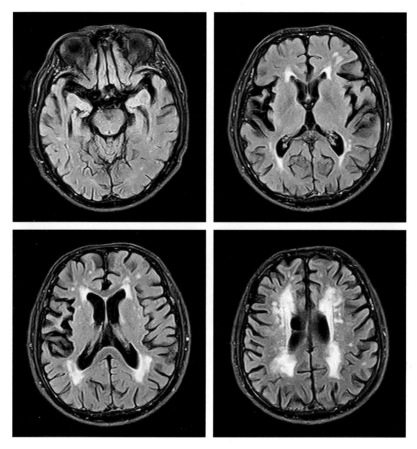

图 39-1　头颅 MRI 表现

广泛皮质脑萎缩，右侧颞顶叶明显，双侧海马萎缩相对较轻，伴双侧侧脑室
前后角及侧脑室旁对称性脑白质病变。

（4）脑脊液阿尔茨海默病标志物检测（2019 年 8 月 15 日）：$A\beta_{42}$ 166.09pg/ml↓，$A\beta_{40}$ 5 025.72pg/ml（正常），$A\beta_{42}/A\beta_{40}$ 为 0.03↓，p-tau$_{181}$ 37.96pg/ml 和 T-tau 284.35pg/ml（均正常），T-tau/$A\beta_{42}$ 为 1.712↑。

（5）全外显子基因测序：患者、儿子及女儿全外显子测序未发现 *APP*、*PS-1* 和 *PS-2* 基因突变；患者 *APOE* 基因型为 4/4，胰岛素降解酶（insulin-degrading enzyme，*IDE*）基因外显子区发现一处杂合突变：c1249T>A（胸腺嘧啶>腺嘌呤），导致氨基酸 pL417M（亮氨酸>甲硫氨酸）（图 39-2）。其儿子和女儿均为 *APOE*3/4 型，其中其女儿为 *IDE* 杂合突变携带者。

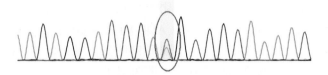

A C A G C A T T C A T G T C C T A A A A T

图 39-2 胰岛素降解酶（*IDE*）全外显子测序结果

8. 入院诊断 皮质基底节综合征。

【临床分析与决策】

该患者 10 年前临床表现为一侧上肢的不自主发抖和僵硬，发病 7 年后才出现记忆力减退和语言能力（包括阅读能力、语言流畅性）明显下降。最初来就诊的原因是记忆力和语言能力下降，由于患者帕金森病症状不明显，最初门诊未进行详细的神经系统查体，未能发现患者肢体肌张力增高，导致患者 2018 年就诊时被诊断为阿尔茨海默病。后来患者女儿提出患者可能是"帕金森病"，进而开展详细的神经系统查体，发现患者合并有帕金森综合征症状，结合头颅 MRI 结果，诊断考虑为皮质基底节综合征，为了进一步明确病因和病理改变，遂完善全外显子测序和脑脊液阿尔茨海默病标志物检测。

【诊断】

阿尔茨海默病样病理改变所致的皮质基底节综合征

【诊治经过】

患者 10 年前出现左侧上肢不自主发抖和僵硬一直未就诊，3 年前出现记忆力和语言能力下降，女儿才带患者来记忆门诊就诊，刚开始被诊断为阿尔茨海默病，一直予以多奈哌齐和美金刚治疗，无明显疗效，后来通过神经系统查体发现患者四肢肌张力明显增高，对照患者头颅 MRI 发现患者右侧颞顶叶萎缩更加明显，结合患者最早期的症状，考虑皮质基底节变性，为了排除阿尔茨海默病，遂完善脑脊液阿尔茨海默病标志物和全外显子测序基因检测。患者脑脊液结果支持阿尔茨海默病样病理改变，同时携带阿尔茨海默病的风险基因为 *APOE*4/4 基因型和胰岛素降解酶 *IDE* 基因外显子杂合突变，故本患者进一步诊断为阿尔茨海默病样病理改变所致的皮质基底节综合征，继续予以胆碱酯酶抑制剂治疗，由于多奈哌齐已经使用 1 年以上无明显改善，遂将多奈哌齐改为利斯的明透皮贴，2020年 1 月患者家属要求试用国产抗阿尔茨海默病新药甘露特钠胶囊治疗。

【预后及随访】

患者 1 年前开始改用使用利斯的明透皮贴 9.5mg 每日 4 次，从 2020 年 1 月开始联合甘露特钠胶囊 450mg 每日 2 次，现在患者穿衣和刷牙动作越来越困难，语言越来越含糊不清，无明显激越、妄想和幻觉，偶尔能够看半小时书籍，每天不停地无目的走路，还能够关心周围邻居和路人，例如提醒别人穿衣别受凉、少抽烟和小朋友做作业注意姿势等。

【讨论】

皮质基底节综合征为临床罕见病，约占帕金森综合征比例 4%~6%，据此推算其发病率约为每年（0.62~0.92）/10 万。其临床表现为一般发病年龄为 60~80 岁，平均为 63 岁，多为散发病例，起病隐匿，核心临床症状为肢体进行性非对称性强直和失用。其运动症状包括肌强直、运动迟缓、震颤、姿势步态障碍、肌张力障碍和肌阵挛，左旋多巴抵抗，早期对左旋多巴可有短暂和轻中度改善，但是持续改善及左旋多巴引起的异动症罕见。高级皮质症状包括失用、异己肢现象、皮质感觉障碍、认知症状、行为障碍和失语。皮质基底节综合征病理改变通常为 4Rtau 异常沉积，但是约 23%~25% 皮质基底节综合征为阿尔茨海默病样病理改变。文献曾报道 1 个由于 PS-1 基因突变导致皮质基底节综合征的家系。最近发表一项研究关于不典型帕金森综合征包括进行性核上性麻痹、多系统萎缩和皮质基底节变性的脑脊液标志物检测中发现，只有阿尔茨海默病样病理改变所致的皮质基底节综合征患者脑脊液中 $A\beta_{42}$ 显著降低，尤其是 T-tau/$A\beta_{42}$ 比值显著升高约为 2，其他不典型帕金森综合征的 T-tau/$A\beta_{42}$ 比值都小于 1。

本例患者最早期症状为左侧上肢不自主抖动，表现为姿势性和动作性震颤，逐渐出现失用，后期才出现记忆力和语言能力下降，但是记忆力下降始终不突出。患者脑脊液标志物结果支持患者为阿尔茨海默病病理改变，基因检测为 APOE4/4 基因型和 $A\beta$ 降解的关键酶胰岛素降解酶基因的杂合突变，但是该患者胰岛素降解酶基因杂合突变未见文献报道，致病性不明。结合该患者脑脊液标志物检测发现 $A\beta_{42}$ 水平和 $A\beta_{42}/A\beta_{40}$ 比值显著降低，并且 T-tau/$A\beta_{42}$ 显著升高为 1.712，根据美国国立老化研究院对阿尔茨海默病研究框架对阿尔茨海默病的定义，该患者符合阿尔茨海默病样病理改变，诊断为阿尔茨海默病病理改变所致的皮质基底节综合征。

该患者曾经服用多奈哌齐和美金刚 1 年余，无明显改善，目前患者女儿反应该患者逐渐丧失语言能力，语言少，含糊不清，记忆力继续下降，对以往感兴趣事情基本丧失兴趣，情绪变得越来越消沉，生活开始需要照料。

【总结】

对于老年性认知障碍患者，除了详细询问病史、详细的神经心理评估和神经影像检查外，还应通过神经系统查体排除锥体外系症状和体征，排除路易体痴呆、皮质基底节变性、运动神经元病合并额颞叶痴呆等，因此神经系统查体在阿尔茨海默病的鉴别诊断中非常重要。皮质基底节综合征是临床罕见病，80% 的皮质基底节综合征的病理改变为 4Rtau 的异常沉积，临床缺乏有效的治疗策略，但是部分患者病理改变为阿尔茨海默病病理改变，阿尔茨海默病病理改变的皮质基底节综合征患者是否可以采用目前阿尔茨海默病的治疗方案目前尚不清楚，因此应该加强对本病的发病机制、临床表现和治疗策略的研究。

（朱飞奇）

| 参考文献 |

[1] 刘春风，陈生弟，陈海波，等.皮质基底节变性诊断标准及治疗中国专家共识 [J].中国神经免疫学和神经病学杂志，2019，26（4）：240-245.

[2] KOURI N，WHITWELL J L，JOSEPHS K A，et al.Corticobasal degeneration：a pathologically distinct 4R tauopathy [J].Nat Rev Neurol，2011，7（5）：263-272.

[3] HU W T，RIPPON G W，BOEVE B F，et al. Alzheimer's disease and corticobasal degeneration

presenting as corticobasal syndrome［J］. Mov Disord，2009，24（9）：1375-1379.

［4］NAVARRO E，DE ANDRÉS C，GUERRERO C，et al.Corticobasal Syndrome in a Family with Early-Onset Alzheimer's Disease Linked to a Presenilin-1 Gene Mutation［J］.Movement disorders clinical practice，2015，2（4）：388-394.

［5］JABBARI E，HOLLAND N，CHELBAN V，et al.Diagnosis Across the Spectrum of Progressive Supranuclear Palsy and Corticobasal Syndrom［J］e.JAMA Neurol，2020，77（3）：377-387.

［6］JACK C R，BENNETT D A，BLENNOW K，et al. NIA-AA Research Framework：Toward a biological definition of Alzheimer's disease［J］. Alzheimers Dement，2018，14（4）：535-562.

病例40
原发性进行性失语伴皮质基底节变性

导读 原发性进行性失语（primary progressive aphasia，PPA）是一组以语言障碍为最突出和早期临床表现的神经退行性疾病，伴有优势大脑半球语言相关脑区的萎缩。PPA包含三种亚型：非流利/失语法型PPA（nonfluent/agrammatic variant PPA，nfaPPA）、语义型PPA（sementic variant PPA，svPPA）及Logopenic型PPA（logopenic variant PPA，lvPPA），前两种属于额颞叶变性（frontotemporal lobar degeneration，FTLD）。PPA病因未明，病理表现高度异质性，可与进行性核上性麻痹（progressive superanuclear palsy，PSP）及皮质基底节综合征（corticobasal syndrome，CBS）等合并存在。本文介绍一例以进行性非流利性失语为突出表现合并有皮质基底节变性的病例以提高大家对该疾病谱系的认识。

【病例简介】

1. **主诉** 性格改变3年，失语、右侧肢体活动不利2年。

2. **现病史** 患者男性，72岁，右利手，初中学历。3年前患者无明显诱因下出现性格改变，原来内向温和的性格逐渐变得急躁易怒。2年前，家人注意到患者逐渐出现说话时言语含糊、结巴，并出现右侧肢体僵硬，以右上肢为甚。此后患者言语表达能力逐渐减退，不能说出完整的句子。到2018年5月左右患者只能说出单个字词，与家人无法进行有效言语交流，但能明白家人的指令，外出能记得回家的路；患者右侧肢体活动不利亦逐渐加重，目前已不能用右手吃饭、写字等。当地医院MRI检查（2018年9月）示"两侧放射冠半卵圆中心、皮质下白质广泛性对称性信号异常伴少许陈旧性腔梗病灶"。为进一步诊治，拟"痴呆"收治入院。

患者自起病以来神志清楚，精神可，胃纳可，二便如常，体重未见明显变化。

3. **既往史** 否认高血压、糖尿病、心脏病及其他慢性病病史；否认外伤及手术史，否认肝炎、结核等传染病病史。

4. **个人史** 出生生长于原籍，否认疫水疫区接触史，否认吸烟、饮酒史，否认冶游史。

5. **家族史** 否认痴呆等相关家族遗传病病史。

6. **查体** 神志清楚，交流不畅，查体欠配合，听不清医生指令或指令不能完成时便表现烦躁，存在失语，部分性失认，记忆检查不配合。右侧肢体肌张力齿轮样增高，四肢肌力5级。右上肢腱反射（+++），左上肢（++），右膝反射（+++），左侧（++），双侧跟腱反射（++），两侧病理征（－）。指鼻、跟-膝-胫试验、轮替运动检查不配合，闭目难立征（－），直线行走好。

失语检查：汉语失语成套测验（aphasia battery of Chinese，ABC）示患者谈话呈非流利性失语，伴言语失用，刻板言语，理解有困难；全面性失认；复述、命名、阅读、书写能力均严重受损（表40-1）。

表40-1　汉语失语全套测验（ABC）结果

编号	项目	结果
1	谈话	非流利性失语,言语失用(有语调变化),刻板言语,理解有困难
2	理解	简单句听理解尚可,复合句不能理解；右手失用,颜色、家具、左右、身体部位、数字失认；无面容失认,无物体失认
3	复述	表达困难
4	命名	命名不能
5	阅读	不完全性失读(仅能认得"是""不是")
6	书写	书写不能
7	视空间	因失用、失写、失认而无法完成
8	运用	模仿和用实物不行,右手完全失用；左手尚可；口面运动失用,言语性失用,结构性失用
9	额叶运动功能	无法完成书写、绘画
10	计算	仅能完成两道10以内简单计算题
11	偏侧忽视	正常

7. 辅助检查

（1）血常规、尿粪便常规、肝肾功能、电解质、红细胞沉降率、血糖、凝血功能、免疫指标、肿瘤指标、甲状腺功能、维生素B_{12}+叶酸未见明显异常。人类免疫缺陷病毒抗原及抗体阴性（0.1）；梅毒快速血浆反应素试验（RPR）阴性（－），抗梅毒螺旋体抗体阴性（－）。

（2）头颅MRI：两侧放射冠半卵圆中心、皮质下白质广泛性对称性信号异常伴少许陈旧性腔隙性梗死病灶，双侧颞叶萎缩，以左侧为甚（图40-1）。

（3）脑PET/CT检查：左侧大脑皮质、左侧基底节及左侧丘脑代谢降低（图40-2）。

8. 入院诊断　原发性进行性失语伴皮质基底节变性。

【临床分析与决策】

根据患者的发病特点、症状和体征分析如下：

定位：患者主要症状为失语伴右侧肢体活动不利，同时伴有性格改变，查体示右侧肢体肌张力齿轮样增高，右侧腱反射较左侧活跃，失语检查示运动性失语伴言语失用，定位

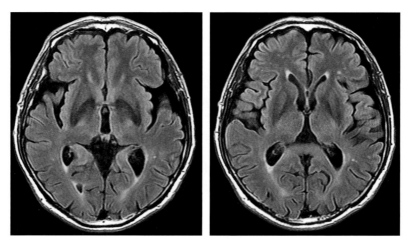

图 40-1 头颅 MRI 表现

双侧颞叶萎缩，以左侧为甚。

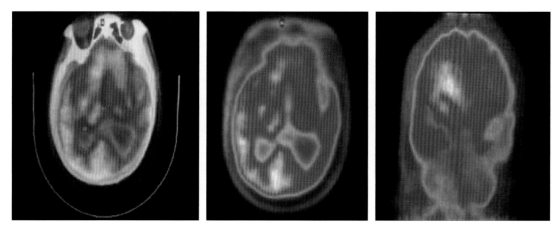

图 40-2 头颅 PET/CT 表现

左侧大脑皮质、左侧基底节及左侧丘脑代谢降低。

于优势侧（左侧）大脑半球外侧裂周围（语言中枢）皮质以及锥体外系，与头颅 MRI 和 PET 检查结果相符合。

定性：此患者为老年男性，起病隐袭，进行性加重。早期出现失语，失语特点为非流利性失语，记忆力相对保留。发病后逐渐出现失认，失用，失写，理解力下降，执行功能下降。早期出现"帕金森"样的表现，未出现明显的脱抑制表现，结合其影像学改变（头颅 MRI 双颞叶萎缩，左侧为著），定性考虑为神经变性病，原发性进行性失语（primary progressive aphasia，PPA）可能性较大。该患者失语特点为早期语言输出费力、每分钟字词输出量减少、语法错误，晚期几乎不能表达，语言表达能力损害重于理解能力，符合非流利/失语法型 PPA（nonfluent/agrammatic variant PPA，nfaPPA）。除此以外，该患者有右侧肢体失用和锥体外系表现，结合头颅 PET 结果（左侧大脑皮质、左侧基底节和左侧丘脑代谢减低），符合皮质基底节变性（corticobasal degeneration，CBD）特征，考虑患者合并有 CBD。

【诊断】

原发性进行性失语（非流利/失语法型）伴皮质基底节变性

【诊治过程】

因药物治疗 PPA 伴 CBD 的研究报道较少，入院后予多奈哌齐改善认知功能，多巴丝肼缓解肌张力增高等，同时给予言语康复训练，嘱患者每 3 个月至神经内科门诊随访。

【预后及随访】

3 个月后门诊随访，家属诉患者遵医嘱服用药物病情稳定，患者肌张力有所减轻，但是其语言能力未见明显改善。6 个月后电话随访，家属代述其语言能力仍未见明显改善，肌张力尚可，无其他并发症，需进一步随访。

【讨论】

该患者早期表现为性格改变，脾气由温和转变为易怒，伴有进行性加重的认知减退，易被诊断为额颞叶痴呆（frontotemporal dementia，FTD），但 FTD 起病较早（45~64 岁），是一种以人格、社会行为和认知功能进行性恶化为特征的临床综合征，临床表现为进行性加重的行为异常，人际沟通能力和/或执行能力下降，伴情感反应缺失、自主神经功能减退等。人格改变和行为异常为早期和突出症状，易激惹、暴怒、淡漠，可有举止不当、冲动、贪食等症状，行为障碍较认知障碍明显，头颅 MRI 显示额颞叶萎缩明显，PET 示不对称性额颞叶代谢减低，临床特征和影像学表现与该患者不符。此外，该患者有理解力障碍，认知减退以语言能力下降为甚，还需考虑阿尔茨海默病（Alzheimer's disease，AD），AD 可伴有精神行为异常，但记忆力减退为突出表现，晚期全面认知功能减退，生活不能自理，头颅 MRI 显示全脑萎缩尤以颞叶内侧萎缩为著，结合该患者记忆力相对保留和影像学表现，基本可排除。

PPA 以语言障碍为最突出和最早期的临床表现，起病隐袭、缓慢进展，逐渐累及其他认知功能和精神行为，并最终发展成为严重失语和痴呆，其诊断标准见表 40-2。PPA 包含有三种亚型：nfaPPA、语义型 PPA（sementic variant PPA，svPPA）及 Logopenic 型 PPA（logopenic variant PPA，lvPPA）。PPA 失语的表现多种多样，区别在于 nfaPPA 以非流利性失语为特征，语言生成费力、语言停顿、命名、语句组织、语法语音错误，语言失用，语言输出障碍重于理解障碍，病变位于优势半球额叶中下回、中央前回下部及尾状核。

表 40-2　原发性进行性失语的纳入和排除标准

纳入：以下三条必须满足
1. 最突出的临床特征是语言障碍
2. 上述是导致日常生活活动能力损害的主要原因
3. 失语必须是起病及疾病早期阶段最突出的表现

排除：以下四条必须排除
1. 临床症状可被其他神经系统非退行性疾病或药物引起更好解释
2. 认知功能损害可被精神疾病更好解释
3. 突出的早期症状：情景记忆、视觉记忆、视觉感知能力的损害
4. 突出的、早期的行为异常

svPPA 典型表现为进行性流畅性失语，呈现严重的失命名，对口语和书写的单词理解受损，言语流畅但内容空洞，缺乏词汇，伴表层失读（可以按照发音来读词，但不能阅读拼写不规则的词）和失写，重症和晚期患者出现视觉信息处理能力受损（人面失认症和物体失认症），可出现更广泛的非语言功能受损，病变位于颞叶上回、双侧颞下回前部、优势半球海马前部等。lvPPA 语言损害表现为自发言语和命名时单个词语提取障碍、词语和句子复述障碍，以及语言及命名发音异常、单个词理解障碍、表达能力障碍、失语法，病变位于优势大脑半球外侧裂周围后部或顶叶。

该患者为老年男性，起病隐匿，临床主要表现为进行性加重的非流利性失语，记忆力相对保留，首先考虑 PPA，但单纯的 PPA 无法解释其右侧肢体失用和锥体外系表现，结合头颅 PET 结果（左侧大脑皮质、左侧基底节和左侧丘脑代谢减低），符合 CBD 特征，考虑患者为 PPA 伴 CBD。既往研究亦表明，在临床、病理和遗传方面，PPA 可与进行性核上性麻痹（progressive superanuclear palsy，PSP）及皮质基底节综合征（corticobasal syndrome，CBS）等合并存在。

此外，值得一提的是，FTD、nfaPPA 及 svPPA 都属于额颞叶变性（frontotemporal lobar degeneration，FTLD）。FTLD 是一组以进行性精神行为异常、执行功能障碍和语言损害为主要特征的痴呆症候群，其影像学表现为选择性的额叶和/或颞叶进行性萎缩，是早发型痴呆的主要原因之一。FTLD 亦可与 PSP 及 CBS 或相关的运动神经元病（motor neuron disease，MND）等神经退行性运动障碍合并存在，这些可作为 FTLD 的特殊亚型。

（方嵘）

【专家点评】

目前为止，PPA 仍然病因未明，临床病理高度异质性：nfaPPA 与 tau 蛋白关系更为密切，svPPA 与泛素和 TDP43 蛋白更为相关，lvPPA 与 AD 相关蛋白关系密切。但上述仅提示为临床病理相关性，尚无绝对的临床亚型对应病理亚型，例如，FTLD 及 AD 病理可同时存在于每一种 PPA 亚型中（区别在于出现频率不同）。

文献报道证实部分 PPA 患者可伴有 CBD，大脑皮质及皮质下神经元和胶质细胞内包涵体呈 tau 蛋白阳性为两者的病理共性，因此，PPA 和 CBD 共属于 tau 蛋白病。CBD 是基于病理学改变的诊断，表现为皮质及黑质神经元丢失，皮质、基底节区及脑干的神经元和胶质细胞中存在广泛分布的过度磷酸化的 tau 蛋白沉积，特征性标志为主要集中于前额叶和运动前区的星形细胞斑（胶质细胞中 tau 蛋白沉积而形成）。作为一种帕金森叠加综合征，CBD 为进行性病程，临床表现为肢体非对称性强直、运动迟缓或运动不能。半数以上患者在病程中可出现姿势性和运动性震颤、肢体肌张力异常、局部反射性肌阵挛、姿势不稳、跌倒发作、异己手综合征、锥体束征、眼球/眼睑运动障碍及构音障碍等表现，多数患者在疾病晚期出现痴呆。

CBD 通常可分为四种临床表型（表 40-3），其中 CBS 是最常见的表型，其他还包括额叶行为空间综合征（frontal behavioral-spatial syndrome，FBS），nfaPPA，进行性核上性麻痹综合征（progressive supranuclear palsy syndrome，PSPS），亦可表现为多种表型的混合，约 5% 为上述表型的混合表现。

表 40-3　与 CBD 病理相关的四种临床表型/综合征

临床表型/综合征		临床表现
CBS	很可能 CBS	非对称性,并满足以下 a~c 中的 2 个运动症状和 d~f 中的 2 个皮质症状:肌强直或运动迟缓(a);肢体肌张力障碍(b);肢体肌阵挛(c);口或肢体失用(d);皮质感觉障碍(e);异己肢(f)
	可能 CBS	可以为对称性,并满足以下 a~c 中 1 个运动症状和 d~f 中 1 个皮质症状:肌强直或运动迟缓(a);肢体肌张力障碍(b);肢体肌阵挛(c);口或肢体失用(d);皮质感觉障碍(e);异己肢(f)
FBS		满足以下 2 个症状:执行功能障碍(a);行为或人格改变(b);视空间功能障碍(c)。
nfaPPA		语法错误加以下 1 个症状:语法或句子理解障碍而单个词语理解相对保留(a);言语产生困难(言语失用症)(b)
PSPS		满足以下 3 个症状:轴性或对称性肌强直或运动障碍(a);姿势不稳或跌倒(b);尿失禁(c);行为改变(d);核上性垂直凝视麻痹或垂直扫视速度下降(e)

注:CBD,皮质基底节变性;CBS,皮质基底节综合征;FBS,额叶行为空间综合征;nfaPPA,非流利/失语法型原发性进行性失语;PSPS,进行性核上性麻痹综合征。

　　临床上有失语症状的疾病很多,鉴别诊断失语相关的综合征是临床工作中的一个难点。早期诊断及干预可部分缓解 PPA 的进程,但我国不同城市和地区之间痴呆患者的诊断和治疗率差异很大,提高临床医师对 PPA 及其合并症的识别、诊断和治疗水平,是早期诊治和全程管理的核心因素。

（陈生弟）

| 参考文献 |

[1] KATHLEEN E H, HELGE J Z, GEORG O, et al. Brain total creatine differs between primary progressive aphasia (PPA) subtypes and correlates with disease severity [J]. Neurobiol Aging, 2023, 122: 65-75.

[2] KIM J S, LEE G B, HONG Y J, et al. Corticobasal Degeneration Presenting as Non-Fluent/Agrammatic Primary Progressive Aphasia: A Case Report [J]. Dement Neurocogn Disord, 2016, 15 (2): 55-58.

[3] GORNO-TEMPINI M L, HILLIS A E, WEINTRAUB S, et al. Classification of primary progressive aphasia and its variants [J]. Neurology, 2011, 76 (11): 1006-1014.

[4] RAHUL D R, PONNIAH R J. Language impairment in primary progressive aphasia and other neurodegenerative diseases [J]. J Genet, 2019, 98: 95.

[5] LING H, KOVACS G G, VONSATTEL J P, et al. Astrogliopathy predominates the earliest stage of corticobasal degeneration pathology [J]. Brain: a journal of neurology, 2016, 139 (pt 12): 3237-3252.

[6] ARMSTRONG M J, LITVAN I, LANG A E, et al. Criteria for the diagnosis of corticobasal degeneration [J]. Neurology, 2013; 80 (5): 496-503.

病例 41

老年起病的肝豆状核变性

导读 老年起病的肝豆状核变性（Wilson's disease，WD）患者相对少见，特别是仅表现为帕金森样症状时，极易误诊和漏诊。患者帕金森病常规评估阴性时，需考虑 WD 可能，早期应检测血清铜蓝蛋白和肝功能，检查角膜 K-F 环和腹部 B 超等，以免误诊和漏诊。

【病例简介】

1. **主诉** 肢体抖动伴口齿不清 4 年。

2. **现病史** 患者男性，60 岁。4 年前无明显诱因下出现右上肢不自主抖动，静止和运动时均会出现，运动时更明显，未予重视。3 年前开始出现双下肢抖动伴口齿不清，偶有饮水呛咳，四肢僵硬感明显，行走有拖拽感，穿衣、扣纽扣、系鞋带等动作不灵活，四肢乏力感明显。无头晕，无嗅觉减退，无睡眠障碍，无梦中大喊大叫行为，二便正常，体重无明显增减。就诊于当地医院，考虑"帕金森病"可能，予多巴丝肼 125mg/ 次，每日3 次口服治疗，肢体抖动及动作僵硬稍有好转，遂转诊笔者所在医院。

3. **既往史** 15 年前体检 B 超发现"血吸虫病肝病"。否认中毒、脑炎、外伤病史。

4. **个人史** 出生并生长于浙江省嘉兴市，否认异地长期居留史，文化程度高中，职业工人，吸烟 45 年，约每日 20 支，现未戒烟，否认饮酒史、否认疫区居留史、否认疫水、疫源接触史、否认其他特殊嗜好、否认不洁性交史、否认长期放射性物质、毒物接触史、否认粉尘吸入史。

5. **家族史** 母健在，父亲死于"心脏病"，1 兄 1 姐 1 弟均体健，否认类似疾病史，否认家族中遗传病病史。

6. **查体**

（1）内科系统查体：面部表情呆板，皮肤无苍白浮肿，浅表淋巴结未触及肿大，心肺体检正常，未触及肝脾大，无关节红肿热痛。

（2）神经系统查体：神志清楚，智能正常，构音不清，右上肢震颤，四肢肌力 5 级，四肢肌张力齿轮样增高，四肢腱反射对称（＋），病理征（－），感觉正常，脑膜刺激征（－）。双侧指鼻试验欠稳准，双手轮替动作笨拙，双下肢跟-膝-胫试验尚可，闭目难立征阴性。洼田饮水试验 2 级。

7. **辅助检查**

（1）实验室检查：血常规提示白细胞计数 $3.1 \times 10^9/L$，血小板计数 $56 \times 10^9/L$，血清铜蓝蛋白 35mg/L（正常参考值 200~500mg/L）。

（2）普通光源下即可见角膜 K-F 环（图 41-1）。

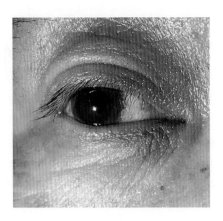

图 41-1　角膜 K-F 环

（3）肝脏 B 超提示肝硬化，脾大，头颅 MRI 平扫提示：双侧额叶皮质下、半卵圆中心、侧脑室旁、基底节区及脑干多发病灶，老年性脑改变（图 41-2）。

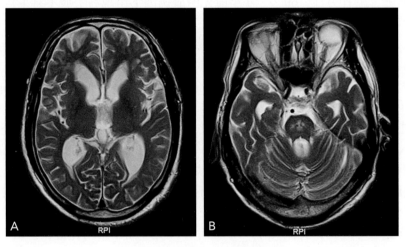

图 41-2　头颅 MRI 平扫

A. 基底节区 T_2 多发高信号及萎缩；B. 脑桥 T_2 高信号，皮质萎缩。

8. **入院诊断**　帕金森病；肝硬化（血吸虫性）。

【临床分析与决策】

1. **定位诊断**　查体发现构音含糊，右上肢震颤，四肢肌张力齿轮样增高，双侧病理征阴性，故定位于锥体外系。

2. **定性诊断**　患者为老年男性，病程 4 年，病情逐渐进展，提示神经变性疾病可能性大，帕金森病或帕金森综合征首先考虑。入院后，多巴丝肼冲击试验提示，空腹状态下，基线统一帕金森病评分量表Ⅲ（UPDRS-Ⅲ）评分 15 分，口服多潘立酮 10mg，30 分钟后服用多巴丝肼 250mg，服用多巴丝肼 1 小时后 UPDRS-Ⅲ评分 15 分，改善率为 0。再次回顾患者病史，患者外院曾服用多巴丝肼，症状无明显改善。此外，患者自小有可疑"肝病"病史，病因不明。尽管无阳性家族史，仍应检测肝功能和血清铜蓝蛋白，并检查角膜 K-F 环、肝脏 B 超和头颅 MRI 检查，有助于确诊或排除 WD。肝功能未见明显异常，血常规提示白细胞计数 $3.1×10^9$/L，血小板计数 $56×10^9$/L，血清铜蓝蛋白 35mg/L，普通光源下即可见角膜 K-F 环（见图 41-1），肝脏 B 超提示肝硬化，脾大，头颅 MRI 平扫提示：双侧额叶皮质下、半卵圆中心、侧脑室旁、基底节区及脑干多发病灶，老年性脑改变（见图 41-2）。据此，临床可诊断为 WD。进一步行 *ATP7B* 基因检测和家系成员验证，提示患者携带 p.R778L 杂合致病变异和 p.G869R 致病变异，均为已报道的致病变异。

【诊断】

肝豆状核变性

肝硬化（WD 所致）

【诊治过程】

患者诊断明确。鉴于患者构音障碍、肌张力明显增高等临床表现，以及患者因肝硬化、脾大导致脾功能亢进，白细胞及血小板均下降，综合考虑后未予青霉胺治疗，防止患者神经症状进一步加重，避免白细胞及血小板进一步下降。因此给予静滴二巯丙磺钠排铜治疗 6 天，同时口服葡萄糖酸锌片，并予以氯硝西泮和金刚烷胺改善肢体震颤及僵硬等症状，症状明显改善后出院，出院后序贯口服二巯丁二酸胶囊、葡萄糖酸锌片及对症治疗药物，嘱其严格低铜饮食，定期随访。

【预后及随访】

患者 WD 诊断明确，经过规范排铜治疗及对症治疗，患者肢体抖动、动作笨拙、构音不清逐渐好转，定期门诊随访，长期低铜饮食。

【讨论】

1. WD 患者的诊断　WD 是一种单基因遗传性铜代谢障碍疾病，致病基因为 *ATP7B*，该基因突变可导致其编码的铜转运蛋白 P 型 ATP 酶功能异常，无法将细胞内的铜离子经肝脏排出体外，导致大量铜沉积于肝脏。肝细胞坏死时，铜大量溢出进入血液循环，进一步沉积于各个脏器，包括肝脏、脑、肾脏、角膜及骨关节等，导致患者出现复杂多样的临床表现。因此，不明原因的转氨酶升高、锥体外系病变、肾病和骨关节病变均应考虑 WD 的可能，应对患者的肝肾功能、血清铜蓝蛋白及角膜 K-F 环进行排查。根据中华医学会神经病学分会神经遗传学组公布的《中国肝豆状核变性诊治指南 2021》，WD 的诊断标准为：①神经和/或精神症状；②原因不明的肝脏损害；③血清铜蓝蛋白降低和/或 24 小时尿铜升高；④角膜 K-F 环阳性；⑤经家系共分离及基因变异致病性分析确定患者的 2 条染色体均携带 *ATP7B* 基因致病变异。符合（①或②）+（③和④）或（①或②）+⑤时，均可确诊 WD；符合③+④或⑤但无明显临床症状时，则诊断为 WD 症状前个体；符合前 3 条中的任何 2 条，诊断为"WD 可能"，需进一步追踪观察，建议进行 *ATP7B* 基因检测，以明确诊断。本例患者同时具备上述 5 项条件，临床和基因双确诊为 WD。

2. 中老年患者出现手抖时的诊断思考　WD 患者可以在任何年龄起病，多见于 5~35 岁，但也有个案报道 3 岁起病的幼儿患者及 80 岁起病的老年患者。当中老年人出现手抖，伴有行动迟缓，临床上容易被误诊为帕金森病。WD 患者出现的震颤一般为非静止性震颤，常在运动中和特定姿势时出现，上肢受累多见。若临床早期与帕金森病很难鉴别时，可筛查角膜 K-F 环和血清铜蓝蛋白以助确诊，若仍无法确诊时，可筛查 *ATP7B* 基因致病变异。

3. 角膜 K-F 环的重要性　角膜 K-F 是 WD 患者极为重要的临床体征，是一种位于角膜与巩膜交界处的绿褐色或金褐色的色素环，典型者在普通光照下即可见，多数要在裂隙灯下观察。神经系统受累的 WD 患者角膜 K-F 环阳性率可高达 95%，但角膜 K-F 环阴性者并不能排除 WD 诊断；仅肝脏受累的 WD 患者，只有半数患者 K-F 环阳性；7 岁以下的儿童极少出现角膜 K-F 环。此外，角膜 K-F 环也可见于其他肝脏疾病患者，如长期胆管梗阻和原发性胆汁性肝硬化患者，应注意鉴别。

4. WD 患者的头颅 MRI 特征性表现　头颅 MRI 是诊断 WD 的重要辅助手段，WD 患者最常见的 MRI 表现为豆状核、脑干、丘脑等位置对称性 T_2 高信号，有时 T_2 高信号中混杂低信号，可能与铜沉积所致顺磁性增加有关。晚期 WD 患者可见明显的皮质和基底节区萎缩，可见明显脑沟增宽现象。本例患者既往无脑血管事件发生，头颅 MRI 可见基底节区、脑桥等 T_2 高信号，皮质及基底节区萎缩，这种异常值得临床医生关注。此外，临床上的所谓"熊猫征"，其形成基础为铜沉积于中脑，一般主要影响红核周围的内侧丘系、红核脊髓束及皮质脑干束等重要传递纤维束，一般而言红核及上丘不受累，所以可形成特征性的 T_2 低信号而其周边纤维束高信号的影像，形似"熊猫脸"。

【总结】

WD 患者临床表现极其复杂，对患者的临床分析应深入细致。老年起病的运动障碍患者，当帕金森病相关评估阴性时，应考虑 WD 可能。另外，本例患者头颅 MRI 虽未见典型双侧基底节区和丘脑明显 T_2 高信号，但皮质萎缩、脑沟增宽和脑桥弥漫性 T_2 高信号，也应想到 WD 可能。

（吴志英）

| 参考文献 |

[1] CZLONKOWSKA A，LITWIN T，DUSEK P，et al. Wilson disease [J]. Nat Rev Dis Primers，2018；4（1）：21.

[2] 中华医学会神经病学分会神经遗传病学组. 中国肝豆状核变性诊治指南 2021 [J]. 中华神经科杂志，2021，54（4）：310-319.

[3] DONG Y，NI W，CHEN W，et al. Spectrum and Classification of ATP7B Variants in a Large Cohort of Chinese Patients with Wilson's Disease Guides Genetic Diagnosis [J]. Theranostics，2016，6（5）：638-649.

[4] European Association for Study of Liver. EASL Clinical Practice Guidelines：Wilson's disease [J]. Journal of hepatology，2012，56（3）：671-685.

病例 42

以精神和姿势异常起病的肝豆状核变性

导读 部分肝豆状核变性（Wilson's disease，WD）患者早期仅表现出精神症状，如性格改变、行为异常等。当抗精神病药物治疗无效或合并神经症状及肝功能异常时，应考虑到可能为 WD。尽管青霉胺是最常用的排铜药物，但在肌张力障碍明显的患者中应慎用，以免加重病情。

【病例简介】

1. **主诉** 精神异常 8 年，姿势异常 6 年。

2. **现病史** 患者男性，24 岁。8 年前无明显诱因出现性格改变，脾气急躁，易激惹，未予重视；2 年后病情加重，常与家人激烈吵架，甚至殴打家人，就诊当地医院，按"精神分裂症"治疗，半年后出现口齿不清，流口水明显，姿势异常，行走困难，头颅 MRI 平扫提示双侧豆状核、外囊、丘脑及中脑异常信号，脑萎缩，脑室扩大（图 42-1），遂就诊于外院神经内科门诊，诊断为 WD，予青霉胺口服，375mg/ 次，每日 3 次，2 周后症状愈发加重，遂转诊笔者所在医院。

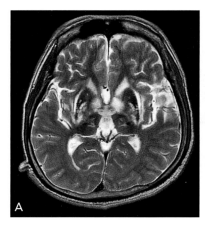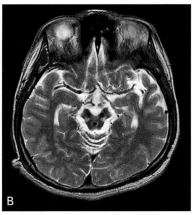

图 42-1 头颅 MRI 平扫

A. 双侧豆状核、外囊、丘脑异常信号；B. 中脑异常信号，脑萎缩，脑室扩大。

3. **既往史**   否认重大手术外伤史，否认中毒、输血史，否认药物、食物过敏史。

4. **个人史**   出生并生长于福建省安溪县，否认异地长期居留史，文化程度初中，无业人员，否认吸烟史和饮酒史，否认疫区居留史，否认其他特殊嗜好，否认不洁性交史，否认长期放射性物质、毒物接触史，否认粉尘吸入史。

5. **家族史**   独子，父母均体健，否认类似疾病史，否认遗传病家族史。

6. **查体**

（1）内科系统查体：消瘦外观，肤色偏黑，面部表情呆滞，心肺体检未见异常，未触及肝脾大，四肢关节无红肿热痛。

（2）神经系统查体：神志清楚，张口状态，流涎，普通光源下可见双眼角膜 K-F 环，双侧瞳孔等大等圆，对光反射灵敏，双眼未见明显眼震。四肢肌力 5 级，肌张力增高，双手屈曲痉挛状，双下肢腱反射（+++），双侧 Babinski 征（-），感觉检查欠合作，指鼻试验及跟-膝-胫试验检查欠合作。

7. **辅助检查**

（1）血清铜蓝蛋白 26mg/L（正常参考值 200~500mg/L）。

（2）腹部 B 超提示肝硬化，肝脏体积缩小，包膜不光整，脾大，肋间厚约 4.1cm。

（3）*ATP7B* 基因检测提示患者携带 p.R778L 杂合致病变异和 p.V176Sfs*28 杂合致病变异。

8. **入院诊断**   肝豆状核变性。

【临床分析与决策】

1. **定位诊断**   四肢姿势异常，四肢肌张力增高，定位于锥体外系。

2. **定性诊断**   青年男性，以精神行为异常和锥体外系受累为主要表现，体检发现角膜 K-F 环阳性，首先考虑 WD，尚需进一步检测血清铜蓝蛋白，必要时进行 *ATP7B* 基因检测，进一步明确 WD 诊断。血清铜蓝蛋白 26mg/L；腹部 B 超提示肝硬化，肝脏体积缩小，包膜不光整，脾大，肋间厚约 4.1cm；*ATP7B* 基因检测提示患者携带 p.R778L 杂合致病变异和 p.V176Sfs*28 杂合致病变异，均为已报道的致病变异。

【诊断】

肝豆状核变性

【诊治过程】

入院后因患者肌张力障碍症状明显，考虑与青霉胺迅速加量有关，因此停用青霉胺，改为二巯丙磺钠针静脉滴注排铜，辅以葡萄糖酸锌片及金刚烷胺、多巴丝肼、巴氯芬等对症药物，出院后序贯口服二巯丁二酸胶囊排铜，并嘱严格低铜饮食，定期随访。

【预后及随访】

患者诊断明确后，经过规范排铜治疗及对症治疗，口齿不清、流涎，姿势异常等症状逐渐好转，定期门诊随访，长期低铜饮食。

【讨论】

1. **WD 肌张力障碍的特点**   WD 患者口咽部肌张力障碍表现十分显著，特别是青少年早期出现流涎、构音障碍及吞咽困难时，应考虑到 WD 可能。既往文献报道，WD 患者流涎及构音障碍的发生率仅次于震颤，主要表现为言语含糊、声音低沉、饮水呛咳、下颌微张、长时间张嘴、傻笑等，俗称"WD 面容"，部分患者可能就诊于口腔科或耳鼻咽喉科，导致误诊或漏诊。因此，遇到既往正常，逐渐出现上述表现的儿童或青少年，应考虑到 WD 可能。

2. 使用青霉胺的若干问题   青霉胺因其排铜作用强、起效快且价格低廉，在临床上应用最广，成为国内治疗 WD 的首选药。但该药副作用较大，可导致严重过敏反应、肾功能损害、神经症状加重、周围神经病、白细胞和血小板减少等骨髓抑制现象。青霉胺对肝脏受累表现为主的 WD 患者疗效确切，但部分以神经症状为主要表现的 WD 患者需谨慎使用，尤其是表现为严重构音障碍、吞咽困难、肢体痉挛畸形、肌张力障碍症状明显的患者，服用青霉胺可导致神经症状进一步加重，甚至危及生命的不可逆表现，此类患者不建议使用青霉胺排铜治疗，可考虑二巯丁二酸胶囊排铜治疗。此外，口服青霉胺应从小剂量开始，逐渐加量，一旦出现神经症状加重或相关副作用，应立即停用。

3. 认识 WD 患者病程中的精神症状   2014 年，一项研究提示大约 20% 的 WD 患者在确诊前曾就诊于精神科，因此正确识别 WD 患者早期出现的精神症状对临床医生尤其是精神科医生特别重要，以防延误治疗造成不可逆转的后果。WD 患者的精神症状，最常见的是情绪紊乱，其中 20%~60% 的精神障碍患者可能会有抑郁情绪，约 4%~16% 的患者曾有自杀倾向。行为和性格改变也是 WD 患者常见的精神症状，其中最为常见的表现为易激惹、激越行为、反社会行为等。因此，儿童患者突然出现学习成绩下滑及不恰当的冲动行为应引起临床医生的高度警惕。精神科医生遇到不明原因、无外界精神刺激的精神异常患者，应考虑 WD 可能，筛查血清铜蓝蛋白及角膜 K-F 环有助于早期识别 WD 患者。

【总结】

WD 是极少数可治的神经遗传病，早期诊断极为重要。部分患者早期症状不典型，容易误诊，延误治疗。临床医生应了解 WD 复杂的临床异质性，不典型精神症状起病的 WD 患者更早期甄别。青霉胺尽管是 WD 的首选排铜药物，但肌张力障碍明显者应慎用或不用，避免造成不可逆转的病情加重，甚至危及生命。

（吴志英）

| 参考文献 |

[1] LEINWEBER B，MOLLER J C，SCHERAG A，et al. Evaluation of the Unified Wilson's Disease Rating Scale（UWDRS）in German patients with treated Wilson's disease［J］. Movement disorders：official journal of the Movement Disorder Society，2008，23（1）：54-62.

[2] ROSENCRANTZ R，SCHILSKY M. Wilson disease：pathogenesis and clinical considerations in diagnosis and treatment［J］. Semin Liver Dis，2011，31（3）：245-259.

[3] 吴志英. 肝豆状核变性诊治中的若干问题及其建议［J］. 中华医学杂志，2009，89（47）：3313-3315.

[4] ZIMBREAN P C，SCHILSKY M L. Psychiatric aspects of Wilson disease：a review［J］. Gen Hosp Psychiatry，2014，36（1）：53-62.

病例 43

被误诊为脑瘫和多系统萎缩的脑组织铁沉积神经变性病

 导读 脑组织铁沉积神经变性病（NBIA）包含多个亚型，各个亚型有不同的临床表现和影像学特征。最突出的影像学特点是脑组织铁沉积在 T_2 加权像及 Flair 像上显示明显的低信号，不同的亚型铁沉积的部位和严重程度也不尽相同。本例患者曾一度被误诊为"脑瘫"和"多系统萎缩"。通过本例解析，临床医生可进一步了解 NBIA 谱系病。

【病例简介】

1. **主诉** 反应迟钝、活动笨拙 32 年，肢体僵硬 2 年。

2. **现病史** 患者女性，33 岁。1 岁时家属发现其较正常儿童反应迟钝、活动稍笨拙，之后学讲话较正常儿童晚，智商较同龄人差，因学习成绩差，念书少，随年龄增长，表现为与他人交流少、记忆力差、常外出迷路、计算力差，无身体发育迟滞。曾在外院多次就诊，考虑"脑瘫"。入院前 2 年始出现肢体僵硬，活动笨拙较前加重，行走时步伐偏小、双手摆动少、起身、转身、行走偏慢，钮衣扣、穿鞋、系鞋带等缓慢，渐发展至坐位时易后仰翻倒，无肢体震颤、肢体疼痛，无头痛、头晕、呕吐，无眩晕、复视、视力减退，无言语含糊、饮水呛咳、吞咽费力，无肢体无力、感觉异常，无大小便失禁，无出汗异常。于 2012 年 12 月外院就诊，查头颅 CT 脑萎缩、以双侧额叶为著，查头颅 MRI 提示双侧大脑黑质区对称性病变，局部铁沉积可能，轻度脑萎缩，风湿全套、甲状腺功能全套均未见异常，予以"多巴丝肼每次 62.5mg 每日 3 次"治疗，渐加量至"多巴丝肼每次 125mg 每日 3 次"，经治疗后肢体僵硬症状有所改善，出院诊断为"智障、帕金森综合征（多系统萎缩）"，出院后继续规律服用"多巴丝肼每次 125mg 每日 3 次"治疗，现为进一步诊治，就诊笔者所在医院神经内科门诊，收住院。

3. **既往史** 患者为足月顺产，儿时多次发热后出现惊厥发作。

4. **个人史** 长期生活于原籍，否认疫水疫区接触史，否认冶游史。无吸烟、饮酒嗜好。

5. **家族史** 否认家族性遗传病病史。

6. **查体**

（1）体温 36.5℃，脉搏 78 次/min，呼吸 20 次/min，血压 130/80mmHg，心肺腹（-）。

（2）精神智能状态：神志清楚，精神可，反应迟钝，对答部分切题，查体欠合作。理解力稍差，记忆力、定向力、计算力明显下降，MMSE 6 分。

脑神经：双眼各向活动自如，无眼球震颤，双侧瞳孔等大等圆，直径 3mm，对光反射灵敏。两侧额纹对称，双侧鼻唇沟对称，口角无歪斜，伸舌居中，悬雍垂居中，双侧咽反射存在。

（3）运动系统：四肢肌力 5 级，颈部肌张力、四肢肌张力增高，右侧较左侧明显，双上肢屈肌张力更高，双下肢伸肌张力更高。

反射：双侧肱二、肱三头肌、桡骨膜反射（++），右侧膝反射（+++），右侧踝阵挛可引出。左侧膝反射、跟腱反射（++），左侧踝阵挛、髌阵挛（-）。

感觉系统：浅、深感觉正常。

（4）病理征：右侧 Babinski 征（+）、双侧 Chaddock（+）。

（5）共济运动：指鼻试验正常，跟-膝-胫试验完成差，闭目难立征、直线行走不能。

（6）步态：行走、转身偏慢，行走时双上肢摆动幅度小，呈阔基步态。

（7）其他：眉心征（+），颈软，无抵抗。

7. 辅助检查

（1）实验室检查：血铁蛋白 9.0ng/ml，铁蛋白 7.7ng/ml，总铁结合力 78.0μmol/L，血常规提示小细胞低色素性贫血。外周血涂片：外周血异常细胞，红细胞大小不一，部分细胞中央淡染区扩大，未见棘红细胞。生化、凝血象、铜蓝蛋白、免疫指标均正常。

（2）影像学检查和基因检测：头颅 MRI 示双侧大脑黑质区对称性病变，局部铁沉积可能，轻度脑萎缩。2012 年 9 月外院和 2013 年头颅磁共振（图 43-1 和图 43-2）。

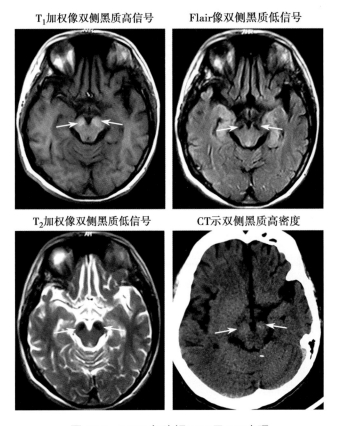

图 43-1　2012 年头颅 MRI 及 CT 表现

Flair加权像双侧黑质低信号

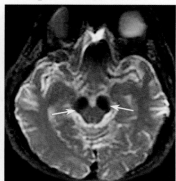

T₂加权像双侧黑质低信号

DWI双侧黑质低信号

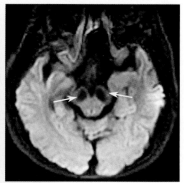

胼胝体萎缩

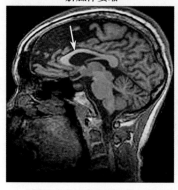

额颞叶萎缩

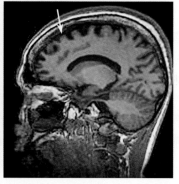

图43-2 2013年头颅 MRI 表现

基因检测：结果显示 *WDR45* 基因 9 号外显子 c.T755G 点突变（图 43-3）。

8. 入院诊断 脑组织铁沉积神经变性病。

【临床分析与决策】

患者主要临床症状和体征为：理解力、记忆力、定向力减退，定位于大脑皮质。肢体僵硬、活动笨拙、行走、转身、穿衣穿鞋等动作慢，查体四肢肌张力明显增高，右侧略重于左侧，提示锥体外系受累。右侧膝反射（+++），右侧踝阵挛，右侧 Babinski 征（+）、双侧 Chaddock（+）提示锥体束受累。跟-膝-胫试验完成差，闭目难立征、直线行走不能，提示可能小脑蚓部亦有累

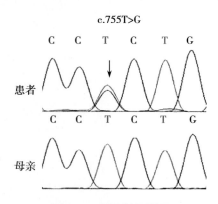

图 43-3 基因检测结果
示 *WDR45* 基因 9 号外显子 c.T755G 点突变。

及。该患者定位比较明确，但是定性存在困难。患者自幼认知发育障碍，外院曾诊断为"智障""脑瘫"。2 年前出现肢体僵硬、活动更加笨拙等锥体外系表现。那么在定性上是"一元论"解释患者整个病程，还是"二元论"分段定性？

对该患者的诊断，我们需要从头颅影像入手。该患者头颅影像非常具有特点：①中脑黑质部位铁沉积明显，T₁ 高信号，T₂、Flair 低信号。这与我们较熟悉的其他疾病，如

Hallervorden-Spatz 病等，以苍白球部位铁沉积为主不同。②头颅磁共振显示额颞叶及胼胝体的萎缩。从影像上分析，该患者属于脑组织铁沉积神经变性病（neurodegeneration with brain iron accumulation，NBIA）。NBIA 疾病谱系中有多个亚型，其中 10 个亚型已经明确了致病基因，包括 *PKAN*、*PLAN*、*MPAN* 等。那么该患者是不是 NBIA 谱系中的一个亚型呢？经过查阅各亚型的临床表现、影像学特征，我们把目光锁定在了 β 螺旋蛋白相关性变性病（beta-propeller protein associated neurodegeneration，BPAN）。BPAN 又名儿童期静态性脑病成年期神经变性病 [static encephalopathy（of childhood）with neurodegeneration in adulthood，SENDA]。如其命名所体现的，疾病分为两个时期：儿童期，全面性的发育延迟，包括运动、语言、认知，患者可有走路不稳、语言表达障碍、学习障碍，可伴有癫痫发作、睡眠障碍，这些表现在患者的发育结束后处于稳定状态。直到 20~30 多岁时，出现以帕金森样、肌张力障碍为主的锥体外系症状，锥体系也可受累。了解了 BPAN 疾病的主要临床表现，我们再回到最初纠结的"一元论"还是"两元论"，答案就一目了然了。该患者自幼认知发育障碍实际上是 BPAN 的早期表现，30 岁后出现了锥体外系表现是成年期神经变性病阶段。该患者从临床表现、影像学特征上都符合 BPAN 的诊断。我们也进一步做了基因检测证实该患者为 *WDR45*（NM_001029896：c.T755G，p.Leu252Arg）点突变导致的 BPAN。

【诊断】

β 螺旋蛋白相关神经变性病（BPAN）

【诊治过程】

入院明确诊断后，给予多巴丝肼逐渐加量至 187.5mg，每日 3 次口服。症状较前改善。

【预后及随访】

半年后随访，该患者对多巴丝肼疗效保持良好，UPDRS-Ⅲ评分较入院时改善 50%。

【讨论】

NBIA 是一组由基因突变导致的以锥体外系症状为主，临床表现复杂，在脑组织特定部位可见异常铁沉积的罕见的神经遗传变性疾病。NBIA 包含多个亚型，随着各亚型致病基因的明确，不再沿用既往名称，而是采用"突变蛋白相关神经变性病"来统一命名。如我们熟悉的苍白球黑质红核色素变性或 Hallervorden-Spatz 病是泛酸激酶 2（*PANK2*）基因突变所导致，故命名为泛酸激酶相关神经变性病（pantothenate kinase associated neurodegeneration，PKAN）。

在本例诊断中，最能给我们提示的是中脑黑质部位的铁沉积。铁属于顺磁性物质，异常铁沉积在 MRI 上有特征性的表现。在常规序列 T_2 加权像及磁敏感序列，如梯度回波序列（GRE）和磁敏感加权成像（SWI），铁沉积部位显示低信号。在 T_1 加权像铁沉积多显示等信号。常见铁沉积部位为苍白球、黑质、红核、丘脑等脑深部灰质核团。不同疾病铁沉积的影像学表现不一样。PKAN 中以苍白球部位铁沉积显著，T_2 加权像上可见苍白球部位铁沉积显示低信号，在苍白球的前内侧由于神经元死亡、胶质增生而显示高信号，形似"虎眼"，这一影像学表现被称为"虎眼征"，所以"虎眼征"高度提示 PKAN。但不是所有的脑组织铁沉积病都有铁沉积。非钙依赖型磷脂酶 A2 相关性神经变性病（phospholipase A2associated neurodegeneration，PLAN）中有一晚发亚型，以肌张力障碍

（dystonia）和帕金森样症状为主要表现，简称为 PLAN-DP。这一疾病中小脑蚓部和小脑半球萎缩是最主要和特征性的影像学表现，而铁沉积仅在 30%PLAN-DP 病例出现，且通常在苍白球部位。本病例的特点是中脑黑质部位是最早和受累程度最严重的铁沉积部位。一般情况下铁沉积在 T_1 加权像上表现为中等信号，但是在 BPAN 患者，T_1 加权像上为双侧黑质高信号伴或不伴有中央低信号带，这可能是由于铁与黑质部位多巴胺能神经元死亡释放出的神经黑色素结合导致。此外，CT 上双侧黑质可显示高密度影，提示可能存在继发性的钙沉积。综上，不同的 NBIA 亚型有不同的影像学特征，对临床诊断有重要提示作用。

步态异常、进行性加重的锥体外系症状，伴有认知障碍、精神行为异常、视神经萎缩或视网膜色素变性等对 NBIA 有提示意义，各 NBIA 亚型也具有不同的临床特征。神经系统损害、糖尿病、视网膜色素变性三联征提示铜蓝蛋白缺乏症。40~55 岁起病，以舞蹈症、手足徐动症、肌张力障碍、帕金森样症状、认知障碍等为主要表现，除了需要排查亨廷顿病外，还需要考虑 NBIA 中的神经铁蛋白病（neuroferritinopathy，NFT）。本病例的临床表现也具有特征性：儿童期全面发育迟滞、成年期出现锥体外系症状的双相临床进程。因而，临床表现结合影像学特征，能够更准确地为下一步基因检测提供方向。该病例临床表现和影像学高度提示 BPAN，BPAN 由 WDR45 基因突变导致，为 X 链锁显性遗传，患者多数为女性。WDR45 位于染色体 Xp11.23，编码一种与自噬有关的 β 螺旋蛋白，具体发病机制不明。该患者基因检测证实为 WDR45 存在点突变，也进一步明确了临床诊断。

在治疗方面，对帕金森样症状左旋多巴治疗可能有效。对该患者，左旋多巴逐渐加量至 150mg（3 次/d），显著改善了患者的运动功能，UPDRS-III 评分改善 50%。在 NBIA 中有多个亚型左旋多巴治疗可能有效。如前面提到的 PLAN-DP（PLA2G6 突变导致），患者往往以青年型帕金森症状为主，可伴有肌张力障碍或认知障碍，这一类患者对左旋多巴往往有确切疗效，但容易出现运动波动及异动症，甚至有些患者为此做了脑深部电刺激术（DBS），但是这一类患者适不适合 DBS 治疗，DBS 的远期疗效及副作用需要进一步探讨。

（谭玉燕）

【专家点评】

这是一例病程长、临床症状复杂的病例，笔者从神经影像入手，抽丝剥茧，明确诊断。我们在临床工作中，很多时候碰到的病例是以前从未见过的疑难病例，需要抓住患者的临床症状、体征、影像学特征等的关键词，多查阅文献，往往会有意想不到的收获。本文笔者抓住了铁沉积这样一个关键字，查阅到了 NBIA 谱系疾病，在 NBIA 众多亚型中，黑质部位最早累及，且铁沉积最显著的多见于 BPAN。有了目标疾病，了解这类疾病的临床特征后，再回到患者的临床表现，当初用"一元论"还是"二元论"来定性的难题就迎刃而解了。

NBIA 临床表现复杂，目前缺乏有效的治疗方案，针对病因的铁离子螯合疗法效果不确切，对症治疗可部分有效。如对于局灶性或节段性肌张力障碍，注射 A 型肉毒毒素有效，也可选择苯海索、巴氯芬及苯二氮䓬类药物；舞蹈症不伴精神症状可选择丁苯那嗪，舞蹈症伴精神症状，可考虑选用对锥体外系副作用相对小的二代抗精神病药物，如喹硫平、氯氮平，小剂量逐渐滴定，并关注有无锥体外系副作用。尤其需要注意的是左旋多巴对这类疾病中的帕金森样症状会有出人意料的效果。临床上相对常见的 *PLA2G6* 突变导致的 PLAN-DP，左旋多巴对其帕金森症状疗效更佳。

希望通过本病例引导青年医生关注 NBIA 谱系病的临床及影像特征，更好地应用于临床工作。

（陈生弟）

| 参 考 文 献 |

[1] KALMAN B，LAUTENSCHLAEGER R，KOHLMAYER F，et al. An international registry for neurodegeneration with brain iron accumulation［J］. Orphanet J Rare Dis，2012，7：66.

[2] KRUER M C，BODDAERT N，SCHNEIDER S A，et al. Nuroimaging features of neurodegeneration with brain iron accumulation［J］. AJNR Am J Neuroradiol，2012，33（3）：407-414.

[3] AMARAL L L，GADDIKERI S，CHAPMAN P R，et al. Neurodegeneration with Brain Iron Accumulation：Clinicoradiological Approach to Diagnosis［J］. J Neuroimaging，2015，25（4）：539-551.

[4] SAITSU H，NISHIMURA T，MURAMATSU K，et al. De novo mutations in the autophagy gene *WDR45* cause static encephalopathy of childhood with neurodegeneration in adulthood［J］. Nat Genet，2013，45（4）：445-449.

[5] AWASTHI R，GUPTA R K，TRIVEDI R，et al. Diffusion tensor MR imaging in children with pantothenate kinase-associated neurodegeneration with brain iron accumulation and their siblings［J］. AJNR Am J Neuroradiol，2010，31（3）：442-447.

[6] KIMURA Y，SATO N，SUGAI K，et al. MRI，MR spectroscopy，and diffusion tensor imaging findings in patient with static encephalopathy of childhood with neurodegeneration in adulthood（SENDA）［J］. Brain Dev，2013，35（5）：458-461.

病例 44
线粒体膜蛋白相关性神经变性

铁沉积神经变性病（neurodegeneration with brain iron accumulation，NBIA）是一组罕见的以脑部过量铁沉积为特征的异质性神经遗传变性疾病群。迄今为止，已发现 10 种不同的 NBIA 亚型。本病例描述了其中一种亚型——线粒体膜蛋白相关性神经变性（mitochondrial membrane protein-associated neurodegeneration，MPAN）的患者，并对不同 NBIA 亚型的鉴别诊断要点进行了阐述。

【病例简介】

1. 主诉 因"行走困难 5 年，构音障碍 3 年，认知下降 1 年"入院。

2. 现病史 患者女性，29 岁。5 年前出现双下肢僵硬，行走时足尖着地，下蹲后起立困难。3 年前出现言语含糊不清，饮水呛咳，吞咽困难。曾于当地医院就诊，诊断不明，未进行治疗，由于经济困难也未进一步求医。2 年前病情进行性加重，无法独立行走，双上肢及躯干亦出现僵硬感，穿衣、持筷和梳头等日常活动动作明显变慢。1 年前出现反应迟钝，注意力不集中，情绪不稳定，主要表现为易怒和易激惹，记忆力下降，刚刚发生的事情很容易忘记，计算力也出现下降。整个病程中没有幻觉。大小便功能正常。

3. 既往史 既往体健，病前体格及智能发育正常。否认高血压、糖尿病、冠心病、脑血管病、消化道疾病等慢性病病史；否认肝炎、结核病史；否认手术外伤史；否认食物药物过敏史。

4. 个人史 无特殊。

5. 家族史 父母健在，为近亲结婚（表兄妹关系）。

6. 查体

（1）内科系统查体：血压 95/64mmHg，脉搏 63 次/min，呼吸 20 次/min，体温 36.2℃。发育正常，营养中等，查体合作，全身皮肤黏膜无黄染，浅表淋巴结未触及肿大，头颅五官无畸形，口唇无发绀，颈软，气管居中，甲状腺不大，双侧颈动脉搏动对称，未及血管杂音。胸廓无畸形，双肺呼吸音清，未闻及干湿啰音，心律齐，心音有力，各瓣膜听诊区未闻及病理性杂音。腹软，无压痛，肝脾肋下未触及，双下肢不肿。

（2）神经内科查体：神志清楚，构音障碍，定向力正常，记忆力、计算力减退，面具脸，双瞳孔等大等圆，直径 3mm，对光反射灵敏，眼球运动正常，无复视，无眼震，双侧眼睑闭合有力，双侧鼻唇沟对称，悬雍垂居中，咽感觉及咽反射正常，舌肌无萎缩、束颤，伸舌居中。四肢肌肉无萎缩，肌张力增高，肌力 5 级，四肢腱反射（++++），双侧 Babinski 征（+），双侧深浅感觉正常对称。指对指试验缓慢，指鼻稳准，轮替运动速度慢。查体过程中可见口下颌、颈部、双上肢、双下肢可见肌张力障碍姿势，双足呈内翻姿势。不能独立行走，需旁人搀扶。

7. 辅助检查　血常规、血生化、血浆铜蓝蛋白、血清铜、血清铁蛋白、血清铁、甲状腺激素、维生素 B_{12} 浓度、免疫功能等血液学检查均正常。

心电图、胸部 CT、腹部及女性生殖系统彩超检查，均未见异常。

脑脊液检查未见异常。肌电图及神经传导检查未见异常。

脑电图检查：中~高度异常脑电图。

简易精神状态检查（MMSE）10 分；蒙特利尔认知评估量表（MoCA）9 分。

头颅 MRI T_2 加权像、SWI 像见双侧苍白球、黑质过量铁沉积，呈低信号，符合铁沉积神经变性病（NBIA）疾病谱的影像学特点。在苍白球 T_2 加权像和 SWI 像的低信号病灶内，位于外侧苍白球和内侧苍白球之间的内髓板（medial medullary lamina）呈线状高信号（hyperintense streaking），符合线粒体膜蛋白相关性神经变性（MPAN）的典型影像学特点（图 44-1，图 44-2，图 44-3）。

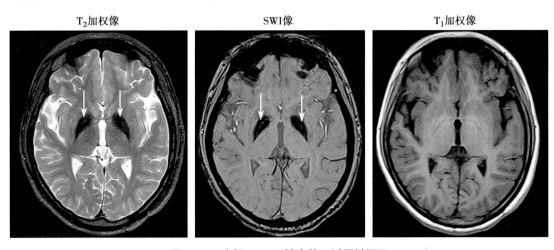

图 44-1　头颅 MRI 示基底节区过量铁沉积

T_2 加权像、SWI 像示苍白球呈低信号，且在苍白球的低信号铁沉积病灶内，在外侧苍白球和内侧苍白球之间的内髓板处，发现线状高信号（箭头）。

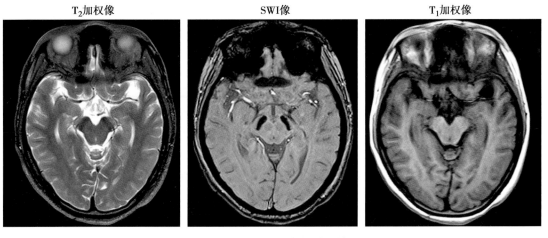

图 44-2　头颅 MRI 示中脑过量铁沉积

T_2 加权像、SWI 像见黑质呈低信号。

矢状位　　　　　　　冠状位

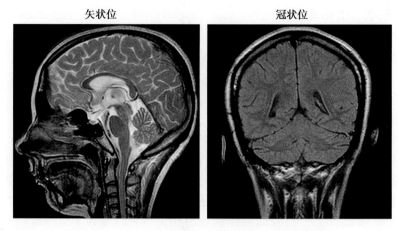

图 44-3　头颅 MRI 见脑干相对丰满，小脑轻度萎缩

8. **入院诊断**　铁沉积神经变性病（NBIA）：线粒体膜蛋白相关性神经变性（MPAN）可能。

【临床分析与决策】

1. **本病例的定位及定性诊断思路如何？**

（1）定位诊断：本例患者以运动障碍和认知障碍为核心症状，运动症状表现为活动僵硬、缓慢，神经专科查体发现：面具脸，四肢肌张力增高，腱反射亢进，病理征（＋），运动迟缓，足内翻，四肢远端呈肌张力障碍姿势，提示患者锥体外系及锥体系均受累；患者认知受损的症状和体征，如记忆力及计算力下降，以近记忆下降为主，MMSE 和 MoCA 评分明显减低，定位在大脑半球皮质如额叶和颞叶为主。脑部影像学检查发现双侧苍白球和黑质等锥体外系及锥体系结构出现异常铁沉积，还可见双侧大脑半球皮质轻度萎缩，但皮质下白质及深部白质均未见异常。因此，支持本例患者应定位于锥体外系、锥体系和皮质。

（2）定性诊断及鉴别诊断思路：患者缓慢隐袭起病，进展性发展的病程，综合病史可除外炎症性、自身免疫性、感染性、内分泌代谢障碍性、血管性、外伤性、先天性等疾病，影像学检查可排除肿瘤性，无毒物接触史及家中父母无发病，可排除中毒性疾病，因此需考虑为神经变性性疾病，由于父母为近亲结婚，需考虑隐性遗传所致变性可能。

2. **本病例的神经影像学发现对诊断有何提示价值？**

铁沉积神经变性病（neurodegeneration with brain iron accumulation，NBIA）是一组罕见的以脑部过量铁沉积为特征的异质性神经遗传变性疾病群，常见临床特点包括：运动障碍（尤其是帕金森综合征和肌张力障碍）、认知障碍、锥体束征等。影像学上，脑部过量铁沉积导致 MRI 的 T_2 加权像和 SWI 像呈低信号病灶，以基底节、黑质的铁沉积尤为明显。就本例患者而言，临床上表现为帕金森综合征和肌张力障碍等锥体外系受累症状体征，伴认知障碍和锥体束征；MRI 影像学方面，T_2 加权像和 SWI 像见双侧苍白球和黑质因过量铁沉积而呈低信号，高度提示"铁沉积神经变性病（NBIA）"的诊断。

3. **目前 NBIA 包括哪些不同亚型？如何根据临床表现和辅助检查进行亚型的诊断？**

按照遗传模式分常染色体显性遗传［即神经铁蛋白病（neuroferritinopathy，NFT），仅此 1 种］、常染色体隐性遗传（共 8 种）和 X 连锁显性遗传类型［即 β 螺旋蛋白相关性神经变性（β-propeller protein-associated neurodegeneration，BPAN），仅此 1 种]。其中以隐性遗传类型最多见，包括泛酸激酶相关性神经变性（pantothenate kinase-associated neurodegeneration，PKAN）、磷脂酶 A_2 相关性神经变性（phospholipase A_2-associated neurodegeneration，PLAN）、无铜蓝蛋白血症（aceruloplasminemia，ACP）、Kufor-Rakeb 综合征（Kufor-Rakeb syndrome，KRS）、脂肪酸羟化酶相关性神经变性（fatty acid hydroxylase-associated neurodegeneration，FAHN）、辅酶 A 合成酶蛋白相关性神经变性（coenzyme A synthase protein-associated neurodegeneration，CoPAN）、Woodhouse-Sakati 综合征（Woodhouse-Sakati syndrome，WSS）、线粒体膜蛋白相关性神经变性（mitochondrial membrane protein-associated neurodegeneration，MPAN）。不同亚型的铁沉积分布和临床表现的特点，不尽相同。本例患者父母为近亲结婚，因此首先考虑隐性遗传类型的 NBIA。可从以下几点思考：①患者脑部 MRI 未见"虎眼征"，不符合 PKAN 和 CoPAN 的影像学特点，因此可以排除；②未出现周围神经病和视神经萎缩，MRI 见小脑萎缩不明显，不符合 PLAN 的临床及影像特点，可以排除 PLAN；③未发现糖尿病、视力下降，血浆铜蓝蛋白水平正常，脑部 MRI 见铁沉积范围并不广泛，仅限于苍白球和黑质，不符合 ACP 的临床及影像特点，可以排除 ACP；④脑部 MRI 未见脑室周围白质的融合状病灶，不符合 FAHN 的影像学特征，FAHN 的可能性小；⑤本例患者未出现性腺功能减退、耳聋、脱发、糖尿病，脑部 MRI 未见白质广泛融合状病灶，不符合 WSS 的临床及影像特点；⑥脑部 MRI 未见全脑（大脑、小脑、脑干）的明显广泛性萎缩，不符合 KRS 的影像学特点。本例患者表现为帕金森综合征及锥体束的症状和体征、认知受损，脑部 MRI 的 T_2 加权像和 SWI 像见内髓板呈特征性的线状高信号，符合 MPAN 的临床及影像特点，因此，应高度怀疑 MPAN 的临床诊断。然而确诊，需要基因检测证实。

4. 本病例如何最终确定诊断？

为进一步明确诊断，对本例患者家系的 MPAN 致病基因 *C19orf12* 加以检测，进一步由基因检测结果证实，基因结果如下：

（1）患者 *C19orf12* 基因外显子 3 发现致病性纯合子型 c.371T>G（Met124Arg）错义突变。

（2）患者父亲、患者母亲（近亲结婚），分别各自携带一个 *C19orf12* 外显子 3 的 c.371T>G（Met124Arg）错义突变。

【诊断】

线粒体膜蛋白相关性神经变性（MPAN）

【诊治过程】

给予多巴丝肼、苯海索对症改善帕金森综合征，给予氯硝西泮、巴氯芬对症改善肌张力障碍，并给予康复训练指导和支持治疗。

【预后及随访】

半年后随访时，患者神经病学症状体征改善不明显，辅助行走仍困难。

【讨论】

虽然不同亚型的 NBIA 通常存在运动障碍、认知障碍、锥体束征等相似的临床表现，脑部 MRI 也均表现为基底节、黑质等脑区过量铁沉积所致的 T_2 加权像和 SWI 像低信号病灶，但是，对患者的家族史、起病年龄、病程进展特点、神经系统和非神经系统临床表现、实验室检查、神经影像学特点加以仔细分析，有助于缩小不同 NBIA 亚型的鉴别诊断范围，进而通过针对性的遗传学检测来明确诊断。

1. NBIA 的临床及影像学特点 NBIA 是一组罕见的以脑部过量铁沉积为特征的异质性神经遗传变性疾病群，全球发病率约为（1~3）/1 000 000。NBIA 的常见临床特点包括：运动障碍（尤其是帕金森综合征和肌张力障碍）、认知障碍、锥体束征等。影像学上，脑部过量铁沉积导致 MRI 的 T_2 加权像和 SWI 像呈低信号病灶，以基底节、黑质的铁沉积尤为明显。

2. 不同 NBIA 亚型的临床及影像学特点 迄今为止，已发现了 10 种不同的 NBIA 亚型。具体而言：

（1）泛酸激酶相关性神经变性（pantothenate kinase-associated neurodegeneration，PKAN）：PKAN 是编码线粒体泛酸激酶的、位于染色体 20p13-p12.3 的 *PANK2* 基因突变所致的一种常染色体隐性遗传病，是 NBIA 最常见的亚型。典型临床表现为发病年龄早（平均发病年龄 14 岁）、病情快速进展。患者表现为步态障碍和运动障碍（特别是颅面部和球部肌张力障碍、帕金森综合征），痉挛状态，认知功能常受损。精神症状也较常见。可出现视网膜色素变性，外周血细胞中可出现或不出现棘红细胞。头颅 MRI 在 PKAN 的诊断方面具有重要作用，因为 T_2 加权像和 SWI 像可见 "虎眼征（eye-of-the-tiger sign）"，即双侧苍白球低信号铁沉积区的中央，分别可见一处高信号区域。

（2）磷脂酶 A_2 相关性神经变性（phospholipase A_2-associated neurodegeneration，PLAN）：PLAN 是编码第Ⅵ型磷脂酶 A_2 的、位于染色体 22q13.1 的 *PLA2G6* 基因突变所致的一种常染色体隐性遗传的 NBIA 亚型。大多数 PLAN 患者发病年龄早，多于儿童期起病。*PLA2G6* 相关疾病可表现出多种综合征，包括：经典的婴儿神经轴索营养不良（infantile neuroaxonal dystrophy，INAD）、儿童期起病的不典型神经轴索营养不良（atypical neuroaxonal dystrophy，aNAD）、晚发的成人起病的 *PLA2G6* 相关性肌张力障碍-帕金森综合征（PARK14）。患者多存在周围神经病、视神经萎缩、小脑性共济失调。MRI 可见小脑明显萎缩。

（3）神经铁蛋白病（neuroferritinopathy，NFT）：NFT 是位于染色体 19q13.3 的铁蛋白轻链基因 *FTL1* 突变所致的一种常染色体显性遗传的 NBIA 亚型。多于青年或中年起病，临床表现包括：肌张力障碍、舞蹈样手足徐动症、精神症状等。血液检查可发现血清铁蛋白水平降低，通常 ≤20μg/dl，这是一个重要的诊断线索。病程中后期，壳核或苍白球可出现囊性坏死，在脑部 MRI 上表现为壳核或苍白球的 "囊状空洞征（cystic cavitation）"。

（4）无铜蓝蛋白血症（aceruloplasminemia，ACP）：ACP 是 *Ceruloplasmin* 基因突变所致的一种常染色体隐性遗传的 NBIA 亚型。血浆铜蓝蛋白活性严重下降导致铁超负荷，沉积于脑部、视网膜、胰腺，导致出现经典的三联征：神经症状、视网膜变性、糖尿病。血浆铜蓝蛋白无法测出或水平极低，可提示 ACP 的诊断。脑部 MRI 可见尾状核、苍白球、壳核、齿状核、红核、黑质、丘脑、下丘、上丘、皮质等多处脑区存在广泛的异常铁沉积。

（5）β 螺旋蛋白相关性神经变性（β-propeller protein-associated neurodegeneration，BPAN）：BPAN 是编码 β 螺旋支架蛋白的 *WDR45* 基因突变所致的一种 X 连锁显性遗传的 NBIA 亚型。临床病程独特，表现为儿童静止性脑病伴成人神经变性（static encephalopathy of childhood with neurodegeneration in adulthood，SENDA）综合征，即：儿童早期出现认知受损，但并非呈进行性加重，有时在数十年内保持稳定；进入成人期后，出现严重肌张力障碍-帕金森综合征，并随后出现进展性痴呆。脑部 MRI 的特征性表现是黑质于 T_1 加权像上呈高信号，中央还可见一线条状低信号带。

（6）Kufor-Rakeb 综合征（Kufor-Rakeb syndrome，KRS）：KRS 是 *ATP13A2*（*PARK9*）基因突变所致的一种以青少年型帕金森综合征为主要表现的常染色体隐性遗传的 NBIA 亚型。患者还常伴有核上性凝视麻痹、精神发育迟滞、面部-手指的微小肌阵挛（facial-finger mini-myoclonus）。脑部 MRI 可见全脑（大脑、小脑、脑干）的明显广泛性萎缩。

（7）脂肪酸羟化酶相关性神经变性（fatty acid hydroxylase-associated neurodegeneration，FAHN）：FAHN 是 *FA2H* 基因突变所致的一种常染色体隐性遗传的 NBIA 亚型。由于 *FA2H* 基因突变此前被发现还可导致脑白质营养不良和遗传性痉挛性截瘫 35 型（SPG35），因此，FAHN 患者常表现为儿童期起病的痉挛性截瘫，脑部 MRI 的 T_2 加权像见脑室周围白质呈融合状的高信号病灶，某些患者还可见胼胝体变薄。

（8）辅酶 A 合成酶蛋白相关性神经变性（coenzyme A synthase protein-associated neurodegeneration，CoPAN）：CoPAN 是 *CoASY* 基因突变所致的一种常染色体隐性遗传的 NBIA 亚型。临床特点包括：早发型的痉挛性截瘫，肌张力障碍，随后逐渐出现帕金森综合征、认知受损、明显的强迫障碍。与 PKAN 相似，CoPAN 患者的脑部 MRI 常也可见"虎眼征"。但与 PKAN 不同的是，CoPAN 患者 MRI 的 T_2 加权像和 SWI 像所示双侧"虎眼征"的中央高信号区，于脑部 CT 上表现为双侧钙化。

（9）Woodhouse-Sakati 综合征（Woodhouse-Sakati syndrome，WSS）：WSS 是 *C2orf37* 基因突变所致的一种常染色体隐性遗传的 NBIA 亚型，表现为性腺功能减退、耳聋、脱发、糖尿病和进行性肌张力障碍、舞蹈病、构音障碍、认知受损。脑部 MRI 见白质广泛融合状病灶。

（10）线粒体膜蛋白相关性神经变性（mitochondrial membrane protein-associated neurodegeneration，MPAN）：MPAN 是 *C19orf12* 基因突变所致的一种常染色体隐性遗传的 NBIA 亚型。发病年龄跨度较大，3~30 岁均可发病。最常见的特点包括：早期下肢呈痉挛状态伴 Babinski 征阳性、构音障碍、肌张力障碍（手部和足部）、认知受损、精神异常。部分患者还可出现视神经萎缩。脑部 MRI 的特征性表现是：在苍白球 T_2 加权像和 SWI 像的低信号异常铁沉积病灶内，位于外侧苍白球和内侧苍白球之间的内髓板，呈线状高信号。

3. 不同 NBIA 亚型的鉴别诊断　虽然不同亚型的 NBIA 通常存在运动障碍、认知障碍、锥体束征等相似的临床表现，脑部 MRI 也均表现为基底节、黑质等脑区过量铁沉积所致的 T_2 加权像和 SWI 像低信号病灶，但是，对患者的家族史、起病年龄、病程进展特点、神经系统和非神经系统临床表现、实验室检查、神经影像学特点加以仔细分析，有助于缩小不同 NBIA 亚型的鉴别诊断范围，进而通过针对性的遗传学检测来明确诊断。不同 NBIA 亚型的鉴别诊断路径（图 44-4）。

4. NBIA 的治疗　目前 NBIA 仍缺乏特异性的治疗手段，以对症治疗为主，包括：药物治疗、肉毒毒素注射治疗、鞘内注射巴氯芬及脑深部电刺激治疗等。包括铁离子螯合剂在内的其他治疗手段，仍在进一步研究中。

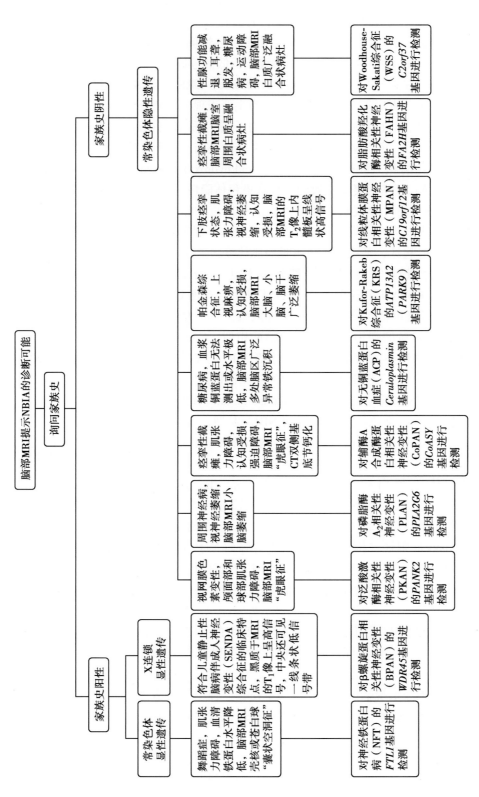

图 44-4　不同 NBIA 亚型的鉴别诊断路径

【专家点评】

　　进展性出现锥体外系、锥体系症状体征，伴认知功能受损的青少年或成人早期起病的患者，MRI 检查发现苍白球区出现铁沉积，但并未出现虎眼征，且 T_2 加权像或 SWI 像于内侧苍白球和外侧苍白球之间的内髓板发现线状高信号时，应考虑到 MPAN 的诊断，并对 *C19orf12* 基因进行遗传学检测来进一步明确诊断。

（商慧芳）

| 参考文献 |

［1］HAYFLICK S J，KURIAN M A，HOGARTH P. Neurodegeneration with brain iron accumulation［J］. Handb Clin Neurol，2018，147：293-305.

［2］TELLO C，DARLING A，LUPO V，et al. On the complexity of clinical and molecular bases of neurodegeneration with brain iron accumulation［J］. Clin Genet，2018，93（4）：731-740.

［3］SALOMÃO R P，PEDROSO J L，GAMA M T，et al. A diagnostic approach for neurodegeneration with brain iron accumulation：clinical features，genetics and brain imaging［J］. Arq Neuropsiquiatr，2016，74（7）：587-596.

［4］SCHNEIDER S A. Neurodegenerations with Brain Iron Accumulation［J］. Parkinsonism Relat Disord，2016，22（Suppl 1）：S21-S25.

［5］AMARAL L L，GADDIKERI S，CHAPMAN P R，et al. Neurodegeneration with Brain Iron Accumulation：Clinicoradiological Approach to Diagnosis［J］. J Neuroimaging，2015，25（4）：539-551.

［6］DEUTSCHLÄNDER A，KONNO T，ROSS O A. Mitochondrial membrane protein-associated neurodegeneration［J］. Parkinsonism Relat Disord，2017，39：1-3.

病例 45

发作性下肢无力和僵硬的先天性副肌强直

 导读 肌强直综合征是一组具有高度临床/遗传异质性的遗传性骨骼肌疾病，临床少见。本文介绍 1 例患者呈发作性病程 10 年，有阳性家族史，主要表现为发作性双下肢僵硬及无力，肌电图提示有肌强直电位发放，基因检测发现 *SCN4A* 基因存在 G1333A（p.V445M）杂合突变，考虑为 *SCN4A* 相关性肌强直。因其包括三种亚型，结合患者的临床特点及相关实验室检查，最后诊断为先天性副肌强直。通过此病例提示我们对疾病作出明确诊断需要通过临床表型、生化指标、基因检测等多方面综合判断。

【病例简介】

1. **主诉** 发作性双下肢无力、僵硬 10 年。

2. **现病史** 患者女性，17 岁。7 岁时出现突发运动时下肢无力、僵硬，迈步困难，持续约 10~20 秒，可自行缓解。突然运动、情绪紧张、疲劳时易出现，反复运动时僵硬感加重，天气寒冷时更为明显，夏天症状较轻。发作时多为双下肢无力，无肢体不自主抖动，每天发作最多 10 次，未治疗。发作时，患者神志清楚，无明显面部表情僵硬及言语含糊，无呼吸困难，无吞咽困难及饮水呛咳。

3. **既往史** 小学（7~10 岁）常有下肢抽筋。

4. **个人史** 长期生活于原籍，否认疫水疫区接触史，无烟酒嗜好。

5. **家族史** 其父亲、奶奶和姑姑亦有类似症状，未治疗，现无症状。

6. **查体**

（1）内科系统体格检查：体温 36.5 ℃，脉搏 77 次/min，呼吸 18 次/min，血压 120/80mmHg，心肺腹正常。

（2）神经系统专科检查：神志清楚，精神差，言语清晰，对答切题，查体合作，高级智能未见异常。神经：双侧瞳孔等大等圆，直径 3mm，对光反射灵敏，双眼各向运动正常，无眼震，双侧鼻唇沟对称，伸舌居中，咽反射存在。四肢肌力 5 级，发作时肌张力增高，双侧腱反射（++），深浅感觉正常，病理征未引出，共济运动正常，步态正常，脑膜刺激征阴性。

7. **辅助检查**

（1）实验室检查：血钾、肌酸激酶均正常。

（2）电生理检查：肌电图（2011-11-18）：左侧尺神经末梢段 SCV 减慢，其余神经 MCV、SCV 正常，CMAP、SNAP 波幅无明显改变。四肢肌肉 EMG 可见正相波和以正相波为主的肌强直电位频繁活动，MUP 时限、波幅无明显改变，短棘多相波轻度增多，呈肌源性肌电改变（图 45-1）。

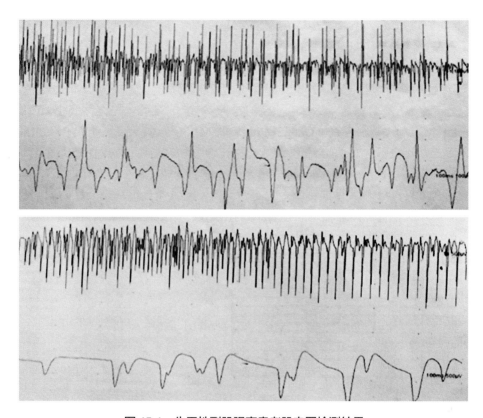

图 45-1　先天性副肌强直患者肌电图检测结果

（3）基因检测：先证者 *CLCN1* 基因外显子区并未发现致病突变。先证者 *SCN4A* 基因存在 G1333A（p.V445M）杂合变异，其奶奶、父亲和姑姑均存在该杂合变异，家族中正常人无此突变（图 45-2）。

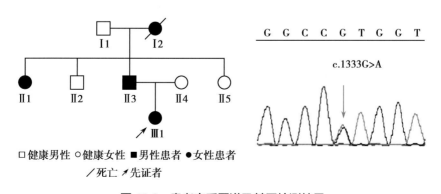

□健康男性 ○健康女性 ■男性患者 ●女性患者
／死亡 ↗先证者

图 45-2　患者家系图谱及基因检测结果

8. **入院诊断** 遗传性肌强直。

【临床分析与决策】

本例患者的临床特点呈发作性病程，有阳性家族史，主要表现为双下肢僵硬及无力，神经系统查体无定位体征，肌电图提示有肌强直电位发放，定位诊断定位于肌源性损害。定性诊断依据患者为青年女性，临床症状呈发作性，间歇期正常，且有阳性家族史，故考虑是遗传性离子通道病。患者表现为寒冷和运动诱发的肌肉强直现象，久坐后迈步不能和肢体僵硬，肌电图检查可见肌强直电位，符合肌强直综合征的表现。结合患者无肌萎缩，无白内障、心脏、内分泌、生殖及中枢等多系统受累表现，进一步定性为"非萎缩性肌强直"。非萎缩性肌强直包括 CLCN1 基因所致的先天性肌强直以及 SCN4A 相关性肌强直。

受检者 CLCN1 基因外显子区未见致病变异，初步排除了"先天性肌强直"的诊断。此外，先证者 SCN4A 基因存在 c.G1333A（p.V445M）杂合突变，其奶奶、父亲和姑姑均存在该突变，家族中正常人无此突变，存在共分离现象，既往此位点在先天性副肌强直家系中有致病性报道。根据 ACMG 分级，可判定 c.G1333A 变异性质为"致病"。该患者可进一步诊断为"SCN4A 相关性肌强直"。SCN4A 相关性肌强直包括先天性副肌强直、高钾型周期性瘫痪伴肌强直、钾加重型肌强直，该患者发作时电解质正常，同时有寒冷诱发的肌强直，运动后强直加重（矛盾性肌强直）的特点，故进一步诊断为"先天性副肌强直"。

【诊断】

先天性副肌强直

【诊治过程】

未采取特殊治疗，明确诊断后嘱其在生活中注意防寒保暖，避免过度劳累。

【预后及随访】

本病患者多数在成年后病情逐渐趋于稳定和好转，一般无须特殊治疗。出院后随访患者发作较少，基本不影响学习和工作。

【讨论】

肌强直综合征是一组典型的骨骼肌离子通道病，由于编码肌膜离子通道亚单位基因变异或表达异常，导致肌细胞膜去极化异常引起肌细胞膜兴奋性改变，肌强直症状是肌强直综合征主要临床表型之一。根据发病机制及临床表型，将肌强直综合征分为萎缩性肌强直（myotonia dystrophies，DMs，为 AD 遗传）及非萎缩性肌强直（non-myotonia dystrophies，NDMs，为 AD/AR 遗传）。DMs 以肌无力、肌萎缩为主要症状，伴多系统受累，电生理检查示肌强直合并少量肌病电位；NDMs 由编码通道蛋白基因变异致病，与 DMs 不同，NDMs 的肌无力、肌萎缩不明显，部分患者甚至出现肌肥大，电生理仅现肌强直电位，肌病电位轻微/缺如。NDMs 根据致病基因、编码蛋白、临床表型分为先天性肌强直、先天性副肌强直、高钾型周期瘫痪伴肌强直、钾加重型肌强直，其中先天性肌强直由 CLCN1 基因突变所致，其余几种类型均由 SCN4A 基因突变所致，属于 SCN4A 等位基因病，统称为"SCN4A 相关性肌强直"。肌强直综合征临床表型与基因表型间存在错综复杂的关系，即典型的遗传/临床异质性。

先天性副肌强直（paramyotonia congenita，PMC）是一种因 SCN4A 基因产生突变，使其编码的骨骼肌钠离子通道 Nav1.4 的 α 亚基功能产生异常所导致的常染色体显性遗传性骨骼肌离子通道疾病。1886 年，Eulenburg 首次描述了该疾病，故 PMC 又被称 Eulenburg

病，以寒冷或活动诱发的肌强直及无力和反复活动后加重肌强直为主要临床特征，呈常染色体显性遗传。本病发病率报道不一，全球发病率约为 1/25 万，国内报道罕见。

在先天性副肌强直患者中，已发现多个 *SCN4A* 基因突变位点，热点突变为 Thr1313Met 和 1448 位点精氨酸替代。*SCN4A* 基因全长 30.34kb，定位于 17q23.3，含 24 个外显子和 23 个内含子，编码由 1 836 个氨基酸组成的骨骼肌电压门控钠离子通道Ⅳ型 α 亚单位。突变的通道遇冷时，肌膜静息电位降低，Na^+ 通透性增加使膜除极，细胞内的 Na^+ 增加，干扰了肌肉收缩后肌质网对 Ca^{2+} 的摄取。轻度去极化产生重复放电（肌强直），持续的去极化导致肌无力。本例患者的 V445M 突变位于结构域Ⅰ的 S6 跨膜片段处，突变后导致钠离子通道失活，具体的机制尚不清楚。

PMC 患者多在 10 岁以内起病，表现为遇冷或活动诱发的全身肌强直及肌无力，其肌强直程度不如先天性肌强直严重，最初侵犯暴露部位包括舌肌、面肌、颈肌及手部肌肉，肌无力持续数分钟至数小时。本文患者受累部位以双下肢为主，无典型副肌（舌肌、面肌、颈肌）受累。既往文献报道 V445M 携带者可表现为痛性肌强直、眼睑肌强直，体现 PMC 的临床及遗传异质性。不同于先天性肌强直，先天性副肌强直反复肌肉收缩后肌强直加重（矛盾性肌强直）。患者可有发作性弛缓性瘫痪（软瘫），在寒冷及运动后诱发，肌无力发作前可先出现肌强直加重，称为副肌强直性周期性瘫痪。在部分家族中，患者出现与高钾性周期性瘫痪类似的自发性肌无力发作。肌无力的发作主要在肢体近端肌肉，发作可持续数分钟至数天，无肌萎缩，也无内分泌障碍。

先天性副肌强直的诊断主要依靠临床表现，电生理检查示运动和感觉神经传导速度正常，5Hz 重复神经电刺激出现混合肌肉动作电位（CMAP）波幅的降低，肌强直放电比较广泛，在远端肌肉更明显。电生理诊断的结果与温度密切相关，肢体温度较低时，肌肉的兴奋性增加，可见正锐波和纤颤电位，肌强直可能加重。温度低于 28℃，纤颤电位消失，低于 20℃，肌强直放电消失，出现电静息，室温状态下肌电图结果可能完全正常。手部冷暴露后，短时运动诱发试验，CMAP 波幅下降，1 小时或更长时间才能恢复到基线水平。长时运动诱发试验，CMAP 波幅立即出现中等程度下降，3 分钟降低最明显，1 小时或更长时间恢复。单纤维肌电图纤维密度增加，jitter 增宽，偶尔出现阻滞。冷水诱发试验及钾诱发试验是先天性副肌强直比较特异的检查，可以诱发肌强直及肌无力。钾诱发的肌无力一般在 1 小时内达高峰，1.5 小时恢复正常。钾盐应从小剂量开始，以防止引起心律失常。

目前缺乏有效根治 PMC 的方法，但是 PMC 影响寿命的报道很少。本病多为非进行性，成年后病情稳定或有好转。避免受寒或过度劳累，剧烈活动后先做放松运动，然后再休息，对肌无力和肌强直有预防作用。PMC 伴有的肌无力多数短暂轻微，无须治疗。若无力发作严重可给予葡萄糖酸钙静脉注射 1~2g，无效可给予葡萄糖或葡萄糖加胰岛素治疗，也可使用氢氯噻嗪（双氢克尿噻）。美西律属ⅠB 类抗心律失常药物，副作用小、疗效高等被国内外广泛应用于非萎缩性肌强直一线治疗。有报道卡马西平作为一线抗惊厥药物通过降低细胞膜对 Na^+ 通透性降低细胞兴奋性改善肌强直症状；多项研究证实将卡马西平与美西律结合使用可以更有效地缓解肌强直症状。

（刘晓黎）

【专家点评】

本例通过临床、电生理检查初步定性为"肌强直综合征"，进一步运用 Sanger 测序的方法，通过对先证者进行 *CLCN1* 基因和 *SCN4A* 基因外显子区测序，再次结合先证者的临床特点明确诊断。与传统的一代测序相比，二代测序具有耗时短、成本低、通量大、对样品要求少等优点。考虑到 *CLCN1* 基因（NM_000083，23 个外显子）和 *SCN4A* 基因（NM_000334，24 个外显子）比较大，一代测序成本高，建议对非萎缩性肌强直患者直接运用二代测序明确诊断。针对"萎缩性肌强直"的患者，采用荧光标记引物标准 PCR 技术和毛细管电泳技术检测 *DMPK* 基因和 *CNBP* 基因拷贝数异常。

（曹立）

| 参考文献 |

［1］SHARP L，TRIVEDI J R. Treatment and management of neuromuscular channelopathies ［J］. Current treatment options in neurology，2014，16（10）：313.

［2］STUNNENBERG B C，RAAPHORST J，DEENEN J C W，et al. Prevalence and mutation spectrum of skeletal muscle channelopathies in the Netherlands ［J］. Neuromuscular disorders，2018，28（5）：402-407.

［3］PHILLIPS L，TRIVEDI J R. Skeletal Muscle Channelopathies ［J］. Neurotherapeutics，2018，15（4）：954-965.

［4］MONTAGNESE F，SCHOSER B. Dystrophic and non-dystrophic myotonias ［J］. Fortschritte der Neurologie-Psychiatrie，2018，86（9）：575-583.

［5］D'MELLO S，SHUM L. A review of the use of mexiletine in patients with myotonic dystrophy and non-dystrophic myotonia ［J］. European journal of hospital pharmacy：science and practice，2016，23（6）：359-363.

病例 46
发作性下肢僵硬的僵人综合征

 导读　僵人综合征（stiff-person syndrome，SPS）是一种罕见的中枢神经系统自身免疫性疾病，其临床特征主要表现为进行性轴性肌强直、发作性痛性肌肉痉挛、情感和运动刺激可诱发的肌痉挛发作。本案例通过对患者进行全面的临床、影像和实验室检查等回顾分析，为临床诊断该疾病提供富有参考价值的典型病例。

【病例简介】

1. **主诉**　发作性下肢僵硬 3 年，加重 3 个月。

2. **现病史**　患者女性，58 岁。3 年前开始无明显诱因行走时出现下肢僵硬，呈发作性，持续约几分钟，可自行缓解，但影响行走，双下肢偶有触电样症状，随即摔倒。发作时不伴有抽搐、牙关紧闭、双眼凝视、上肢强直等症状。听见汽车鸣笛、与人同时进门时身体接触、避让他人等情况可以触发发作，可以无诱因自发，常有向前或向后跌倒，10 秒左右自行缓解。曾在针灸后诱发下肢僵硬和跌倒，不能迅速缓解。近 3 个月自觉症状加重，为求进一步治疗，遂来笔者所在医院，门诊以"下肢僵硬原因待查"收入笔者所在科室。

3. **既往史**　肺结核病史，自诉已治愈；冠心病病史，间断服用"盐酸地尔硫䓬"；甲状腺功能减退病史，长期口服"左甲状腺素钠片"；余无殊。

4. **个人史**　无特殊。

5. **家族史**　无特殊。

6. **查体**　神志清楚，语言流利，脑神经（-），双上肢肌力、肌张力正常；双下肢肌张力增高，呈折刀样改变，双上肢腱反射对称正常，双下肢腱反射亢进；共济运动正常，kernig 征（-）。

7. **辅助检查**

（1）磁共振：颈椎退行性改变，C_4/C_5，C_5/C_6 椎间盘明显向后突出，以 C_4/C_5 左旁中央型突出为著，相应节段硬膜囊及颈髓明显受压；腰椎间盘突出，L_5/S_1 椎间盘膨出并双侧椎间孔型突出，可疑轻度脱出，相应层面双侧椎间孔明显狭窄，双侧神经根卡压可能。胸椎 MRI 平扫无明显异常（图 46-1）。

（2）脑磁共振平扫+增强+MRA+MRV：右顶叶腔隙性脑梗死，余无异常。

（3）肌电图：左右股内肌、右胫前肌、腓肠肌大力收缩时呈混合相，平均电压 1.5~3mV，余未见异常。

（4）全身 PET/CT 影像：探测部位未见明显恶性肿瘤病变征象；双肺上叶条索灶，代

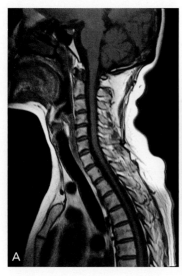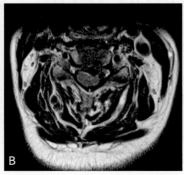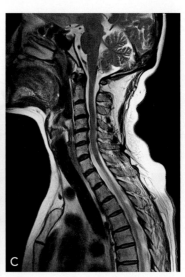

图 46-1　颈椎 MRI 成像

A. 颈椎矢状位（T₁WI）；B. C₄/C₅ 水平位改变；C. 颈椎矢状位（T₂WI）。

谢不高，考虑陈旧性结核病灶；双肺多发小结节，代谢不高，考虑增殖灶可能；肝脏多发小囊肿；双侧下颌骨术后改变。

（5）脑脊液细胞总数 105.0×10⁶/L（参考值 <8×10⁶/L），白细胞数 5×10⁶/L（参考值 <8×10⁶/L）。脑脊液脱落细胞学：镜检见少量有核细胞残核。脑脊液涂片未找到抗酸杆菌和新型隐球菌。

（6）自身抗体谱检测：

1）脑脊液：抗 GAD 抗体 IgG 阳性（++，1∶3.2）；抗 Hu 抗体 IgG 阴性，抗 Ri 抗体 IgG 阴性，抗 Amphiphysin 抗体 IgG 阴性，抗 Tr 抗体 IgG 阴性，抗 Yo 抗体 IgG 阴性，抗 CV2 抗体 IgG 阴性，抗 ANNA-3 抗体 IgG 阴性，抗 PCA-2 抗体 IgG 阴性，抗 Ma 抗体 IgG 阴性，抗 PNMA2（Ma2/Ta）抗体 IgG 阴性。抗谷氨酸受体（NMDA 型）抗体 IgG 阴性，抗谷氨酸受体（AMPA1 型）抗体 IgG 阴性，抗谷氨酸受体（AMPA2 型）抗体 IgG 阴性，抗 GABA B 受体抗体 IgG 阴性，抗富亮氨酸胶质瘤失活蛋白 1（LGI 1）抗体 IgG 阴性，抗接触蛋白关联蛋白 2（CASPR2）抗体 IgG 阴性。

2）血清：抗 GAD 抗体 IgG 阴性；抗 Hu 抗体 IgG 阴性，抗 Ri 抗体 IgG 阴性，抗 Amphiphysin 抗体 IgG 阴性，抗 Tr 抗体 IgG 阴性，抗 Yo 抗体 IgG 阴性，抗 CV2 抗体 IgG 阴性，抗 ANNA-3 抗体 IgG 阴性，抗 PCA-2 抗体 IgG 阴性，抗 Ma 抗体 IgG 阴性，抗 PNMA2（Ma2/Ta）抗体 IgG 阴性。

（7）血液生化指标：平均红细胞血红蛋白浓度（MCHC）310g/L（参考值 316~354g/L），单核细胞 0.61G/L（参考值 0.1~0.6G/L），高密度脂蛋白胆固醇 1.25mmol/L（参考值 1.29~1.55mmol/L），低密度脂蛋白胆固醇 2.08mmol/L（参考值 2.7~3.1mmol/L），肌酸激酶 154U/L（参考值 20~140U/L）；TSH：11.271μIU/ml（参考值 0.35~4.94μIU/ml）。

（8）尿潜血：±（参考值阴性）

（9）SCL-90：躯体化 2.75 分，反映主观的身体不适感高于正常水平；焦虑 2.2 分，反映患者出现轻度焦虑症状。

8. 入院诊断　双下肢僵硬原因待查。

【临床分析与决策】

收入院后，针对患者主诉症状给予营养神经、改善肌力、康复理疗等对症治疗以改善双下肢僵硬不适感，根据病史及查体作出临床初步诊断，同时完善生化、肌电图、脑脊液、磁共振等必要的实验室检查逐步明确诊断。

1. 定位诊断　根据临床上进行性双下肢肌肉强直，情绪可诱发肌痉挛发作，体检双下肢腱反射亢进，提示定位在骨骼肌、脊髓受累。

2. 定性诊断　根据主要的实验室检查肌电图显示左右股内肌、右胫前肌、腓肠肌大力收缩时呈混合相，平均电压 1.5~3mV，持续的运动单位活动（CMUA），抗 GAD 抗体 IgG 阳性，以及颈腰胸腰磁共振显示椎间盘突出或变性等，诊断考虑自身免疫性疾病中的僵人综合征（SPS）。

3. 鉴别诊断　需与如下几种主要疾病鉴别。

（1）副肿瘤性脊髓炎：某些恶性肿瘤在转移之前即可影响其远隔的神经系统器官，从而引起相应的功能障碍，这组疾病称为神经系统副肿瘤综合征。副肿瘤综合征可以影响神经系统多个部位，独立或联合损害。其中脊髓损伤多以联合形式出现，比如副肿瘤性视神经脊髓炎或副肿瘤性脑脊髓（膜）炎，累及不同部位的脊髓会出现相应的脊髓损伤表现以及相应的影像学改变，与僵人综合征的主要临床特征不同。此外，目前已有不少副肿瘤相关抗体可供检查和鉴别，基于上述要点可与僵人综合征鉴别。

（2）强直性脊柱炎：是以骶髂关节和脊柱附着点炎症为主要改变的疾病，与 HLA-B27 呈强关联。主要表现为腰和/或脊柱、腹股沟、臀部或下肢酸痛不适，或不对称性外周关节炎，尤其是下肢关节炎；夜间痛或晨僵明显，活动后缓解。非甾体抗炎药能迅速缓解症状。早期 X 线的骶髂关节炎改变具有较高特征性，结合血清 HLA-B27 阳性等特征可与僵人综合征鉴别。

（3）肌张力障碍：是主动肌与拮抗肌收缩不协调或过度收缩引起的以肌张力异常的动作和姿势为特征的运动障碍综合征，具有不自主性和持续性的特点。依据其发生部位，可分为局限性、节段性、偏身性和全身性。其中扭转痉挛（全身性扭转性肌张力障碍）需与僵人综合征鉴别。扭转痉挛以四肢、躯干甚至全身的剧烈而不随意的扭转运动和姿势异常为特征。根据其面部和肢体远端常受累、奇异姿势、电生理正常等要点可与僵人综合征鉴别。

（4）破伤风：是破伤风梭菌经由皮肤或黏膜伤口侵入人体，产生毒素而引起肌痉挛的一种特异性感染。通常在受伤后 2 周内发病，破伤风毒素主要侵犯运动神经元，以牙关紧闭、阵发性痉挛、强直性痉挛为主要临床特征。可依据外伤史和伤后出现肌紧张、张口困难、颈部发硬等特点与僵人综合征鉴别。

（5）Isaac 综合征：又称神经性肌强直，其主要病理是周围神经，与僵人综合征的脊髓病理不同。典型表现为休息时逐渐出现的肌强直，呈持续颤搐（肌束震颤）或肌纤维纤颤，主要发生于远端（与僵人综合征的轴性特征相反）；肌肉收缩时常伴大汗；其电生理特征是持续的运动单位电位在睡眠和神经阻滞后仍然存在，可见纤维颤搐电位。卡马西平、苯妥英钠或普鲁卡因等治疗有效。这些特点可资鉴别。

【诊断】

僵人综合征（SPS）

【诊治过程】

患者入院后给予普瑞巴林、氯硝西泮、巴氯芬、左甲状腺素钠片后，双下肢僵硬症状得到缓解，出院时自诉仍有行走不便、间断发作性下肢僵硬难以控制，但较入院时好转。

【预后及随访】

患者出院后 50 天门诊复诊随访时，患者遵从医嘱仍继续口服氯硝西泮、巴氯芬、普瑞巴林维持；自诉症状逐渐减轻，未再跌倒，对环境噪声和紧张等触发因素的耐受能力增强；查体示双下肢肌张力较前下降，治疗及随访全程中未出现并发症。

【讨论】

僵人综合征（stiff-person syndrome，SPS）是一种罕见的中枢神经系统自身免疫性疾病，最常与抗谷氨酸脱羧酶（GAD）抗体相关。其临床特征是进行性轴性肌肉强直和发作性痛性肌痉挛，涉及躯干和肢体肌肉组织，易累及颈肌、腰肌、腹肌及四肢近端肌肉。有证据表明，女性发病率约为男性的 2~3 倍。迄今为止，SPS 的诊断仍是临床上的难点之一。目前对该病诊断主要依据典型临床表现、辅助检查及采用地西泮、巴氯芬等治疗后的反应，尚无公认的指南及标准。目前较常用的为 Dalakas 建议的诊断标准，具体如下：①轴性和四肢肌肉僵硬；②情绪压力、触觉刺激及噪声后的肌肉痛性痉挛；③主动肌和拮抗肌出现连续运动单位活动（CMUA）；④排除其他神经系统疾病引起的肌肉僵硬；⑤采用竞争性饱和分析法或免疫印迹（Western blot）法测定血清 GAD65 抗体阳性；⑥地西泮、巴氯芬等药物治疗有效。

（孙雅迪）

【专家点评】

回顾此患者的症状，SPS 的特点明确，对熟悉疾病表现者而言容易想到此病，由此展开有针对性的检查当能收集到确诊所需的临床资料。不过，由于该病临床罕见，临床医师不熟悉该病，导致患者在多处就医未获正确诊治。可见，普及该病知识，提高识别率，减少漏诊误诊具有积极的临床意义。

尽管肌肉电生理，尤其是连续运动单位活动（CMUA）对诊断具有重要参考意义，但并非所有患者均出现典型的电生理特征。SPS 患者肌电活动异常的总阳性率约 72.2%，且电生理异常的出现具有时间依赖性，对于肌电图检查阴性患者，需要 3 个月后复查。该患者肌电图阴性的结果，虽未能提供有力的诊断支持，但也不能否定诊断。

自身免疫抗体检测已成为诊断 SPS 的重要实验室检查。约 80%SPS 患者的血清或 CSF 抗 GAD 抗体阳性，5%SPS 患者的抗 Amphiphysin 抗体阳性。该患者血清抗 GAD 抗体阴性，但 CSF 抗 GAD 抗体阳性，提示该抗体系鞘内合成，为典型 SPS 的诊断提供了重要依据。此外，抗 Amphiphysin 抗体以及其他抗副肿瘤综合征抗体阴性也为诊断提供了重要的阴性结果。

SPS 的治疗包括对症治疗和免疫调节，由于本例患者暂不接受免疫调节治疗，因此仅仅采用了对症治疗，包括常用的氯硝西泮和巴氯芬以及较少用的普瑞巴林，初步的随访结果显示疗效令人满意。保持长期随访对该患者非常重要，其随访结果也具有重要的临床参考价值。

（王涛）

| 参考文献 |

［1］CICCOTO G，BLAYA M，KELLEY R E. Stiff person syndrome［J］. Neurol Clin，2013，31（1）：319-328.

［2］DALAKAS M C. Stiff Person Syndrome：Advances in Pathogenesis and Therapeutic Interventions［J］. Current Treatment Options in Neurolog，2009，11（2）：102-110.

［3］ESPAY A J，CHEN R. Rigidity and spasms from autoimmune encephalomyelopathies：Stiff - person syndrome［J］. Muscle & Nerve，2006，34（6）：677-690.

［4］VASCONCELOS O M，DALAKAS M C. Stiff-person syndrome［J］. Curr Treat Options Neurol，2003，5（1）：79-90.

［5］BALINT B，BHATIA K P. Stiff person syndrome and other immune-mediated movement disorders - new insights［J］. Curr Opin Neurol，2016，29（4）：496-506.

［6］李澎，尹又，庄建华 . 僵人综合征的研究进展［J］. 中国神经精神疾病杂志，2016，42（9）：569-571.

［7］SARVA H，DEIK A，ULLAH A，et al. Clinical spectrum of stiff person syndrome：a review of recent reports［J］. Tremor Other Hyperkinet Mov，2016，6：340.

［8］ALEXOPOULOS H，DALAKAS M C. Immunology of stiff person syndrome and other GAD-associated neurological disorders［J］. Expert Review of Clinical Immunology，2013，9（11）：1043-1053.

病例 47

变异型僵人综合征

 导读 本文通过一例变异型僵人综合征的病例介绍，希望能提高临床医生对该病的识别率，减少漏诊和误诊。对于单肢发作性痛性肌肉痉挛，需警惕僵人综合征及其变异型可能，需排查有无合并伴发自身免疫性疾病、肿瘤性疾病。

【病例简介】

1. **主诉** 右下肢抽搐伴疼痛 3 周。

2. **现病史** 患者女性，52 岁。发病前 3 周因右足大蹬脚趾"甲沟炎"自行拔出嵌甲后，开始出现大蹬脚趾红肿、疼痛，未予重视，后出现右足背瘙痒，并逐渐出现右下肢阵发性肌肉抽搐伴疼痛，以小腿后部肌肉抽搐明显，疼痛从右大蹬脚趾扩散至足背、小腿、大腿根部，昼轻夜重，影响夜眠，下地行走后疼痛稍有好转，发作频率数分钟至数小时不等，当地医院给予"头孢霉素"治疗后疼痛无缓解。后给予"替扎尼定、加巴喷丁、腺苷钴胺"等治疗，症状无明显好转，并出现情绪低落，悲观、易哭泣等症状。病程中无发热，无恶心、呕吐、畏光或畏声，无头晕、头痛，无意识障碍等。

3. **既往史** 否认高血压、糖尿病、冠心病病史；否认手术外伤史；否认药物过敏史。

4. **个人史** 生于河南，久居本地，无疫源接触史，否认嗜烟酒史。

5. **家族史** 否认家族类似病史及其他遗传病病史。

6. **查体** 体温 36.5℃，脉搏 78 次/min，呼吸 18 次/min，血压 113/81mmHg。神志清楚，对答切题，查体合作。双瞳等大等圆，对光反射存在，眼球活动自如，未及明显眼震。双侧额纹对称，双侧鼻唇沟对称，伸舌居中，抬头、耸肩有力。四肢肌力 5 级，肌张力正常，双上肢腱反射（++），双下肢膝反射（++）、踝反射（+），双侧指鼻试验稳准，病理反射未引出，自主神经功能正常。发作间期查体正常，右下肢疼痛发作时查体可见右足跖背屈，右侧腓肠肌僵硬强直。

7. **辅助检查** 血常规、尿常规、粪便常规、肝肾功能、电解质、甲状腺功能、肿瘤指标、梅毒及 HIV 相关检查均正常。体液免疫、细胞免疫正常。自身免疫抗体谱：抗 SS-A 抗体（+），抗谷氨酸脱羧酶（glutamic acid decarboxylase，GAD）抗体（–）。

脑脊液常规正常，脑脊液蛋白 553mg/L；血清自身免疫性脑炎抗体（–），脑脊液自身免疫性脑炎抗体（–）；血清 Amphiphysin 抗体（++），脑脊液 Amphiphysin 抗体（++）。

胸部 CT：右肺中叶胸膜下结节，纵隔及右腋下肿大淋巴结影。

下肢血管 B 超正常。

右足磁共振：右足多发趾骨、跟距骨骨髓水肿，右足背周围软组织及足底肌肉肿胀，右踝及腱鞘少量积液。

乳腺 B 超：左侧乳腺实质性结节性病灶：US-BI-RADS3 类。双侧乳腺小叶增生。双侧腋窝未见明显异常肿大淋巴结。

神经电图、肌电图：下肢运动神经传导速度、感觉神经传导速度正常范围，复合肌肉动作电位、感觉神经动作电位波幅无明显改变。所测神经 F 波潜伏期正常，两侧基本对称，所测双下肢肌肉可见痉挛电位活动。

8. 入院诊断　僵人综合征变异型：局灶性或节段性僵人综合征（僵肢综合征）。

【临床分析与决策】

肌肉痉挛的病因包括生理性和病理性。生理性因素常见于剧烈运动时和运动后；脱水、电解质异常也可引起；也可见于随年龄增长出现的小腿的夜间抽搐。病理性因素包括药物诱发和其他疾病引起（表 47-1）。

表 47-1　常见的肌肉痉挛的病理性因素

类型	因素
病理性——诱发药物	• 作用于 β 肾上腺素受体的药物（如支气管扩张剂） • 多奈哌齐、咖啡因、麻黄碱、长春新碱 戒断综合征：乙醇、巴比妥类、苯二氮䓬类、镇静催眠药
病理性——疾病	• 细胞外液容量不足 • 电解质紊乱（如低钙、低钾、低镁） • 代谢性疾病（如酒精中毒、甲状腺功能减退） • 周围神经病、神经丛病、神经根病、运动神经元病 • 周围神经过度兴奋综合征（痉挛性筋膜综合征、Isaacs 综合征） • 自身免疫性疾病、副肿瘤性疾病（1 型糖尿病、副肿瘤综合征、僵人综合征）

肌肉痉挛需评估是否存在潜在的生理、代谢或神经系统疾病，可通过详细的问诊、查体及检查获得。需详细询问痉挛的持续时间、频率、部位、触发因素和其他相关症状，与神经源性或肌源性疾病相关的症状，包括肌强直、无力、疼痛、感觉缺失。有无脱水和电解质紊乱的因素。有无疼痛和感觉缺失。完整的用药史和饮酒史。

辅助检查根据病情可选择：血常规、肝肾功能、电解质、无机离子、空腹血糖、糖化血红蛋白、自身免疫，脊柱磁共振、肌电图、神经传导速度、重复神经电刺激，以及抗电压门控性钾通道（voltage-gated potassium channel，VGKC）抗体、抗 GAD 抗体、副肿瘤抗体、自身免疫性脑炎抗体等。

该患者临床特点为单个下肢远端起始并向肢体近端扩散的极度的肌肉僵硬、强直及痛性痉挛，发病前有局部前驱感染为诱发因素，结合电生理及相关神经元抗体检查，诊断为僵人综合征变异型。

【诊断】

僵人综合征变异型：局灶性或节段性僵人综合征（僵肢综合征）

【诊治过程】

患者起病前右足趾前驱感染可能为诱发因素，入院后给予甲泼尼龙冲击，并序贯为泼尼松口服，同时给予普瑞巴林、巴氯芬、氯硝西泮口服治疗，并同时给予补钾补钙等措施预防糖皮质激素副作用。患者右下肢疼痛发作频率及疼痛程度均明显减轻。

【预后及随访】

患者现普瑞巴林、巴氯芬、氯硝西泮长期口服维持治疗，右下肢疼痛控制可。

【讨论】

僵人综合征是一组以累及中轴肌和四肢肌的进行性肌肉僵硬、强直及痛性肌肉痉挛，从而导致行走功能严重受损。肌电图上表现为安静状态下主动肌和拮抗肌持续的运动单位电位活动为特征的神经系统罕见综合征。

僵人综合征的好发年龄为 20 岁~50 岁，年发病率为 1/100 万，女性发病率为男性的 2~3 倍，病因及发病机制尚未完全明确，目前倾向于与自身免疫有关。①僵人综合征患者脑脊液和血清中存在 GAD 的自身抗体（GAD antibody，GADA），多数患者血清中 GADA 主要为 65kDa 亚型的 IgG（IgG1），脑脊液中 GAD65 抗体也主要为单克隆 IgG1。GAD65 为 γ-氨基丁酸能神经末梢浓聚的胞质内酶，是 γ-氨基丁酸（gamma-aminobutyicic acid，GABA）合成的限速酶。②与其他自身免疫疾病密切相关。③存在各种自身抗体（包括肿瘤相关及循环性非器官特异性自身抗体），除 GADA 外还可有抗 128 脑蛋白抗体、抗胰岛细胞抗体、抗甲状腺抗体、抗胃壁细胞抗体、抗核抗体等。④具有较强的免疫遗传性。僵人综合征发生具有一定的家族聚集现象，但不能肯定是一种遗传性疾病。

目前认为，多数僵人综合征患者 GADA 水平升高直接攻击、破坏 γ-氨基丁酸能神经细胞，使抑制性神经递质 GABA 合成、分泌减少，而兴奋性中间神经元出现反射活动占优势。肌肉僵硬是兴奋性运动神经元生理反射活动增强所致。突发性肌强直痉挛是兴奋性运动神经元过度反应的结果。

僵人综合征主要通过特有的临床表现，结合肌电图、相关抗体检查和苯二氮䓬类药物治疗有效等条件作出诊断（表 47-2）。并且所有的僵人综合征患者应积极排查相关的自身免疫性疾病。

表 47-2　僵人综合征的诊断标准

主要标准
1. 躯干和四肢肌肉僵硬,主要累及腹部和胸腰部椎旁肌肉,导致固定畸形(脊柱过度前凸)
2. 合并痛性痉挛,可由突如其来的噪音,情绪压力或触觉刺激诱发
3. 肌电图:主动肌和拮抗肌持续运动单位活动
4. 除外其他可以解释僵硬症状的神经系统疾病或认知功能障碍

次要标准
1. 通过免疫细胞化学,蛋白印迹或放射免疫分析等证实血清抗 GAD65(或抗 amphiphysin)等抗体阳性
2. 苯二氮䓬类药物治疗有效

根据是否具有自身抗体和其他疾病，僵人综合征可细分为 3 个亚型，但这 3 个亚型在临床上并无差异。自身免疫性亚型包括有抗 GAD 抗体、抗胰岛细胞自身抗体及其他器官特异性自身抗体的患者，这些患者常出现其他自身免疫性疾病。副肿瘤性亚型包括有相关肿瘤及存在循环性非器官特异性自身抗体的患者，但是这些患者缺乏抗 GAD 抗体和抗胰

岛细胞抗体。而特发性亚型患者体内缺乏自身抗体或未伴发其他疾病（表 47-3）。

表 47-3　僵人综合征常见的伴发疾病

伴发自身免疫性疾病	伴发肿瘤
1 型糖尿病	乳腺癌（常合并抗 Amphyphisin 抗体）
桥本甲状腺炎	肺癌
Grave 病	肾细胞癌
恶性贫血	甲状腺癌
抗 NMDA 受体脑炎	结肠癌
边缘叶脑炎	神经内分泌肿瘤
难治性癫痫	胸腺瘤
白癜风	霍奇金淋巴瘤
乳糜泻	非霍奇金淋巴瘤
重症肌无力	胆管癌
系统性红斑狼疮	

　　僵人综合征的鉴别诊断很广泛，包括：帕金森综合征，局灶性和全身性肌张力障碍，遗传性痉挛性截瘫，运动神经元病，脊髓病，破伤风，神经性肌强直（Morvan 和 Isaacs 综合征），强直性脊柱炎，心因性疾病，以及其他一些疾病。

　　对临床表现不典型病例，可将其归为僵人综合征的变异型。其中，僵肢综合征（stiff-limb syndrome，SLS）又称为局灶性僵人综合征，临床特点为一个或多个肢体强直及痛性痉挛，多发生在肢体远端，下肢多见，躯干少有或不受累，可出现脑干或括约肌功能障碍。

　　僵人综合征的治疗旨在缓解症状和调节自身免疫进程。单独或组合的 GABA 激动剂如地西泮（A 型受体）和巴氯芬（B 型受体）通常对强直和肌肉痉挛有效。大多数僵人综合征患者应考虑免疫疗法，可应用血浆置换、大剂量皮质类固醇或静脉滴注免疫球蛋白等，通常用药数周或数月有明显效果。

　　僵人综合征的预后在很大程度上取决于初始临床表现。约 50% 的患者病程常在 4 年以上，最长可至 20 年，但也有个别病例呈急性进程，1 个月内死亡。如未采取治疗措施，最终结局多为卧床。

（柳毅刚）

【专家点评】

　　该病例以单个肢体发作性强直及痛性痉挛的临床特点为诊断切入点，结合电生理及相关抗体检查，诊断为变异型僵人综合征。

　　僵人综合征的诊断有赖于存在特有的临床特征。僵人综合征的临床特征为极度的肌肉僵硬和强直。肌肉硬化至板样感是确立诊断的最特异性的临床所见。如果未经治疗的患者无这类痉挛，则应对该诊断产生怀疑。

僵人综合征常与各种自身免疫性疾病一起出现，大多数僵人综合征患者脑脊液中有多克隆和寡克隆 IgG 抗体升高，这些抗体以 GABA 能神经元及其神经末梢为靶点。

苯二氮䓬类药物是治疗僵人综合征患者的常用药物，如果逐渐加大苯二氮䓬类药物的剂量后疗效不理想或产生不良反应，可改用巴氯芬治疗，或在苯二氮䓬类药物的基础上加用巴氯芬。免疫抑制疗法有助于调节患者异常免疫反应，有助于控制疾病进展。

（靳令经）

｜参 考 文 献｜

[1] SHAW P J. Stiff-man syndrome and its variants [J]. Lancet, 1999, 353 (9147): 86-87.

[2] MURINSON B B, BUTLER M, MARFURT K, et al. Markedly elevated GAD antibodies in SPS: effects of age and illness duration [J]. Neurology, 2004, 63 (11): 2146-2148.

[3] BAIZABAL-CARVALLO J F, JANKOVIC J.Stiff-person syndrome: insights into a complex autoimmune disorder [J]. J Neurol Neurosurg Psychiatry, 2015, 86 (8): 840-848.

[4] BROWN P, MARSDEN C D.The stiff man and stiff man plus syndromes [J]. J Neurol, 1999, 246 (8): 648-652.

[5] FEKETE R, JANKOVIC J.Childhood stiff-person syndrome improved with rituximab [J].Case Rep Neurol, 2012, 4 (2): 92-96.

[6] DEKKER M C, URASA S J, KINABO G, et al. A Report of Stiff Person Syndrome in Tanzania with First Epidemiological Figures for Sub-Saharan Africa [J].Neuroepidemiology, 2015, 45 (2): 109-110.

[7] DOPPLER K, SCHLEYER B, GEIS C, et al. Lockjaw in stiff-person syndrome with autoantibodies against glycine receptors [J].Neurol Neuroimmunol Neuroinflamm, 2015, 3 (1): e186.

病例 48

以胼胝体发育不良为特征的遗传性痉挛性截瘫 11 型

 导读 遗传性痉挛性截瘫是一种罕见的神经系统遗传病，以双下肢痉挛无力为主要特征。依据临床特点可分为单纯型和复杂型，单纯型患者仅有痉挛性截瘫表现，复杂型可伴共济失调、癫痫和震颤等其他神经系统症状或其他系统受累。截至目前，共有超过 80 个致病基因被报道。临床诊断遗传性截瘫，并通过诸如二代测序等遗传学检测方法辅助确诊基因亚型是难点所在。

【病例简介】

1. **主诉** 进行性双下肢乏力伴酸胀感 5 年。

2. **现病史** 患者女性，19 岁。于 14 岁无明显诱因出现左下肢乏力伴酸胀感，随后累及右下肢，行走呈剪刀样痉挛步态，呈进行性加重。15 岁后自觉记忆力减退，18 岁出现尿急、尿失禁。目前行走缓慢，尚能独自行走，无言语含糊、吞咽困难等不适。

3. **既往史** 既往无殊。

4. **个人史** 足月顺产，1 岁行走，5 岁讲话。自幼读书成绩差，常班级最后一名。

5. **家族史** 父母为表兄妹近亲结婚。

6. **查体**

（1）内科系统体格检查：体温 37.0 ℃，脉搏 68 次/min，呼吸 20 次/min，血压 112/68mmHg，心肺腹（－）。

（2）神经系统专科检查：

精神智能状态：神志清楚，反应差，记忆力减退。简易精神状态检查（MMSE）22 分。

脑神经：双瞳等大等圆，直径 3mm，直接和间接对光反射灵敏，眼球各方向活动好，无眼震，双侧鼻唇沟对称，伸舌居中，双侧咽反射灵敏。

运动系统：双上肢肌张力正常，双下肢肌张力明显增高，左上肢肌力 5ˉ级，双下肢肌力 4 级，高弓足。

反射：双上肢腱反射（++），双下肢腱反射（+++），髌阵挛、踝阵挛（+），双侧 babinski 征（+）。

感觉系统：深浅感觉正常。

共济运动：正常。

步态：剪刀步态。

脑膜刺激征：阴性。

7. 辅助检查

（1）血常规、肝肾功能、血电解质、甲状腺功能、血清叶酸、血清维生素 B_{12} 检测均未见异常。

（2）家系图谱如图 48-1 所示。

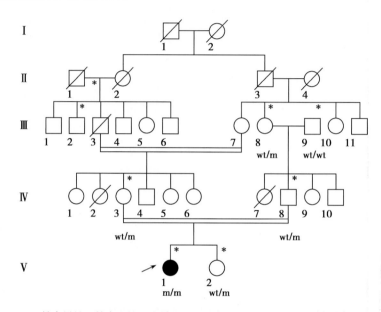

图 48-1　家系图谱

（3）头颅 MRI 检查示：矢状位 T_1 加权像显示胼胝体明显变薄；正常头颅 MRI 矢状位 T_1 加权像示胼胝体形态正常；横断面提示脑室旁白质高信号，脑室略增宽（图 48-2）。

（4）遗传学检测：患者存在携带 *SPG11* 基因 c.4561delT 纯合变异，其父母分别为相同变异的杂合携带者，根据 ACMG 指南，可评估为致病（图 48-3）。

8. 入院诊断　遗传性痉挛性截瘫 11 型。

【**临床分析与决策**】

患者表现为剪刀步态，双下肢肌张力增高，腱反射亢进，髌踝阵挛阳性，双下肢病理征阳性，提示锥体束受累。年轻女性，青春期起病，首发症状为步态异常，同时伴有认知功能减退，症状进行性加重，父母近亲婚配，故定性考虑遗传性神经变性疾病。结合患者双下肢无力、张力增高的首发症状，考虑遗传性痉挛性截瘫。除遗传性痉挛性截瘫的典型表现外，患者还存在认知功能下降，头颅 MRI 检查提示胼胝体萎缩，因而诊断为复杂型遗传性痉挛性截瘫，很可能是遗传性痉挛性截瘫 11 型（spastic paraplegia 11，SPG11），进一步的基因检测结果显示患者存在 *SPG11* 基因 c.4561delT 纯合变异，其父母分别携带该位点杂合变异，进而证实了这一诊断。

【**诊断**】

遗传性痉挛性截瘫 11 型

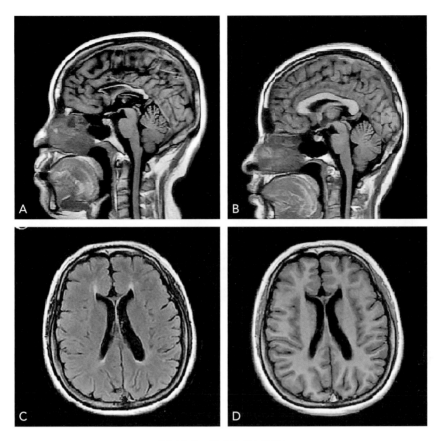

图 48-2　头颅 MRI 检查

A. 矢状位 T₁ 显示胼胝体明显变薄；B. 正常头颅 MRI 矢状位 T₁ 示胼胝体形态正常；
C、D. 横断面提示脑室旁白质高信号，脑室略增宽。

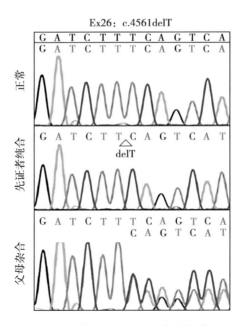

图 48-3　先证者及父母一代测序验证

【诊治过程】

患者经基因检测诊断明确，目前遗传性痉挛性截瘫尚缺少针对性治疗药物，患者予巴氯芬改善下肢痉挛症状，并予以康复训练治疗。智能减退尚无针对性治疗方法。

【预后及随访】

目前对于遗传性痉挛性截瘫的治疗主要为对症治疗。巴氯芬或替扎尼丁等肌松剂可缓解下肢的张力增高。目前缺乏对因治疗手段。

【讨论】

遗传性痉挛性截瘫是一组具有高度临床及遗传异质性的疾病。其病理基础为基因突变引起的双侧皮质脊髓束和后索轴索变性，以胸段病变明显，由此表现为对称性双下肢进行性肌无力和肌张力增高，可伴有膀胱括约肌功能障碍及深感觉障碍。根据临床特征可分为单纯型和复杂型。复杂型痉挛性截瘫是指在双下肢肌无力、肌张力增高、反射亢进的基础上合并其他特殊的临床表现，例如痴呆、小脑萎缩、癫痫、胼胝体萎缩、白质病变、周围神经病、骨骼异常、肌肉萎缩及视神经萎缩等。根据遗传方式的不同，遗传性痉挛性截瘫可分为常染色体显性遗传性痉挛性截瘫、常染色体隐性遗传性痉挛性截瘫、X连锁遗传性痉挛性截瘫以及线粒体遗传性痉挛性截瘫。截至目前遗传性痉挛性截瘫已定位72型，其中已有55型的致病基因被克隆。在常染色体隐性遗传性痉挛性截瘫中已定位48型基因，其中41型被克隆。

由SPG11基因突变引起的SPG11是常染色体隐性遗传性痉挛性截瘫（autosomal recessive hereditary spastic paraplegia，ARHSP）中最常见原因，约占ARHSP患者的18.9%。SPG11基因含有40个外显子，其编码的spatacsin蛋白含有2 443个氨基酸残基，有4个跨膜区域，属于芳香族二氧化酶超级家族成员，表达于中枢神经系统的大脑皮质、小脑、海马、松果体等。Spatacsin蛋白功能目前尚不明确，但它似乎对于保持神经元的存活是必不可少的。KIAA840基因的多种突变类型均导致蛋白功能的缺失。SPG11患者父母为近亲结婚者多见，常于婴儿期或青少年起病（1~31岁），临床特点有首发步态异常、智力发育迟缓（许多早发患者表现为儿童期学习困难，智商低）、胼胝体发育不良（thin corpus callosum，TCC）、周围神经病变、手部肌萎缩和小脑共济失调。起病后约10年，患者出现SPG11突变的所有临床表现，包括进展性的下肢痉挛、胼胝体萎缩、智力低下和/或认知倒退；并在发病10~20年后逐渐发展至无法独立行走。患者的认知倒退严重程度与其病程相关，包括严重的近期记忆障碍、情绪不稳、言语流畅度下降、执行能力下降、注意力缺陷、MMSE评分低，精神问题伴行为障碍的病例亦有报道。SPG11突变患者的其他特点包括构音障碍、高弓足、脊柱侧弯、帕金森样症状，而病程长的患者还可能发生吞咽困难。超过90%的SPG11异常患者头颅MRI可观察到TCC。此外，头颅MRI可观察到脑室旁白质高信号及额叶皮质萎缩。因此认知障碍和TCC是SPG11可靠的表型特征。而结合本例中患者的临床表现，患者具有典型的痉挛性截瘫步态异常，此外合并有明显的认知功能障碍，头颅MRI可见典型的胼胝体萎缩及轻度脑白质病变。故通过此例，读者可了解到在合并有认知功能减退、胼胝体萎缩的复杂型痉挛性截瘫中，SPG11可能是首先需要考虑的。

SPG11基因突变已被认为约与40%的青年型肌萎缩性侧索硬化症5型相关，同时也与Kjellin综合征相关，其临床特征除痉挛性截瘫以及胼胝体萎缩外，还表现为中央视网膜变性、智力低下及肌萎缩。平均而言，该疾病患者在发病16年后丧失独立行走能力。三种疾病的共同特点除痉挛性截瘫以及胼胝体萎缩以外，还包括轴索性神经病和小脑体征，因此认为上述表型可能与中枢及外周神经轴索的联合变性以及皮质、丘脑、脊髓神经元丢失有关。

（黄啸君）

【专家点评】

痉挛性截瘫诊断的主要依据其临床表现，由于其类型的多样性，更应结合遗传方式及其他临床资料，如合并症状、影像学资料、实验室检查等进一步进行判断，以缩小其亚型范围，进一步结合基因分析，使诊断更为精准。

（曹立）

| 参考文献 |

[1] BAUER P, WINNER B, REBECCA S, et al. Identification of a heterozygous genomic deletion in thespatacsingene in SPG11 patients using high-resolution comparative genomic hybridization [J]. Neurogenetics, 2009, 10 (1): 43-48.

[2] BLACKSTONE C. Cellular Pathways of Hereditary Spastic Paraplegia [J]. Annual Review of Neuroscience, 2012, 35 (1): 25-47.

[3] HARDING A E. Hereditary spastic paraplegias [J]. Semin. Neurol, 1993, 13 (4): 333-336.

[4] FINSTERER J, LÖSCHER W, QUASTHOFF S, et al. Hereditary spastic paraplegias with autosomal dominant, recessive, X-linked, or maternal trait of inheritance [J]. Journal of the Neurological Sciences, 2012, 318 (1-2): 1-18.

[5] ORLACCHIO A, BABALINI C, BORRECA A, et al. *SPATACSIN* mutations cause autosomal recessive juvenile amyotrophic lateral sclerosis [J]. Brain, 2010, 133 (Pt 2): 591-598.

[6] ORLÉN H, MELBERG A, RAININKO R, et al. *SPG11* Mutations Cause Kjellin Syndrome, a Hereditary Spastic Paraplegia With Thin Corpus Callosum and Central Retinal Degeneration [J]. American Journal of Medical Genetics Part B Neuropsychiatric Genetics, 2009, 150B (7): 984-992.

[7] PIPPUCCI T, PANZA E, POMPILII E, et al. Autosomal recessive hereditary spastic paraplegia with thin corpus callosum: a novel mutation in the *SPG11* gene and further evidence for genetic heterogeneity [J]. European Journal of Neurology, 2010, 16 (1): 121-126.

[8] SCHÜLE R, SCHÖLS L. Genetics of hereditary spastic paraplegias [J]. 2011, 31 (5): 484-493.

[9] SOUTHGATE L, DAFOU D, HOYLE J, et al. Novel *SPG11* mutations in Asian kindreds and disruption of spatacsin function in the zebrafish [J]. Neurogenetics, 2010, 11 (4): 379-389.

[10] STEVANIN G, AZZEDINE H, DENORA P, et al. Mutations in *SPG11* are frequent in autosomal recessive spastic paraplegia with thin corpus callosum, cognitive decline and lower motor neuron degeneration [J]. Brain, 2008, 131 (3): 772-784.

[11] LO GIUDICE T, LOMBARDI F, SANTORELLI F M, et al. Hereditary spastic paraplegia: Clinical-genetic characteristics and evolving molecular mechanisms [J]. Experimental Neurology, 2014, 261: 518-539.

病例 **49**

表现为青少年型帕金森综合征的遗传性痉挛性截瘫 11 型

导读 本病例是较为罕见的以帕金森综合征起病的遗传性痉挛性截瘫 11 型。患者少年起病，主要表现为左旋多巴反应性的帕金森综合征，同时查体可发现明确的锥体束受累的体征。但 14 年的病程中未出现运动波动和异动症等运动并发症，不符合典型早发型帕金森病的临床特点。由此需要我们对帕金森综合征合并锥体系受累的疾病进行进一步排查，以便达到精准诊断。

【病例简介】

1. **主诉**　肢体抖动、僵硬 14 年，加重伴行走困难 7 年。

2. **现病史**　患者男性，27 岁。于 14 年前无明显诱因下逐渐出现右侧示指不自主抖动，静止时明显、紧张时加重、睡眠时消失，伴有肢体僵硬，服用多巴丝肼每次 125mg 每日 3 次，抖动有所控制。2 年后逐渐发展至双上肢抖动，患者自觉肢体僵硬，行走、站立不稳，双足呈跖屈内翻，行走时身体前倾、双足足跟不易着地、步幅减小，偶有饮水呛咳，家属诉其言语较前含糊，遂加用盐酸普拉克索每次 0.25mg 每日 3 次，吡贝地尔缓释片 50mg 每日 1 次，服药后相应症状可改善。上述症状进行性加重，7 年前逐渐出现行走困难、精细动作变慢，独自站立、行走需要搀扶，口服多巴丝肼每次 125mg 每日 3 次、恩他卡朋每次 0.1g 每日 3 次、普拉克索每次 0.25mg 每日 3 次、巴氯芬每次 10mg 每日 3 次，服药后上述症状可好转。近两年患者行走困难进一步加重，需助步器或他人搀扶行走约 50 米，为进一步诊治，门诊以"帕金森综合征"收入院。

3. **既往史**　既往体健。

4. **个人史**　足月顺产，生长发育同同龄人。吸烟 2 年，40 支 /d，已戒烟 7 年，不饮酒。

5. **家族史**　父母体健，否认近亲结婚。否认类似家族史。

6. **查体**　右侧卧位血压 102/79mmHg，立位血压 100/75mmHg，心率 70 次/min。心肺腹查体未见异常。神经系统查体：神志清楚，构音障碍，时间、地点、人物定向力正常，记忆力、计算力稍减退。双侧瞳孔等大等圆，直径 3mm，直接及间接对光反射灵敏，眼球各向运动充分，未见眼震；面部针刺觉对称，双侧角膜反射正常引出，双侧咀嚼对称有力；双侧额纹、面纹对称，闭目及示齿有力。双耳粗测听力可，Weber 征居中，Rinne 试验双侧气导＞骨导。双侧软腭上抬有力，双侧咽反射存在。双侧转颈、耸肩有力，伸舌居中，未见舌肌纤颤。四肢肌容积正常，四肢肌力 5 级，右上肢、双下肢肌张力呈铅管样增高，以下肢肌张力增高为主，左上肢肌张力正常；双侧指鼻、跟-膝-胫试验欠稳准，闭目难立征无法配合。右上肢及双下肢可见姿势性震颤。不能自主站立及行走，助步器辅助行走时躯干稍前倾，双下肢行走拖曳，后拉试验阳性。双侧针刺觉及音叉振动觉对称。四肢腱反射亢进，双侧踝阵挛阳性。双侧掌颌反射、Hoffmann 征阴性。双侧 Babinski 征阳性。颈软，脑膜刺激征阴性。

7. 辅助检查

（1）血常规、生化全套、尿常规、粪便常规、凝血象、传染病八项、蛋白电泳、肿瘤标志物五项、红细胞沉降率、抗链球菌溶血素"O"试验、类风湿因子、甲状腺激素、糖化血红蛋白等检验未见明显异常。

（2）头颅磁共振：左顶骨局部骨质欠规则。脑内散在脱髓鞘改变，双侧侧脑室旁为著。胼胝体变薄提示发育不良，脑萎缩，左侧海马萎缩可能性大（图 49-1）。

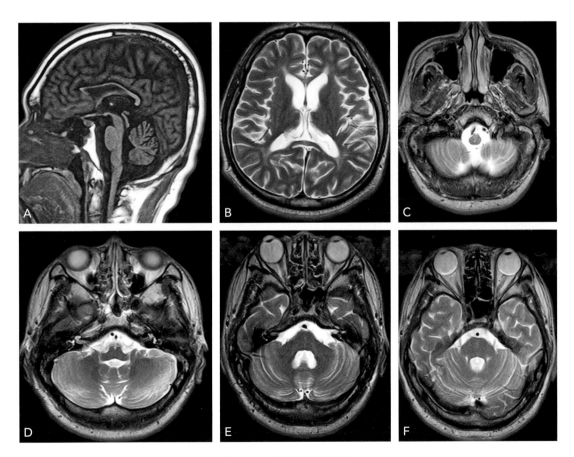

图 49-1　头颅磁共振表现

A. T_1 加权像矢状位显示胼胝体变薄；B. T_2 加权像显示侧脑室旁白质脱髓鞘改变，胼胝体变薄；

C~F. T_2 加权像显示脑干萎缩，四脑室扩大，双侧桥臂萎缩，小脑轻度萎缩。

（3）胸片：双肺、心、膈未见明显异常。

（4）黑质超声：黑质回声强度 Ⅱ 级；腹部超声：脂肪肝、胆囊息肉样病变；前列腺超声：前列腺 3.3cm×4.2cm×3.0cm，提示前列腺增大；颈动脉超声及双下肢动脉超声未见异常。

（5）超声心动图未见异常；动态心电图示心律失常，窦性心律不齐，偶发房性期前收缩，阵发 Lown-Ganong-Levine。

（6）神经心理量表：汉密尔顿焦虑量表（HAMA）10 分，提示被试人可能有焦虑。汉密尔顿抑郁量表（HAMD）4 分，提示被试人没有抑郁。Epworth 嗜睡量表（EPSS）1 分，正常。匹兹堡睡眠质量指数（PSQI）3 分（总分范围 0~21 分，得分越高，表示睡眠质量越差）。快速眼动睡眠行为障碍筛查量表（RBDSQ）4 分，正常。蒙特利尔认知评估量表（MOCA）27 分，提示被试认知功能正常。简易智力状态检查量表（MMSE）30 分，提示被试认知功能良好。

（7）震颤分析：未见静止性震颤。

（8）肛门括约肌肌电图：平均时限 11.6ms，卫星电位 5%，提示神经源性损害。

（9）肢体神经传导速度检测未见异常，交感皮肤反应正常。

（10）眼科会诊：眼压 17/18mmHg；眼底：小瞳孔视神经乳头（−），视网膜在位，A/V=2/3。黄斑（−），K-F（−）。

（11）行多巴胺能药物测评：

1）多巴丝肼 125mg 测评：基线 UPDRS-Ⅲ 评分 73 分，卧位血压 102/79mmHg，立位血压 100/75mmHg，右侧对指计数 125 次/min，左侧对指计数 120 次/min。

服药后 1 小时 UPDRS-Ⅲ 评分 70 分，改善率 4%，卧位血压 105/72mmHg，立位血压 102/70mmHg，右侧对指计数 125 次/min，左侧对指计数 137 次/min。

服药后 2 小时 UPDRS-Ⅲ 评分 61 分，改善率 16%，卧位血压 110/75mmHg，立位血压 105/70mmHg，右侧对指计数 149 次/min，左侧对指计数 140 次/min。

服药后 3 小时 UPDRS-Ⅲ 评分 57 分，改善率 22%，卧位血压 110/72mmHg，立位血压 105/70mmHg，右侧对指计数 140 次/min，左侧对指计数 140 次/min。

服药后 4 小时 UPDRS-Ⅲ 评分 67 分，改善率 8%，卧位血压 105/72mmHg，立位血压 102/70mmHg，右侧对指计数 123 次/min，左侧对指计数 125 次/min。

2）多巴丝肼 187.5mg 测评：基线 UPDRS-Ⅲ 评分 71 分，卧位血压 114/62mmHg，立位血压 103/73mmHg，右侧对指计数 126 次/min，左侧对指计数 138 次/min。

服药后 1 小时 UPDRS-Ⅲ 评分 69 分，改善率 3%，卧位血压 115/62mmHg，立位血压 102/65mmHg，右侧对指计数 140 次/min，左侧对指计数 101 次/min。

服药后 2 小时 UPDRS-Ⅲ 评分 45 分，改善率 36%，卧位血压 121/52mmHg，立位血压 122/63mmHg，右侧对指计数 125 次/min，左侧对指计数 134 次/min。

服药后 3 小时 UPDRS-Ⅲ 评分 53 分，改善率 25%，卧位血压 115/61mmHg，立位血压 102/65mmHg，右侧对指计数 150 次/min，左侧对指计数 164 次/min。

服药后 4 小时 UPDRS-Ⅲ 评分 65 分，改善率 8%，卧位血压 126/53mmHg，立位血压 116/52mmHg，右侧对指计数 154 次/min，左侧对指计数 92 次/min。

3）多巴丝肼 250mg 测评：基线 UPDRS-Ⅲ 评分 66 分，卧位血压 120/67mmHg，立位血压 107/61mmHg，右侧对指计数 126 次/min，左侧对指计数 111 次/min。

服药后 1 小时 UPDRS-Ⅲ 评分 47 分，改善率 27%，卧位血压 110/70mmHg，立位血压

119/60mmHg，右侧对指计数 75 次/min，左侧对指计数 159 次/min。

服药后 2 小时 UPDRS-Ⅲ评分 47 分，改善率 27%，卧位血压 119/69mmHg，立位血压 102/61mmHg，右侧对指计数 140 次/min，左侧对指计数 135 次/min。

服药后 3 小时 UPDRS-Ⅲ评分 58 分，改善率 12%，卧位血压 117/71mmHg，立位血压 105/62mmHg，右侧对指计数 156 次/min，左侧对指计数 136 次/min。

服药后 4 小时 UPDRS-Ⅲ评分 62 分，改善率 4%，卧位血压 125/69mmHg，立位血压 107/61mmHg，右侧对指计数 134 次/min，左侧对指计数 142 次/min。

（12）对患者进行了相关基因检测（包括帕金森病、肌张力障碍、痉挛性截瘫、小脑性共济失调等基因在内的 4 000 多种基因）结果提示患者在常染色体隐性遗传痉挛性截瘫 11 型相关基因（*SPG11*）的剪切位点区域存在两处杂合突变，c.5867-1G>C（鸟嘌呤>胞嘧啶），c.3687-2A>G（腺嘌呤>鸟嘌呤），导致氨基酸改变。这两个突变在正常人群中并未被发现，致病级别为疑似致病突变（likely pathogenic）。家系验证结果显示此双杂合突变分别来自其父母，为复合杂合突变，见图 49-2。结合患者的临床表现，考虑为致病基因。

8. 入院诊断   帕金森综合征。

患者

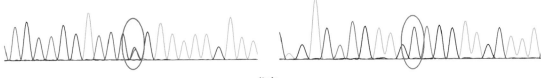

父亲

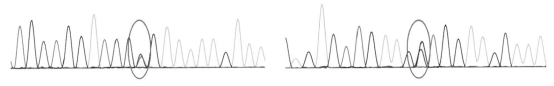

母亲

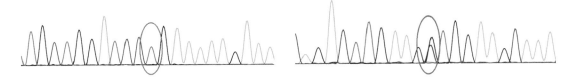

图 49-2　患者基因检测结果

存在 chr15：44891036 c.3687-2A>G 和 chr15：44867240 c.5867-1G>C 的复合杂合突变，分别来自父母。

【临床分析与决策】

该患者为青年男性，少年起病，慢性进展性病程。以肢体抖动、僵硬起病，逐渐出现运动迟缓、行走不能，对左旋多巴类药物有一定疗效。查体主要表现为锥体外系和锥体系受累的体征：右上肢、双下肢肌张力呈铅管样增高，以下肢肌张力增高为主，右上肢及双下肢可见姿势性震颤；四肢腱反射亢进，双侧踝阵挛阳性，双侧 Babinski 征阳性。另外患者双侧指鼻、跟-膝-胫试验欠稳准，双上肢快速轮替动作笨拙，考虑有前庭小脑系统受累。辅助检查提示多巴胺能药物测评提示 187.5mg 多巴丝肼最佳改善率为 36%。头颅磁共振提示胼胝体变薄、侧脑室周围白质脱髓鞘样改变。

患者 4 年前曾在笔者所在科室住院治疗，当时出院诊断为"锥体外系综合征，帕金森病待查，肌张力障碍不除外，建议患者完善基因检测"，但因为各种原因，患者及家属未完善基因检测。住院期间也曾给予苯海索治疗，患者自述症状略有好转，但出院后因担心副作用，未再服用苯海索，一直服用多巴丝肼、恩他卡朋、普拉克索等药物，能有一定改善。因症状逐渐加重，目前已不能独立行走，故再次入院，寻求手术治疗。

此次为患者第二次住院，患者及家属的要求是能否进行脑深部电刺激（DBS）。在刚收入院时，并没有基因检测的结果，从临床角度我们发现该患者虽然是少年起病，表现为左旋多巴反应性的帕金森综合征，但患者病史较长（14 年），长期使用左旋多巴类药物，却未出现运动波动和异动症等运动并发症，不符合典型早发型帕金森病的临床特点。另外患者合并有锥体系的症状体征，且没有办法用其他原因解释该锥体束征，且查体还发现可疑有小脑性共济失调的体征，头颅磁共振提示有脑干小脑萎缩、有胼胝体变薄，故结合国际运动障碍协会（MDS）帕金森病临床诊断标准，该患者不符合临床确诊的帕金森病，故需要谨慎考虑 DBS 手术治疗。基因检测对于疾病的诊断和治疗决策的重要性在这例患者表现得尤为明显，故向患者及家属交代基因检测的重要性和必要性，家属和患者同意完善基因检测。同时在等待基因检测过程中，继续给予药物治疗和对症支持治疗。

【诊断】

痉挛性截瘫 11 型

【诊疗经过】

患者在住院期间继续给予多巴丝肼、普拉克索、恩他卡朋等药物治疗，结合药物测评结果，我们将多巴丝肼调整为每次 187.5mg 每日 3 次（餐前 1 小时），恩他卡朋每次 0.1g 每日 3 次（与多巴丝肼同服），普拉克索每次 0.25mg 每日 3 次（三餐后），患者震颤、肌强直及运动迟缓有所改善。同时给予巴氯芬每次 10mg 每日 3 次（三餐后）改善肌强直症状，并给予重复经颅磁刺激治疗，但患者行走不能无明显改善。出院后嘱患者肢体康复治疗。出院 1 个月后患者基因结果提示痉挛性截瘫 11 型（SPG11），结合其父母亲的基因结果，考虑遗传方式为常染色体隐性遗传，突变形式为复合杂合突变。同时查询既往文献，有一例合并帕金森综合征表现的 SPG11 患者进行了内侧苍白球（medial globus pallidus）的 DBS 手术治疗，术后帕金森症状改善明显，但患者痉挛性截瘫的症状并没有改善。结合本例患者目前行走不能与痉挛性截瘫的相关性更为明显，且多巴丝肼药物测评结果提示患者的震颤、肌强直、运动迟缓有所改善，但行走无任何改善，提示 DBS 手术治疗对患者获益不大。向患者及家属交代病情，说明目前的诊断和 DBS 手术的利弊，家属及患者最终决定暂不行手术治疗，继续药物治疗及康复锻炼。

【预后及随访】

患者目前仍以药物治疗为主，配合肢体康复治疗，仍不能独立行走，需助行器辅助。

【讨论】

本例患者少年起病，主要表现为左旋多巴反应性的帕金森综合征，同时查体可发现明确的锥体束受累的体征，包括腱反射亢进、病理征阳性。单就临床表现和体征来看，这是一类帕金森综合征合并锥体系受累的疾病，需要开启该类疾病的诊断思路。早在 1954 年，Davison 就描述了 5 例青少年型帕金森综合征同时合并上运动神经元受损的症状和体征，病理证实这些患者存在苍白球、黑质、豆状核和皮质脊髓束的受损，他将这类疾病命名为苍白球锥体病。目前这类疾病大家更愿意用帕金森锥体综合征（Parkinsonian pyramidal syndromes，PPS）来概括。这类疾病包括：

1. **复杂型遗传性痉挛性截瘫**（hereditary spastic paraplegia，HSP 或称 SPG）　该病是一种神经系统变性疾病，具有高度临床和遗传异质性的神经系统遗传性疾病。目前已经定位的 HSP 致病基因位点共有 69 个，其中常染色体显性遗传的一共 17 个，常染色体隐性遗传的共有 47 个，呈 X 连锁遗传的有 5 个。遗传性痉挛性截瘫分为单纯型和复杂型，复杂型多在 20 岁内起病，除表现为典型的痉挛性截瘫步态外，常伴有进行性的认知功能下降、精神智力发育迟滞、言语不清、吞咽困难、饮水呛咳、尿频尿急、便秘等。在复杂型的 SPG 中，最容易合并锥体外系表现为是 SPG11、SPG15 和 SPG10。SPG11 和 SPG15 发病年龄为 10~35 岁，在进行性痉挛性截瘫发展同时，还合并有智能发育迟滞和轴索型运动神经病，在有些患者中还可以出现早期左旋多巴反应性的静止性震颤和运动迟缓。而 SPG10 发病年龄为 2~51 岁，患者除了痉挛性截瘫表现外，还可以表现为感觉运动性神经病、认知功能障碍、耳聋，还有一些患者可出现左旋多巴反应性的静止性震颤和运动迟缓。上述这几个类型的痉挛性截瘫中，11 型可在头颅磁共振影像学上表现为胼胝体萎缩变薄和侧脑室周围白质高信号，另外 SPG15 还可表现为轻度小脑萎缩。

2. **早发型遗传相关的帕金森综合征**　在早发型遗传相关的帕金森综合征中有很多类型可出现锥体束受累的症状和体征，其中 PARK15，又称为帕金森锥体病，起病年龄在 10~30 岁，除帕金森综合征表现外还有锥体束的体征，左旋多巴有效但容易诱发异动症，且容易出现精神行为异常、肌张力障碍或动作性震颤。同时 PARK15 容易出现动眼神经麻痹或者垂直性凝视麻痹。但 PARK15 的头颅磁共振无明显异常，且基因显示为 *FBXO7* 突变。另外 PARK9 也可以合并锥体束征，PARK9 起病年龄 20 岁左右，表现为对左旋多巴有效的单侧肢体运动减少和强直，经常合并锥体束征和肌张力障碍。垂直性凝视麻痹、视幻觉、脸部或手指的细小痉挛也比较常见。服用左旋多巴容易引起异动症和视幻觉。头颅磁共振可见弥漫性的脑组织萎缩。另外 *PARK14*、*PARK19*、*DJ-1* 和 *PINK1* 基因突变也可以导致 PPS。这些患者对左旋多巴类药物有一定疗效，头颅磁共振可表现为广泛的脑组织萎缩或轻微的小脑萎缩。

3. **脑铁沉积病**　脑铁沉积病目前发现有 10 种不同的基因遗传相关的神经退行性疾病，常伴有基底节区的铁沉积，其中有 7 种脑铁沉积病可表现为 PPS。尤其最为常见的 *PANK2* 基因突变引起的泛酸激酶相关性神经退行性疾病，青少年起病，首发症状可表现为帕金森样表现，合并锥体束征和认知精神障碍，头颅磁共振可表现为典型的"虎眼"征。脑铁沉积病的患者其帕金森症状对于左旋多巴类药物反应较差或无反应，头颅磁共振表现为不同程度的铁沉积是鉴别的要点。

4. 遗传性代谢性疾病　出现 PPS 最常见的遗传性代谢性疾病为肝豆状核变性。肝豆状核变性可以出现青少年型帕金森样症状，同时合并有锥体束征，在临床上也是需要进行鉴别的 PPS。但肝豆状核变性常合并其他运动障碍，另外精神症状、认知功能减退也比较常见，查体可见角膜 K-F 环，检查可见溶血性贫血、慢性肝病的表现。同时肝豆状核变性的患者血清铜蓝蛋白降低明显，尿铜增高，头颅磁共振可见基底节区、大脑皮质、脑干等部位的铜沉积。出现锥体外系症状的肝豆状核变性患者使用左旋多巴类药物是无效的。

5. 其他遗传性变性病　脊髓小脑性共济失调 3 型（SCA3）主要表现为小脑性共济失调，但 SCA3 是一种临床变异性高、异质性强的神经系统变性病，其发病年龄可早在 10~30 岁，可出现锥体束征和帕金森综合征的表现。另外还可出现复视、肌张力障碍等症状。有文献报道锥体束征的出现与三核苷酸（CAG）重复次数相关。SCA3 患者的头颅磁共振可见脑桥和小脑的萎缩，合并有帕金森症状的患者对于左旋多巴类药物部分有效。另外脆性 X 连锁震颤/共济失调综合征、遗传相关的弥漫性白质脑病、C9orf72 基因相关的额颞叶痴呆等变性病也可表现为帕金森综合征合并锥体束征，但上述疾病均有各自的临床特点及影像学表现，且帕金森症状对于左旋多巴类药物反应欠佳。

6. 非遗传性神经变性病　多系统萎缩是一种进行性的神经系统变性病，中年起病，可出现自主神经功能、小脑、锥体外系和锥体束征，是常见的可合并帕金森症状和锥体束征的一种疾病。这种疾病被认为是一种散发性疾病，但也有少数报道称其与 COQ2 基因突变相关。多系统萎缩可在头颅磁共振上出现脑桥小脑萎缩，脑桥"十字征"，壳核萎缩，壳核外裂隙征等，对于左旋多巴类药物疗效不佳，且进展迅速，中位生存时间为 9.8 年。另外其他的可合并锥体束征的帕金森综合征如进行性核上性麻痹、皮质基底节变性、血管性帕金森综合征等疾病均有各自的特点，在这里不一一表述。

通过上述疾病的分析，对照这例患者的临床表现和影像学结果，其实最有可能的疾病就是第一类，即复杂型遗传性痉挛性截瘫。但在患者第一次住院期间，当时考虑不除外肌张力障碍，是因为我们在整个诊疗过程中，头颅磁共振的检查结果是被忽视的。当时的诊断判断更多地局限在锥体外系疾病的范畴内，忽略了影像学的表现和结果。其实从磁共振的表现来看，患者在脑干小脑萎缩均有存在，但显然不符合多系统萎缩小脑型的表现，病程和发病年龄也不符合，影像学似乎更靠近脊髓小脑性共济失调。但忽视了患者头颅磁共振胼胝体变薄（thin corpus callosum，TCC）这个特点。胼胝体变薄是胼胝体发育不良的影像学表现，胼胝体发育不良包括胼胝体完全缺如、胼胝体部分缺如及胼胝体变薄，病因可以分为原发性和继发性。原发性多与遗传性疾病相关，而继发性因素多与产程延长引起的缺血缺氧性脑病、脱髓鞘疾病、脑外伤、动静脉畸形、肿瘤压迫等相关。该患者少年起病，无缺血缺氧等继发性因素，考虑胼胝体变薄为原发性因素，遗传性疾病可能性大。另外结合患者比较明显的下肢锥体束征，查阅文献就可以发现遗传性痉挛性截瘫可能性大。通过基因检测的结果，进一步证实了该患者为遗传性痉挛性截瘫 11 型。

痉挛性截瘫 11 型（SPG11）是常染色体隐性遗传 HSP 中常见的类型，临床多表现为复杂型 HSP，多在 20 岁内起病。常见的 SPG11 通常表现为逐渐进展的痉挛性截瘫、腱反射亢进和双侧 Babinski 征阳性，同时伴有智力低下和/或中度认知功能障碍。平均起病年龄为 12 岁（2~23 岁），首发症状为运动功能受累的占 57%，智力低下的占 19%，54% 的患者可合并假球性构音障碍。其他临床表现包括中度的上下肢萎缩，尿失禁，吞咽困难，其他少见的临床表现包括小脑体征，白内障，色素性视网膜炎或视神经萎缩。认知功能检测可发现短期记忆受损，注意力集中缺陷。随着疾病发展，患者运动功能进一步下降，一般在 40 岁左右需要坐轮椅。72% 的患者肌电图可表现为多发性运动轴索性神经病，^{18}F-FDG-PET 检查可发现进行性的皮质和丘脑低代谢。几乎所有的 SPG11 患者的头颅磁共振均可见 TCC，同时可发现皮质萎缩，侧脑室旁白质病变。

帕金森症状在 SPG11 中比较少见，有文献报道 6 例 SPG11 患者锥体外系症状在痉挛性截瘫发病后 20 年出现，另有 1 例患者在痉挛性截瘫发病后 9 年出现锥体外系症状。而首发症状为帕金森综合征的 SPG11 罕见，本文查阅文献发现迄今为止包括本例患者，基因明确的以帕金森综合征为首发表现的 SPG11 只有 6 例。另外目前文献报道的这些 *SPG11* 基因突变位点都不一样，这对于疾病的早期诊断和研究带来了很大困难，临床上详细的问诊和查体将对诊断起决定性作用。详细地询问家族史，病史中是否存在认知功能障碍、癫痫、周围神经病，查体需要重点关注眼科检查、共济运动、锥体束征，另外头颅磁共振检查必不可少，进一步明确病因的可以进行相关基因的检查，如果没有特别的把握，可以进行基因组合检测避免漏诊。

迄今为止 SPG11 尚无有效的治疗方法，目前均为对症支持治疗，包括缓解痉挛状态的药物和物理治疗。合并有帕金森样症状的患者可给予左旋多巴类药物治疗，也可以采用 DBS 手术治疗缓解帕金森样症状，但 DBS 手术对于痉挛性截瘫的症状无改善。SPG11 是一种单基因病，因此只有针对其特异的发病机制给予基因治疗才可能从根本上改善 SPG11 的症状，延缓疾病的进展，避免患者进一步致残的结局。

（王展　赵惠卿）

【专家点评】

这是一例临床比较罕见的病例，以帕金森样症状起病，且对复方左旋多巴类药物有轻度疗效，逐渐出现了痉挛性截瘫的表现，最后通过基因证实是痉挛性截瘫 11 型。在临床上帕金森综合征合并锥体束受累并不少见，这组患者可以有相同的症状，但却是不同的病因。这需要考验我们临床医生的基本功和对疾病的认识程度，首先需要精确地掌握神经系统查体的阳性体征和一些特殊体征，比如该患者在第一次住院期间出现的痉挛性截瘫的步态可能被当作了肌张力障碍，另外对于磁共振影像学的特殊表现，比如胼胝体变薄，没有引起足够的重视。在这位患者一开始的诊断过程中大方向并没有问题，还是遗传性疾病可能性大，但第一次并没有让患者和家属下定决心进行基因检测，直到第二次因为患者要求 DBS 手术才进行了基因检测。这也从另一方面说明，DBS 术前评估过程中，对于不典型的早发型帕金森综合征，进行基因检测是非常必要的。基因的结果有助于我们对疾病的诊断和手术效果的判断，术前评估不能一味地依赖左旋多巴的冲击试验结果。

（冯涛）

｜ 参考文献 ｜

[1] DAVISON C. Pallido-pyramidal disease [J]. J Neuropathol Exp Neurol，1954，13（1）: 50-59.

［2］TRANCHANT C，KOOB M，ANHEIM M. Parkinsonian-Pyramidal syndromes：A systematic review［J］. Parkinsonism Relat Disord，2017，39：4-16.

［3］SALINAS S，PROUKAKIS C，CROSBY A，et al. Hereditary spastic paraplegia：clinical features and pathogenetic mechanisms［J］. Lancet Neurol，2008，7（12）：1127-1138.

［4］林鹏飞，龚瑶琴，焉传祝. 遗传性痉挛性截瘫的分子遗传学研究进展［J］. 中华神经科杂志，2015，48（11）：1030-1038.

［5］KANG S Y，LEE M H，LEE S K，et al. Levodopa-responsive parkinsonism in hereditary spastic paraplegia with thin corpus callosum［J］. Parkinsonism Relat Disord，2004，10（7）：425-427.

［6］ANHEIM M，LAGIER-TOURENNE C，STEVANIN G，et al. SPG11 spastic paraplegia. A new cause of juvenile parkinsonism［J］. J Neurol，2009，256（1）：104-108.

［7］PAISÁN-RUIZ C，GUEVARA R，FEDEROFF M，et al. Early-onset L-dopa-responsive parkinsonism with pyramidal signs due to *ATP13A2*，*PLA2G6*，*FBXO7* and *spatacsin* mutations［J］. Mov Disord，2010，25（12）：1791-1800.

［8］GUIDUBALDI A，PIANO C，SANTORELLI F M，et al. Novel mutations in *SPG11* cause hereditary spastic paraplegia associated with early-onset levodopa-responsive Parkinsonism［J］. Mov Disord，2011，26（3）：553-556.

［9］RAMIREZ-ZAMORA A，GEE L，YOUN Y，et al. Pallidal Deep Brain Stimulation for the Treatment of Levodopa-Responsive Juvenile Dystonia and Parkinsonism Secondary to *SPG11* Mutation［J］. JAMA Neurol，2017，74（1）：127-128.

［10］STEVANIN G，SANTORELLI F M，AZZEDINE H，et al. Mutations in *SPG11*，encoding spatacsin，are a major cause of spastic paraplegia with thin corpus callosum［J］. Nat Genet，2007，39（3）：366-372.

病例 50

FA2H 基因突变的复杂型痉挛性截瘫

导读 遗传性痉挛性截瘫是一种具有高度临床及遗传异质性的神经系统遗传性疾病，以进行性加重的双下肢痉挛无力为主要临床特征。根据有无其他合并症状，可分为单纯型和复杂型。复杂型痉挛性截瘫可合并智能减退、胼胝体萎缩、脑白质病变、癫痫、周围神经病变等症状。本例介绍复杂型痉挛性截瘫中的一种特殊类型——遗传性痉挛性截瘫35型（SPG35），详细阐述SPG35的临床和影像学特点。

【病例简介】

1. **主诉** 进行性行走困难30年，伴发作性肢体抽搐10年。

2. **现病史** 患者男性，35岁。4岁时出现双足背屈困难，行走时脚尖着地。起初不明显，后逐渐加重，并且长时间行走后出现双膝关节疼痛。5岁出现行走困难，伴左足不自主内翻，进行性加重。6岁时握笔姿势出现异常，表现为内旋，字体尚为工整。一年级时，学习成绩尚可，成绩在90分左右，但说话声音低，写字慢。二年级下半学期（曾留级），学习开始跟不上，行走姿势异常进一步加重，并觉双膝关节不能前弯。至小学五年级时，出现右足不自主内翻，不能独立行走，行矫正术治疗。小学毕业后不能继续学业。16岁不能行走并出现发音困难，饮水呛咳。20岁双手常呈握拳姿势，说话速度明显减慢，困于轮椅。25岁时，患者在午休后出现一侧肢体及口角不自主抽搐，眼球向同侧凝视伴意识丧失，持续约5分钟后好转。后反复出现类似发作，时间多超过30分钟，予以"丙戊酸钠"口服，症状控制不佳。此时，症状明显加重，言语逐渐困难，只能讲单字，完全不能行走，保持坐位亦有困难，出现二便失禁。28岁完全不能言语，仅能以点头示意，后逐渐出现头颈肌无力，头后仰或偏向左侧，只能以眨眼示意。30岁左右时，反应迟钝，呼之反应差。32岁后，抽搐症状逐渐减少，自行停用丙戊酸钠，家属诉患者四肢的僵硬感较前略有好转。

患者的妹妹，25岁，足月顺产，14个月会走路，当时行走无特殊。5岁时出现行走异常，表现为足背上抬困难，踝关节僵硬。写字时，握笔姿势正常，但写字速度较同龄儿童明显慢。入学后一年级成绩尚可，在90分左右。三年级时，学习明显跟不上，行走困难逐渐加重。四年级时，行走偶需搀扶，六年级时，需要扶墙行走，说话慢。16岁时，不能行走，需要坐轮椅，说话慢，言语含糊不清，能写字，但非常慢，饮水有呛咳。16~20岁，说话逐渐困难，发音费劲。20岁后，出现一侧肢体抽搐伴意识丧失，持续数分钟至数小时不等。22 岁时，不能讲话，但是反应尚可。后逐渐出现反应迟钝，呼之常无反应，二便失禁。

3. **既往史**　4 周岁时排便困难。

4. **个人史**　足月顺产，8 个月会讲话，13 个月会走路，生长发育与同龄人类似。

5. **家族史**　父母非近亲，其妹妹 5 岁起出现相同症状（图 50-1~图 50-3）。

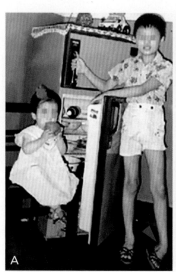
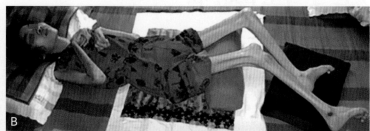
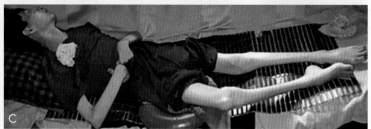

图 50-1　患者和其妹妹症状表现

A. 先证者 12 岁出现行走困难，左足痉挛内翻；B、C. 先证者（35 岁）及其妹妹（25 岁），
四肢肌肉明显萎缩，四肢关节挛缩屈曲，不能言语。

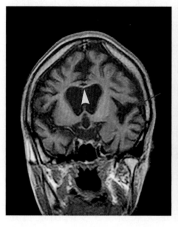
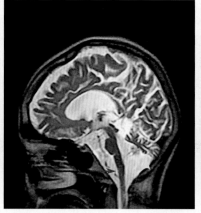
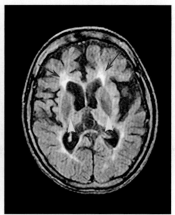

图 50-2　患者头颅 MRI 表现

可见大脑皮质、胼胝体、小脑萎缩，伴脑白质营养不良及基底节区低信号。

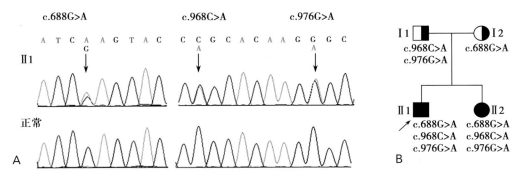

图 50-3 患者基因检测结果与家系图谱

A. 先证者 *FA2H* 基因检测示 *FA2H* 基因存在突变 c.688G>A，c.968C>A，c.976G>A；B. 家系图谱。
全黑代表有症状患者，半黑为变异携带者。

6. 查体

（1）内科系统体格检查：体温 37.1 ℃，脉搏 68 次/min，呼吸 20 次/min，血压 116/69mmHg，心肺腹（－）。

（2）神经系统专科检查：神智清楚，反应迟钝，言语不能，计算力定向力差。双瞳等大圆形，直径 4mm，直接和间接对光反射灵敏，双眼各向活动自如，无眼震，两侧额纹对称，双侧鼻唇沟对称，伸舌居中，双侧咽反射灵敏，腭弓上抬可，洼田饮水试验 5 级。12 岁时，双下肢肌张力增高剪刀步态，腱反射亢进，踝阵挛（＋），双侧 Babinski 征（＋）；双上肢轮替差，现不能完成；卧床，不能行走；脑膜刺激征阴性。35 岁时，四肢肌肉极度萎缩，肌力 0 级；双上肢关节屈曲挛缩，下肢张力不高，四肢腱反射未引出，双侧病理征阴性。全身感觉正常。

7. 辅助检查

基因检测显示患者 *FA2H* 基因存在复合突变（见图 50-3）。

8. 入院诊断

遗传性痉挛性截瘫 35 型。

【临床分析与决策】

该患者及其妹妹临床特点均表现为幼年起病的进行性步态异常，后期逐渐出现认知功能减退以及癫痫发作。患者就诊时处于恶病质状态，不能言语，全身肌肉极度萎缩，神经查体均不能合作，不能准确对患者进行定位诊断。但从患者既往的就诊资料中可以发现，患者在其幼儿时期存在左侧足部内翻的肌张力障碍表现，青少年期查体双下肢腱反射亢进，双侧病理征阳性，故患者病程初期曾有双下肢锥体束受累。结合患者及其妹妹均患病，遗传性痉挛性截瘫首先考虑。患者在发病后期，除有双下肢锥体束受损表现外，还出现认知功能减退、癫痫发作等临床症状，头颅影像学发现白质病变、胼胝体萎缩。因此，在临床分型上，诊断复杂型痉挛性截瘫。在合并有胼胝体萎缩、白质病变、认知功能减退的复杂型痉挛性截瘫中，最常见为痉挛性截瘫 11 型（SPG11），其次为 SPG35 以及 SPG48，但 SPG11 较少合并有癫痫发生。而 SPG35 则多有合并癫痫症状。故患者的临床表型以及影像学均较符合 SPG35，进而基因检测也明确该诊断。

【诊断】

遗传性痉挛性截瘫 35 型（脂肪酸羟化酶相关性神经变性病）

【诊治过程】

患者就诊时处于疾病终末期，呈恶病质状态，一般情况差，予留置胃管、鼻饲营养等对症处理，予以抗癫痫药物控制癫痫发作。

【预后及随访】

患者一般情况较差，预后不佳

【讨论】

遗传性痉挛性截瘫 35 型（spastic paraplegia 35，SPG35）是一种罕见的复杂型遗传性痉挛性截瘫，其遗传方式为常染色体隐性遗传。SPG35 临床表现以痉挛性截瘫为特点，伴有构音障碍、与脑白质营养不良相关的中等程度的智能减退，部分患者也可伴有肌张力障碍、视神经萎缩、共济失调和癫痫发作。SPG35 患者的头颅 MRI 典型特征主要表现为苍白球低信号，白质高信号，胼胝体、脑干及小脑萎缩。SPG35 一般为儿童期起病，发病年龄在 5.76 岁 ±3.20 岁，但近年来也有一些晚发病例的报道，且临床表现较不典型。虽然作为一种罕见病，SPG35 的发病率在我国并不低，通过对 31 个隐性遗传痉挛性截瘫家系及 55 个散发痉挛性截瘫患者的基因筛查，SPG35 被认为是我国发病率第二高的常染色体隐性遗传痉挛性截瘫，仅次于 SPG11。SPG35 的致病基因为 *FA2H* 基因，其产物 FA2H 酶催化含 2-羟基脂肪酸的鞘脂合成，这些化合物参与多个生物过程。FA2H 具有两个高度保守的结构域，一个是位于第 15~85 位氨基酸的细胞色素 b5 样血红蛋白结构域，负责 FA2H 的氧化还原反应；另一个是位于第 210~367 位氨基酸的甾醇去饱和酶结构域。实验结果揭示，FA2H 对维持髓鞘起到重要作用。目前全球仅有 56 例报道，其中，无义突变因为可导致蛋白产物的减少或酶活性的严重下降，从而产生的表型较为严重；与之相比，错义突变所造成的表型严重程度则要轻得多。*FA2H* 基因突变曾被认为与脑白质病、SPG35 型以及脑组织铁沉积神经变性病相关。由于此 3 种亚型临床表现存在重叠，故统称为脂肪酸羟化酶相关性神经变性病。

（黄啸君）

【专家点评】

痉挛性截瘫是脂肪酸羟化酶相关性神经变性病中最常见和最突出的亚型，既往将 *FA2H* 基因突变导致的痉挛性截瘫定义为 SPG35，系复杂型遗传性痉挛性截瘫，常合并肌张力障碍、共济失调、构音障碍、智力减退和癫痫发作等临床症状。随着分子检测技术的普及，已有数项研究报道非典型 SPG35 或脂肪酸羟化酶相关性神经变性病，其共同点是发病年龄较晚，症状较轻，进展缓慢，影像学无脑白质病变或脑组织铁离子沉积，提示在常染色体隐性遗传性痉挛性截瘫中，*FA2H* 基因突变导致的 SPG35 或脂肪酸羟化酶相关性神经变性病并不少见。近期在汉族复杂型常染色体隐性遗传性痉挛性截瘫研究中发现，SPG35 发病率为 2.32%，仅次于 SPG11（11.62%）。另一项针对合并胼胝体萎缩、智力减退或脑白质病变的复杂型常染色体隐性遗传性痉挛性截瘫研究显示，SPG35 发病率（4.91%）亦低于 SPG11（26.22%），但高于 SPG48（3.27%）。提示对于复杂型常染色体隐性遗传性痉挛性截瘫患者，应考虑 SPG35 或脂肪酸羟化酶相关性神经变性病的可能，而不仅局限于合并癫痫发作、认知功能障碍、脑白质病变、脑组织铁离子沉积的遗传性痉挛性截瘫。总结文献报道的 56 例脂肪酸羟化酶相关性神经变性病患者发现，脂肪酸羟化酶相关性神经变性病中癫痫发作发生率仅为 29.09%，提示癫痫发作可能是脂肪酸羟化酶相关性神经变性病的特征性表现但不具有普遍性，而构音障碍、智力减退发生率较高。此外，脂肪酸羟化酶相关性神经变性病影像学表现为脑白质病变及小脑和脑干萎缩，与临床表现上的构音障碍和智力减退相符，而脑组织铁离子沉积和胼胝体萎缩相对少见。因此，对于存在构音障碍、智力减退同时伴脑白质病变、小脑萎缩的遗传性痉挛性截瘫患者，应考虑脂肪酸羟化酶相关性神经变性病的可能。综上所述，脂肪酸羟化酶相关性神经变性病表型多样，但痉挛性截瘫是其最主要的临床表现，对于复杂型常染色体隐性遗传性痉挛性截瘫，尤其合并构音障碍、智力减退、脑白质病变和小脑萎缩等临床特征的患者，应考虑 *FA2H* 基因突变导致的脂肪酸羟化酶相关性神经变性病。

（曹立）

| 参考文献 |

[1] BLACKSTONE C. Cellular pathways of hereditary spastic paraplegia [J]. Annu Rev Neurosci, 2012, 35: 25-47.

[2] DICK K J, ECKHARDT M, PAISÁN-RUIZ C, et al. Mutation of *FA2H* underlies a complicated form of hereditary spastic paraplegia (SPG35) [J]. Hum Mutat, 2012, 31 (4): 1251-1260.

[3] KRUER M C, PAISÁN-RUIZ C, BODDAERT N, et al. Defective *FA2H* leads to a novel form of neurodegeneration with brain iron accumulation (NBIA) [J]. Ann Neurol, 2010, 68 (5): 611-618.

[4] LIAO X, LUO Y, ZHAN Z, et al. Spg35 contributes to the second common subtype of ar-hsp in china: Frequency analysis and functional characterization of FA2H gene mutations [J]. Clinical genetics, 2015, 87 (1): 85-89.

[5] LO GIUDICE T, LOMBARDI F, SANTORELLI F M, et al. Hereditary spastic paraplegia: clinical-genetic characteristics and evolving molecular mechanisms [J]. Exp Neurol, 2014, 261: 518-539.

[6] PENSATO V, CASTELLOTTI B, GELLERA C, et al. Overlapping phenotypes in complex spastic paraplegias SPG11, SPG 15, SPG 35 and SPG 48 [J]. Brain, 2014, 137 (pt 7): 1907-1920.

[7] TONELLI A, D'ANGELO M G, ARRIGONI F, et al. Atypical adult onset complicated spastic paraparesis with thin corpus callosum in two patients carrying a novel *FA2H* mutation [J]. Eur J Neurol, 2012, 19 (11): 127-129.

[8] AGUIRRE-RODRIGUEZ F J, LUCENILLA M I, ALVAREZ-CUBERO M J, et al. Novel *FA2H* mutation in a girl with familial spastic paraplegia [J]. J Neurol Sci, 2015, 357 (1-2): 332-334.

[9] KRUER M C, PAISÁN-RUIZ C, BODDAERT N, et al. Defective *FA2H* leads to a novel form of neurodegeneration with brain iron accumulation (NBIA) [J]. Ann Neurol, 2010, 68 (5): 611-618.

病例 51

表现为帕金森综合征的脊髓小脑共济失调 3 型

 导读　脊髓小脑共济失调（spinocerebellar ataxia，SCA）是一组主要表现为慢性进行性加重的肢体共济失调、构音障碍及眼球运动障碍的神经遗传病，但少数患者早期可以表现为帕金森综合征及多巴胺转运体 PET 成像示双侧纹状体多巴胺能神经功能受损，极易误诊。本文介绍一例误诊为帕金森病的 SCA3 家系病例，有助于读者了解和掌握临床上不典型的 SCA3 疾病。

【病例简介】

1. **主诉**　行走不稳 6 年余，加重 2 个月。

2. **现病史**　患者女性，42 岁。于 2012 年 6 月左右出现右下肢行走不稳，走路不灵活，偶有拖步，患者未予重视，症状缓慢加重。2014 年 12 月 30 日行帕金森病相关基因（*SNCA*、*Parkin*、*UCHL1*、*PINK1*、*PARK7*、*LRRK2*、*GCH1*、*ATP13A2*）外显子遗传检测，报告示：*PINK1* 基因 c.335A>T p.（Glu112Va）杂合突变，意义未明。当时未予治疗。2015 年 10 月 21 日因行走不稳症状逐步加重，行 ^{11}C-CFT PET 和 ^{18}F-FDG PET 检查示：双侧壳核和尾状核多巴胺转运体分布减低，提示双侧纹状体多巴胺能神经功能受损，考虑"帕金森病"；予盐酸司来吉兰 2.5mg 每日 1 次治疗，2 个月后加量到 5mg 每日 1 次，效果不明显，并出现右下肢麻木、冰冷感。2016 年 3 月盐酸司来吉兰加量为 5mg 每日 2 次（早、中午），下肢麻木、冰冷感基本消失，但右下肢行走不稳感加重。2017 年 5 月 18 日外院复诊加普拉克索 0.125mg 每日 2 次治疗，行走不稳症状仍有逐渐加重，2 个月前症状明显加重，易摔倒来诊。

3. **既往史**　2012 年 4 月诊断甲状腺功能亢进，服用丙硫氧嘧啶片、左甲状腺素钠片治疗，控制良好；否认高血压、糖尿病、冠心病等病史；2001 年 1 月因"难产"行剖宫产术，术程顺利，术后恢复良好。

4. **个人史**　出生广东茂名，长期居住于广州；饮食喜好无特殊，否认吸烟喝酒嗜好；职业为护士，工作环境良好，否认危险环境接触史，无冶游史；其他情况无特殊。

5. **家族史**　家族成员有明显相似症状，家系图谱见图 51-1。Ⅳ1 为先证者。Ⅲ1 约 35 岁出现行走不稳、易摔倒等症状，38 岁出现四肢运动迟缓、走路前冲症状，逐渐加重并出现四肢肌张力升高、震颤，未到专科医院诊断治疗，46 岁开始自行服用"多巴丝肼分散片"（用量不详），服药不规律，服药后运动迟缓、肌张力升高、震颤等症状明显改善，

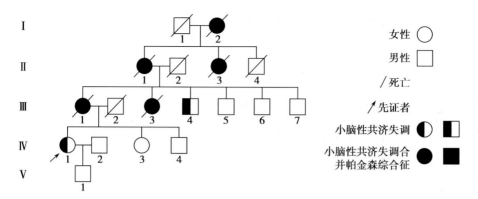

图 51-1　家系图谱

但症状随年龄加重，约 55 岁死亡，死亡原因不详。Ⅲ4 约 40 岁出现行走不稳，现（55 岁）诉有下肢乏力、经常摔倒、言语不利症状，未出现明显四肢运动迟缓、震颤等症状；未进行常规治疗。Ⅲ3、Ⅱ1 均约 40 岁出现行走不稳症状，后逐渐出现四肢运动迟缓、肌张力升高、震颤等症状，诊断治疗情况不详，均已死亡。Ⅰ2、Ⅱ3 均有行走不稳，后出现四肢运动迟缓、肌张力升高、震颤等类似症状，具体情况不详。

6. 查体　一般体格检查无特殊，神经专科检查：神志清楚，言语流利，双侧瞳孔等圆等大，直径约 2mm，直接、间接对光反射灵敏，可见水平 I° 眼震；双眼各方向运动灵活充分；双侧额纹、鼻唇沟对称，伸舌居中；四肢肌力 5 级，四肢肌张力正常，无静止性及姿势性震颤，四肢运动灵活，行走稍缓慢（自诉因害怕摔倒而放慢步伐）。指鼻试验、跟-膝-胫试验稳准，Romberg 征闭眼阳性，左上肢 Rossolimo 阳性，右侧巴宾斯基征可疑阳性；脑膜刺激征阴性。

7. 辅助检查

（1）影像学检查：2015 年 10 月 21 日，外院多巴胺转运体 PET 成像示：双侧壳核和尾状核多巴胺转运体分布减低，提示双侧纹状体多巴胺神经功能损伤，脑葡萄糖代谢未见明显异常（图 51-2~图 51-4）。

2018 年 7 月 18 日，笔者所在医院头颅 MRI 示：①脑白质疏松，轻度脑萎缩；②颈椎退行性变（图 51-5）。

（2）基因检测：2014 年 12 月 30 日，外院帕金森病相关基因检测示：*PINK1* c.335A>T p.（Glu112Va）杂合，意义未明。2018 年 8 月 10 日，笔者所在医院脊髓小脑性共济失调基因检测示：*SCA3* 基因全突变，CAG 重复数目为 70。

（3）肌电图：2018 年 7 月 20 日肌电图结果显示：左侧正中神经、左右尺神经感觉传导速度正常范围，波幅低；右侧正中神经、左右腓肠神经感觉传导速度减慢，幅度低；左右腓总神经感觉传导未能获得肯定电位；左右正中神经、尺神经、腓总神经、胫神经运动传导末端潜伏期、传导速度及波幅正常范围；左右正中神经、尺神经、腓总神经、胫神经 F 波出现率及潜伏期正常范围；右侧胫前肌、股四头肌未见自发电位，大部分运动单位时限延长；右侧小指展肌未见自发电位，运动单位时限延长；右侧三角肌未见自发电位，部分运动单位电位时限延长；右侧胸锁乳突肌未见自发电位，大部分运动单位电位时限正常范围。印象：周围神经损害。

左——右

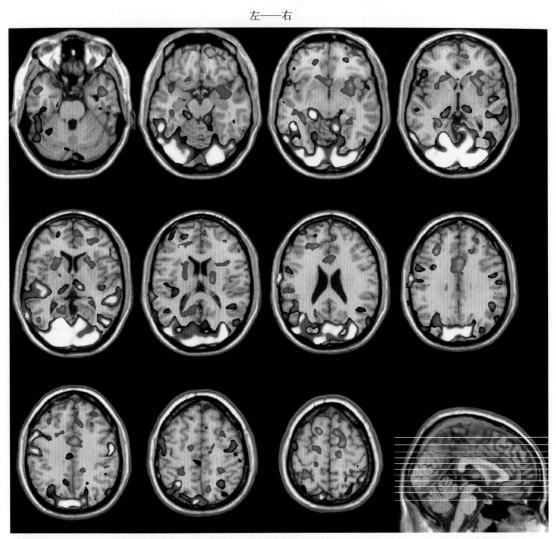

组间分析：将患者与 10 例年龄匹配的健康对照者进行双样本 t 检验，检验水平 $P<0.01$。其中蓝色表示与正常人相比代谢相对减低区域，红色表示与正常人相比代谢相对增高区域。

PDRP相关模式评分：2.62

图 51-2　帕金森病相关代谢共变模式评分

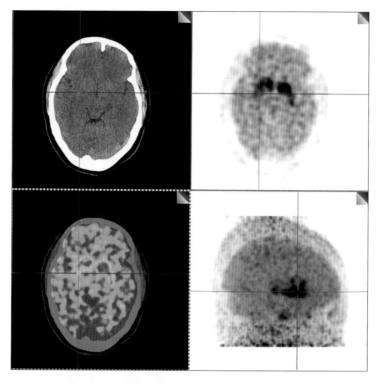

图 51-3　头颅冠状面 ^{11}C-CFT 显像剂 PET/CT 表现

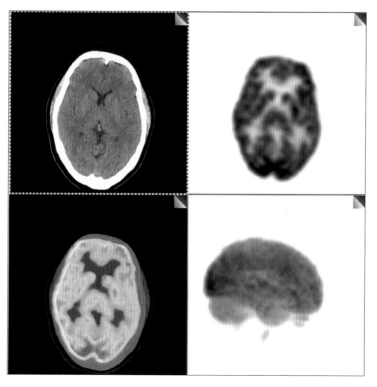

图 51-4　头颅冠状面 ^{18}F-FDG 显像剂 PET/CT 表现

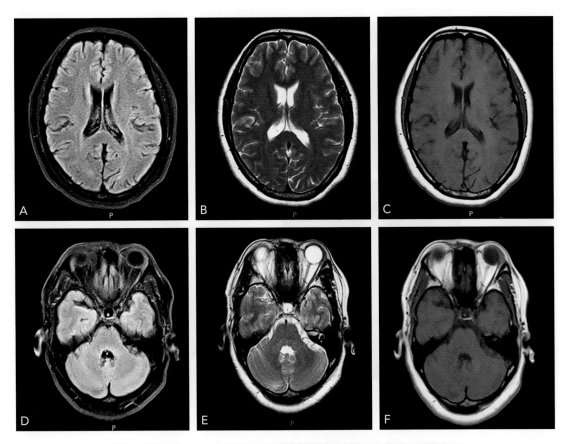

图 51-5　2018 年 7 月 18 日头颅 MRI 表现

8. **入院诊断**　帕金森综合征；亚临床甲状腺功能亢进症。

【临床分析与决策】

尽管该患者既往多次被诊断为"帕金森病"，服用抗帕金森药物也有一定的改善，但是行走不稳没改善，而且呈缓慢逐渐加重，同时有明显的多人患病的家族史，因此，我们对帕金森病的诊断存有异议，急需解决临床诊断问题，以便可以制定恰当乃至精准的治疗方案。患者因行走不稳，造成生活严重不便，渴望消除病因、缓解症状。

1. **定位**　小脑脑干、锥体外系、锥体系、周围神经。依据：

小脑脑干：患者主要表现为行走不稳，查体表现有眼震、Roomberg 征（＋）。

锥体外系：患者偶有拖步、行走缓慢。

锥体系：Rossolimo 征（＋）、Babinski 征（±）。

周围神经：右下肢麻痹、冰冷感。

2. **定性**　累及多系统的显性遗传神经退行性病。依据：青年起病，慢性病程，隐匿加重；累及小脑脑干、锥体外系、锥体系、周围神经；家族成员有类似病史，且家系图谱示患者与正常人的孩子中，患病与不患病概率相似；后续脊髓小脑性共济失调基因检测：*SCA3* 基因全突变。

3. **鉴别诊断**　帕金森病？

支持点：有行走缓慢、偶有拖步等锥体外系表现，患者多巴胺转运体 PET 成像示有多巴胺转运体分布减低及多巴胺能神经功能损伤；家系成员在疾病后期出现明显的帕金森症状，对"多巴丝肼分散片"治疗敏感。

不支持点：患者存在小脑性共济失调的绝对排除标准以及锥体束征阳性的警示征象。

其他检查：2018 年 7 月 17 日左旋多巴药物负荷试验：服药前 H-Y 分期 2 期；MDS-UPDRS-Ⅲ 9 分，服药后 H-Y 分期 2 期；MDS-UPDRS-Ⅲ 8 分，改善率 11.1%。

【诊断】

脊髓小脑性共济失调 3 型

【诊治过程】

患者在多家医院诊断为"帕金森病"，并以"帕金森病"进行治疗，症状未见明显缓解，为进一步诊治收入院；在住院诊治过程中，发现患者青年起病，慢性病程，隐匿加重；通过临床表现与查体发现病变主要累及小脑；家族成员有明显的类似病史；因此，该病可能是一种累及小脑的常染色体显性遗传性疾病。为明确病因，给予脊髓小脑共济失调相关基因检测，结果显示患者是 SCA3 型突变。为缓解患者症状，予盐酸丁螺环酮、胞磷胆碱、丙戊酸钠等药物改善共济失调症状及神经保护治疗，嘱其门诊随诊，考虑患者暂无帕金森病症状，暂未建议服用抗帕金森病药物，但患者诉平日仍会不规律自行服用盐酸司来吉兰。

【预后及随访】

嘱患者定期随诊，疗效需进一步评估。

【讨论】

患者以行走不稳，走路不灵活，偶有拖步为主要症状就诊，但患者家系人员在病程早期有类似症状，后期逐渐出现运动迟缓、肌张力升高、静止性震颤等帕金森综合征表现，且对"多巴丝肼分散片"治疗敏感。此外，患者多巴胺转运体 PET 成像示有多巴胺转运体分布减低及多巴胺能神经功能损伤。帕金森相关基因检测到 PINK1 杂合变异（意义未明）。与此同时，患者家系成员中有明显的帕金森综合征表现且相关检查也提示帕金森病相关检查的阳性表现，因此，诊断过程中容易误诊是早期的"帕金森病"。然而，我们发现患者仅表现有走路不灵活，偶有拖步，步行稍缓慢，且患者诉行走缓慢为害怕摔倒造成，查体未见四肢肌张力升高及静止性震颤，根据 MDS 及中国帕金森病诊断标准，患者存在小脑性共济失调的绝对排除标准以及锥体束征阳性的警示征象，因此不能诊断为帕金森病。另外，PINK1 基因突变引起的早发型帕金森病主要特征为下肢肌张力障碍，运动迟缓，多在 30~40 岁起病，通常为常染色体隐性遗传，一般杂合致病突变的携带者并不会发展为患者，且考虑患者家系呈常染色体显性遗传可能性大，故 PINK1 基因并不是该病致病原因，临床结合基因检测结果应诊断为 SCA3。

SCA 是一组具有临床和遗传异质性的常染色体显性遗传神经系统疾病，致病基因编码区特定片段 CAG 三核苷酸重复序列拷贝数异常扩增导致其编码的多聚谷氨酰胺链异常延长，引起多聚谷氨酰胺扩展突变蛋白积聚从而导致神经系统损伤。SCA3 作为一个可累及多系统的神经系统遗传疾病，其临床表现多样，主要表现为慢性进行性加重的肢体共济失调、构音障碍及眼球运动障碍。少数 SCA3 家族中可表现出典型的帕金森病症状，并可无共济失调等症状。有报道比较了 SCA 各亚型 DAT-PET 显像的不同，发现 SCA2、SCA3 都可有 DAT 密度的下降，SCA2 表现出更严重的 DAT 下降。此外，有研究发现在以帕金森综合征为表型的 SCA3 成员表现出显著、不对称的 DAT 密度降低；而以小脑症状为表型的 SCA3 成员表现出较为轻微、对称的降低，即 SCA3 患者可以表现锥体外系症状及 DAT-PET 成像显示多巴胺功能减退，因此临床诊断过程中容易造成误诊。神经科医师应加强对其认识，对存在帕金森综合征家族史的患者，应注意是否存在小脑性共济失调以衡量行 SCA 基因检测的必要性。值得指出的是，异常的 DAT-PET 成像仅反映突触前多巴胺功能的缺失情况，是锥体外系受累的影像表现，但对帕金森病诊断并无决定性意义，临床工作中尚不能作为与帕金森病等锥体外系疾病相鉴别的工具，但在 SCA3 的疾病进展预测及指导治疗上可能有重要意义，值得进一步探究。

目前对 SCA3 患者尚无有效、更无根治的方法，现主要对症治疗试图提高患者的生存质量及延长生存期限。

（张展舆）

【专家点评】

在本案例诊断过程中，患者家族中有明显表现为帕金森综合征的类似成员，且提供了与帕金森病相关的阳性检查结果，所以容易被误诊为家族性帕金森病。然而，对患者进行详细的体格检查后，发现患者现有症状、体征并不符合帕金森病诊断标准，患者家族成员出现帕金森综合征的表现可能是现有疾病的临床异质性。上级医生根据患者提供的病史及体检结果找到诊断的突破口，予脊髓小脑共济失调相关基因检测明确诊断，后续通过查阅文献也证明 SCA3 可出现帕金森病症状。从本例说明准确分析患者的病史和详细的体格检查对作出正确的诊断是非常的重要。

SCA3 是多聚谷氨酰胺扩展突变蛋白积聚造成的共济失调，根据文献报道，临床上用于治疗双相障碍和癫痫发作的组蛋白去乙酰化（HDAC）抑制剂丙戊酸可通过增加组蛋白乙酰化水平和调节基因表达来改善运动功能和存活时间，并在临床研究中取得一定的效果。因此，我们给予患者使用了丙戊酸钠，并同时给予了改善共济失调的丁螺环酮及可能具有神经保护作用的胞磷胆碱进行治疗。由于本病目前暂无特效药，主要治疗方案以延缓症状为主，疗效尚需进一步观察。

（张玉虎　王丽娟）

| 参考文献 |

［1］RAMACHANDRA N B，KUSUMA L. An understanding of spinocerebellar ataxia［J］.Indian J Med Res，2015，141（2）：148-150.

［2］SCHÖLS L，BAUER P，SCHMIDT T，et al.Autosomal dominant cerebellar ataxias：clinical features，genetics，and pathogenesis［J］.Lancet Neurol，2004，3（5）：291-304.

［3］TUITE P J，ROGAEVA E A，ST GEORGE-HYSLOP P H，et al.Dopa-responsive parkinsonism phenotype of Machado-Joseph disease：confirmation of 14q CAG expansion［J］.Ann Neurol，1995，38（4）：684-687.

［4］WÜLLNER U，REIMOLD M，ABELE M，et al.Dopamine transporter positron emission tomography in spinocerebellar ataxias type 1，2，3，and 6［J］.Archives of neurology，2005，62（8）：1280-1285.

[5] CUBO E，LÓPEZ M D，CEBERIO J I，et al.Striatal dopamine function in a family with multiple SCA-3 phenotypes［J］. Journal of neurology，2011，258（2）：308-310.

[6] GIULIA C，ALEXIS B，ALEXANDRA D.Recent advances in understanding dominant spinocerebellar ataxias from clinical and genetic points of view［J］. F1000Res，2018，7，：F1000 Faculty Rev-1781.

[7] LEI L F，YANG G P，WANG J L，et al.Safety and efficacy of valproic acid treatment in SCA3/MJD patients［J］.Parkinsonism and Related Disorders，2016，26：55-61.

病例 52

痉挛性截瘫并存脊髓小脑性共济失调家系

 导读 遗传性痉挛性截瘫和脊髓小脑性共济失调是临床罕见病，在同一个家系中同时并存这两种疾病极为罕见，本例报道1个祖孙三代同时并存遗传性痉挛性截瘫和伴有认知障碍的小脑性共济失调家系。最后通过全外显子测序和脑脊液阿尔茨海默病标志物检测，确认为 *SPAST* 基因杂合突变所致的遗传性痉挛性截瘫4型和磷脂酶 D3（phospholipase D3，*PLD3*）基因杂合突变所致脊髓小脑性共济失调46型，脑脊液阿尔茨海默病标志物为阴性。通过本家系的报道，希望提高对伴有认知障碍的脊髓小脑性共济失调的认识。

【先证者1病例简介】

1. **主诉** 行走不稳、挤眉弄眼5年余，记忆力及认知功能下降1年余。

2. **现病史** 患者女性，43岁。于6年前（37岁）产后出现行走不稳，容易发脾气、情绪低落，在深圳市康宁医院诊断为产后抑郁症，予以舍曲林、坦度螺酮、乌灵胶囊和右佐匹克隆治疗。5年前因"四肢乏力、找词困难、表情减少、持物和写字困难"在深圳市某市级医院神经内科住院，诊断"多系统萎缩"，但行多系统萎缩基因检测未发现异常。2017年10月30日于香港大学深圳医院查磁共振发现小脑及脊髓萎缩，诊断"遗传性小脑性共济失调"，但行小脑性共济失调基因检测阴性。2017年1月18日开始因多疑、妄想使用奥氮平治疗，后出现挤眉弄眼等不自在运动，停用抗抑郁药1年，近2年出现跌倒5~6次，有时向前或向后，1年前开始出现记忆力下降，表现为对以前发生的事情记忆清晰但经常搞错发生时间，不分场合说一些与场景不符合的事情，不分时间打电话给老公和姐姐，不给人插嘴，旁人讲话很喜欢插嘴，对自己认定的事情很执着，旁人无法劝说，伴有言语理解能力差，经常外出逛街买很多衣服、玩具、零食等东西，很喜欢吃薯片、虾条、饮料等零食。起病以来，患者精神、食欲尚可，睡眠欠佳，主要表现为入睡困难，睡眠质量差，无大声说梦话，经常睡到中午才醒，偶有便秘，小便正常，体重变化情况不详。

3. **既往史** 否认"高血压、糖尿病、心脏病"等慢性病病史，否认"肝炎、肺结核"等传染病病史，否认手术、重大外伤、输血史，否认各种食物、药物过敏史，预防接种史不详。

4. **个人史** 出生、长大广东，现在深圳定居，否认毒物及放射性物质接触史，否认疫区、疫水接触史，否认食鱼生史，否认冶游史，无嗜烟、嗜酒史，无吸毒史。

5. **月经史与婚育史**　初潮年龄 14 岁，周期 30 天，经期 4 天，末次月经日期 2019 年 10 月 13 日，颜色暗红，经量中等，无痛经史，白带正常。已婚，配偶体健。约 7 年前行剖宫产，育 1 子，儿子 1 岁时发现罕见病（具体不详），现身体健康。

6. **家族史**　其姥爷、二姑、三姑、五舅和六舅（双胞胎）有痉挛性截瘫病史，其二姑、三姑及五舅各有 1 个儿子也有类似症状；其姥姥、母亲（41 岁发病，59 岁因跌倒颅内出血术后长期卧床去世）和四舅（43 岁发病，目前健在）有共济失调症状，不伴有痴呆，但是性格敏感，爱发脾气，控制欲强，心胸狭窄，子女、兄弟及同村居民相处不好，其大姐（51 岁，公务员）正常，二哥（47 岁，42 岁发病）有共济失调症状，共济失调、性格脾气精神行为异常等症状较先证者 1 轻（图 52-1）。

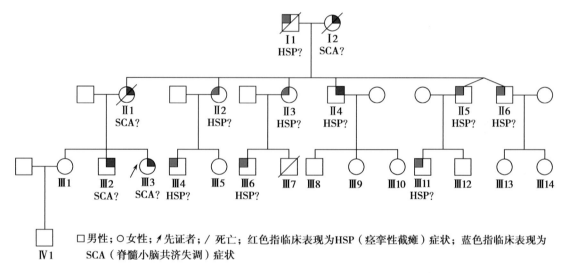

图 52-1　家系图谱

7. **查体**　体温 36.5℃，脉搏 86 次/min，呼吸 20 次/min，血压 151/99mmHg。双肺呼吸音清，双肺未闻及干湿性啰音，心率 86 次/min，心律齐，各瓣膜听诊区未闻及病理性杂音，腹平软，无压痛，肝脾未及，双下肢无水肿。神志清楚，宽基底步态，言语含糊，理解力差，记忆力差。双侧瞳孔等大同圆，直径 2.5mm，对光反射灵敏，双眼各向活动不受限，双侧鼻唇沟对称，口角无歪斜，双侧软腭抬举对称有力，伸舌居中。颈软、无抵抗。四肢肌力 5 级，四肢肌张力稍增高，四肢腱反射活跃，双侧指鼻试验稍不准，双手轮替运动稍笨拙，直线行走试验阳性，双上肢 Rossolimo 征阳性，双上肢 Hoffman 征阳性，掌颌反射阳性，双下肢病理征未引出。双侧肢体痛温觉、触觉、关节位置觉、振动觉对称正常。

8. **辅助检查**

（1）2015 年在深圳市人民医院直立倾斜试验阴性，安静状态、运动后及休息 10 分钟后血乳酸正常，多系统萎缩相关基因阴性，铜蓝蛋白 198.67mg/L，风湿系列指标阴性。

（2）血常规、肝肾功能、血糖血脂、甲状腺功能五项及抗体和脑脊液常规生化等均正常。

（3）2019年11月7日，神经心理测试：简易精神状态检查（MMSE）21分，蒙特利尔认知评估量表-B（MoCA-B）21分；基本生活活动能力评定85分；记忆与执行筛查量表（MES）评分63分；听觉词语学习测验（AVLT）延迟记忆2分，总分14分；汉密尔顿焦虑量表14分；汉密尔顿抑郁量表14分。

（4）2019年11月10日，脑脊液阿尔茨海默病标志物检测结果：$A\beta_{42}$ 1 485.7pg/ml，$A\beta_{40}$ 7 633.5pg/ml，$A\beta_{42}/A\beta_{40}$=0.19，$p\text{-tau}_{181}$ 24.73pg/ml，$T\text{-tau}$ 452pg/ml（可疑阳性）。

（5）采用PCR+毛细管电泳方法查SCA三核酸重复（11亚型）均阴性。

（6）全外显子测序结果：*PLD3*基因21号外显子c.64C>T，p.P225错义突变（突变位点未见报道），其大姐（51岁，无共济失调症状）、二哥（47岁，有共济失调症状，但是较先证者1轻，并且无认知障碍）和大姐的儿子也携带该突变位点，患者未发现*APP*、*PS-1*和*PS-2*基因突变，*APOE*基因型3/3型（图52-2）。

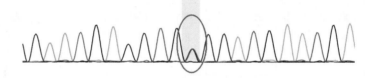

C A A T G A G C T G C C C A T G A A T G A

图52-2　全外显子测序结果显示 *PLD3* 基因21号外显子
c.64C>T，p.P225错义突变

（7）头颅MRI：双侧海马和颞叶显著萎缩，大脑皮质和小脑灌注显著降低（图52-3）。

【先证者2病例简介】

1. **主诉**　双下肢痉挛性无力10年，加重伴行走困难5年。

2. **现病史**　患者男性，53岁。于前10年无明显诱因逐渐出现双下肢无力、僵硬、走路不稳、易跌倒症状，未予治疗病情逐年加重，相继出现步态异常，自行站立及行走困难，需人搀扶，偶有腰痛，病程中双上肢正常，无言语笨拙、视物模糊、视物双影、饮水呛咳、吞咽困难、肢体麻木、抽搐发作等，精神状态、饮食、睡眠及大小便正常。

3. **既往史**　双膝关节骨性关节炎病史7年；双侧腘窝囊肿切除术7年；左膝半月板外伤手术史6年；否认高血压、糖尿病、心脏疾病病史；否认肝炎、结核病史；否认药物过敏史。

4. **个人史**　出生、长大广东，现在深圳定居，否认毒物放射性物质接触史，否认疫区、疫水接触史，否认食鱼生史，否认冶游史，无嗜烟、嗜酒史，无吸毒史。

5. **家族史**　见先证者1的家族史，为先证者1的五舅。

6. **查体**　体温36.5℃，血压120/75mmHg，脉搏68次/min，呼吸20次/min，发育正常，营养中等，剪刀步态，卧床，心肺腹未见异常，神志清楚，语言、情绪和认知功能正常。伸舌居中，无舌肌萎缩和震颤，软腭抬举对称有力，咽反射正常，吞咽功能正常，眼球活动正常，余脑神经正常，双上肢肌力和肌张力正常，双下肢肌张力强直痉挛性增高，双侧踝阵挛，双侧Babinski征阳性。

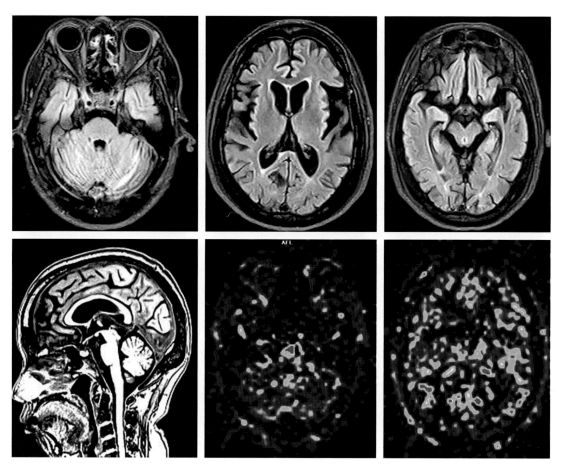

图 52-3　头颅 MRI 表现
双侧海马和颞叶显著萎缩，大脑皮质和小脑灌注显著降低。

7. 辅助检查

（1）血常规、粪便常规、粪便潜血结果正常。尿液分析全套（住院）：葡萄糖（++++）。血糖 15.3mmol/L。糖化血红蛋白 11.0%。肝功能、肾功能、血脂、离子、凝血四项、心肌酶组合一、同型半胱氨酸、感染标志物八项、甲状腺五项、心肌梗死三项、B 型钠尿肽前体（PRO-BNP）测定、栓溶二聚体结果均在正常范围内。

（2）头颅、颈椎和胸椎 MRI：未见明显异常（图 52-4）。

（3）家系图谱：见图 51-1。

（4）全外显子测序结果：先证者 2 和双胞胎弟弟、女儿携带 *SPAST* 基因 15 号外显子 c.1667>A，p.A556E，先证者 2 还携带与先证者 1 相同的 *PLD3* 基因突变位点（图 52-5）。

8. 入院诊断　遗传性痉挛性截瘫与脊髓小脑性共济失调。

【临床分析与决策】

该家系为常染色体显性遗传，临床诊断并不难，由于家族成员中出现悲惨结局，所以明确致病基因和家族成员致病基因的携带情况成为这个家族最关心的问题。而先证者 1 曾经历 2 次基因检测，均未能发现致病基因，最后通过全外显子测序技术证实为 *PLD3* 基因

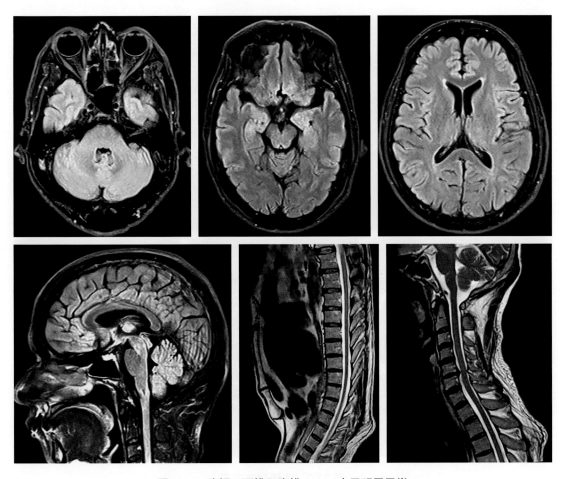

图 52-4　头颅、颈椎和胸椎 MRI：未见明显异常

G C A A A G A T G A A G C A C T G G G T

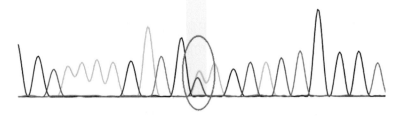

图 52-5　全外显子测序结果

先证者 2 和双胞胎弟弟、女儿携带 SPAST 基因 15 号外显子 c.1667>A，
p.A556E，先证者 2 还携带先证者 1 的 PLD3 基因突变位点。

突变所致脊髓小脑性共济失调 46 型，先证者 2 通过全外显子测序证实为 SPAST 基因的杂
合突变。

【诊断】

遗传性痉挛性截瘫 4 型与脊髓小脑性共济失调 46 型并存家系

【诊治过程】

先证者 1 最早因产后出现情绪低落和情绪不稳定，被诊断为"产后重度抑郁"，予以"舍曲林、坦度螺酮、乌灵胶囊、右佐匹克隆"治疗，未见明显好转。随后开始出现挤眉弄眼等面部不自主运动，面部表情减少，伴有言语困难，主要表现为找词困难，持物写字困难。2015 年 11 月到深圳某市级医院就诊，诊断考虑"多系统萎缩"，后来出现多疑妄想，主要表现为有时觉得家人特别好，有时因家人一个表情或者一句话而疑神疑鬼，曾经怀疑老公出轨等。2017 年 1 月 18 日开始予"奥氮平"治疗，上述症状逐渐加重，后来又出现记忆、认知和精神行为症状，诊断和治疗一波三折。患者病情诊断清楚后未给予药物治疗。

先证者 2 出现症状后，因家族有同样病史，导致放弃诊断和治疗。被诊断清楚后一直采用：巴氯芬口服每次 20mg 每日 3 次；门冬胰岛素 30 12IU 皮下注射（早餐前及晚餐前），门冬胰岛素 30 6IU 皮下注射（午餐前）。患者服用巴氯芬后双下肢肌张力有所降低，血糖控制稳定。

【预后及随访】

随访半年，先证者 1 认知功能进一步恶化，经常与老公吵架，行走不稳同前；先证者 2 病情无明显好转。

【讨论】

脊髓小脑性共济失调是遗传性共济失调的主要类型。其共同特征是中年发病，常染色体显性遗传和共济失调。临床表现除小脑性共济失调外，可伴有眼球运动障碍、慢眼运动、视神经萎缩、视网膜色素变性、锥体束征、锥体外系征、肌萎缩、周围神经病和痴呆等。最常见的病因为基因外显子 CAG 拷贝数异常扩增产生多聚谷氨酰胺所致。脊髓小脑性共济失调临床异质性很大，可以分为数十种类型，涉及数十个基因突变，通常采用聚合酶链式反应（PCR）结合毛细管凝胶电泳的方法检测三核苷酸重复数，但是先证者 1 曾经委托 2 家基因检测公司均未能发现致病基因，最后通过全外显子测序的技术证实为 PLD3 基因的杂合突变所致。PLD3 基因一直被认为是一种低频的阿尔茨海默病风险基因，但是 2017 年 Brain 杂志的一篇报道 PLD3 的基因突变可以导致脊髓小脑性共济失调型。根据在线"人类孟德尔遗传（OMIM）"数据库，该基因与脊髓小脑性共济失调 46 型（AD）相关，临床表现特征为：眼球震颤、辨距不准、肢体共济失调、构音障碍、小脑萎缩、远端感觉受损、感觉电位振幅降低、腓肠神经活检显示髓鞘纤维密度降低等特征，一般成人发病，疾病进程缓慢。先证者 1 临床症状基本符合以上表现，同时伴随认知障碍和精神行为异常，但是其脑脊液阿尔茨海默病标志物不符合阿尔茨海默病的临床表现，因此先证者 1 认知功能障碍能否给予抗阿尔茨海默病药物例如胆碱酯酶抑制剂多奈哌齐或利斯的明、抗 NMDA 受体拮抗剂美金刚治疗，目前尚不清楚，该患者也没有接受抗痴呆治疗。

遗传性痉挛性截瘫又称家族性痉挛性截瘫，是一种神经系统退行性疾病。其病理改变主要是脊髓中双侧皮质脊髓束的轴索变性和/或脱髓鞘，以胸段最重。临床表现为双下肢肌张力增高，腱反射活跃亢进，病理反射阳性，呈剪刀步态。最常见为常染色体显性遗传，也有常染色体隐性遗传及 X 连锁隐性遗传。先证者 2 通过全外显子测序技术证实为 SPAST 基因杂合突变所致，突变位点已经被报道。

【总结】

本病例是一个痉挛性截瘫和小脑性共济失调同时并存的罕见家系，尤其是本例小脑性共济失调的先证者还伴有认知功能障碍和精神行为异常，早期曾经被诊断为"重度产后抑郁"，后出现语言和运动障碍，被诊断为"多系统萎缩和脊髓小脑性共济失调"，并且该患者曾经经历2次基因检测，均未能发现致病基因，最后采用全外显子测序发现为*PLD3*杂合突变导致的脊髓小脑性共济失调46型，诊断可谓一波三折。*PLD3*基因杂合突变导致脊髓小脑性共济失调46型是2017年才开始报道，*PLD3*基因罕见突变同时还被认为是阿尔茨海默病的风险基因。尽管本例先证者1伴有认知功能障碍和精神行为异常，但是其脑脊液阿尔茨海默病标志物检测结果为阴性，因此不支持该患者同时合并阿尔茨海默病的临床诊断。虽然本家系其他脊髓小脑性共济失调患者没有出现痴呆，也出现性格和脾气的异常，是否同时合并阿尔茨海默病的病理改变，有待进一步明确。

尽管*PLD3*基因杂合突变可以导致脊髓小脑性共济失调和阿尔茨海默病，但是本例先证者的姐姐和五舅也携带该基因杂合突变位点，但是其姐姐和五舅均没有小脑性共济失调和认知障碍，因此*PLD3*基因的突变导致脊髓小脑性共济失调和认知障碍的机制仍需要进一步明确，对下一代的遗传性也需要进一步明确，伴有认知功能障碍和精神行为异常能否给予抗阿尔茨海默病药物尚不明确。

（朱飞奇）

|参考文献|

[1] CRUCHAGA C，KARCH C M，JIN S C，et al. Rare coding variants in the phospholipase D3 gene confer risk for Alzheimer's disease[J].Nature，2014，505（7484）：550-554.

[2] ZHANG D F，FAN Y，WANG D，et al. *PLD3* in Alzheimer's Disease：a Modest Effect as Revealed by Updated Association and Expression Analyses[J].Mol Neurobiol，2016，53（6）：4034-4045.

[3] NIBBELING E A R，DUARRI A，VERSCHUUREN-BEMELMANS C C，et al. Exome sequencing and network analysis identifies shared mechanisms underlying spinocerebellar ataxia[J].Brain,2017,140（11）：2860-2878.

[4] FONKNECHTEN N，MAVEL D，BYRNE P，et al. Spectrum of *SPG4* mutations in autosomal dominant spastic paraplegia[J].Hum Mol Genet，2000，9（4）：637-644.

病例 53

RNF216 基因相关的 Gordon Holmes 综合征

 导读 本例临床表现为构音障碍、小脑共济失调和认知损害的常染色体隐性遗传家系病例。磁共振发现小脑萎缩和大脑半球、脑干白质病变。血清促性腺激素水平也降低。全外显子测序发现 *RNF216* 基因全新纯合无义突变。该病例是中国人群中首次发现的 *RNF216* 相关 Gordon Holmes 综合征（GHS）病例。该家系的报道有助于提高临床医生对 Gordon Holmes 综合征的认识。

【病例简介】

1. **主诉** 口齿不清 10 个月余，行走不稳伴记忆力下降 6 个月。

2. **现病史** 患者男性，34 岁。于 2018 年 4 月逐渐出现口齿不清伴有流涎，表现为语速较慢，吐字不清。8 月份出现行走不稳，自觉记忆力有所下降，当地医院行头颅 MRI 见脑白质广泛病变。为求进一步诊治，遂来笔者所在医院。发病以来精神好，胃纳稍差，睡眠可，大小便可，近一年有体重下降 2.5kg。

3. **既往史** 28 岁确诊无精症，予人绒毛膜促性腺激素（hCG）2 000IU 和人绝经期促性腺激素（hMG）150IU 每周 3 次皮下注射治疗 2 年，但未能恢复生育能力，并从精子库中借精育有 1 子。

4. **个人史** 儿时运动及智力可，大学本科毕业。

5. **家族史** 父母为近亲结婚，家系图谱见图 53-1。

6. **查体**

（1）内科系统查体：身材瘦小，营养正常，身高 166cm，体征 49kg。皮肤黏膜无黄染，胸廓对称，双肺听诊呼吸音清晰，心率 62 次/min，心律齐，各瓣膜区无杂音，腹软，触诊无压痛，双下肢无水肿。胡须稀疏，双侧睾丸大小约 8cm³，余外生殖器查体无明显异常。

（2）神经系统查体：神志清楚，言语欠清，理解表达及复述可，语言语调正常。粗测注意力及视觉空间能力稍差，抽象思维、记忆力、计算力可，无失用及失认。脑神经检查（－）。四肢肌力 5 级，肌张力可，腱反射正常，病理征阴性。深浅感觉正常。宽基步态，双侧指鼻试验、快复动作、跟-膝-胫试验均欠准确。闭目难立征阳性（睁眼及闭眼相同）。

7. **辅助检查** 头颅 MRI 见脑白质广泛脱髓鞘病变，小脑萎缩。磁敏感加权成像（SWI）未见大脑皮质和皮质下区微出血（图 53-2）。

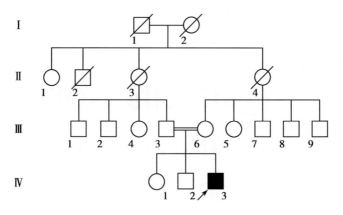

图 53-1　患者家系图谱

□健康男性 ○健康女性 ■男性患者 ↗先证者 ╱死亡 ═近亲结婚

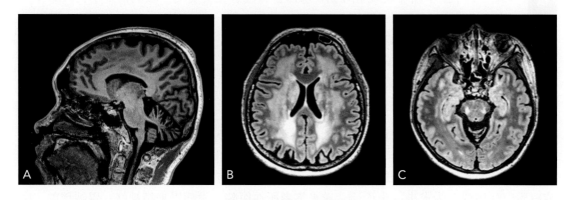

图 53-2　头颅 MRI 表现

T_1 加权成像可见小脑萎缩（A），T_2-flair 成像可见双侧大脑半球（B）和脑干广泛白质病变（C）。

8. 入院诊断　共济失调、脑白质病变查因：遗传性小脑性共济失调？

【临床分析与决策】

　　患者入院后亟待解决的问题是明确诊断。患者为 34 岁中年男性，缓慢起病，突出临床症状表现为口齿不清和行走不稳，小脑共济失调可以明确，需要明确其病因。结合患者病史查体和磁共振表现，考虑遗传性可能大，遗传性小脑性共济失调具有高度异质性，不同基因突变具有各自特征性表现。脆性 X 相关震颤/共济失调综合征（FXTAS）是一种晚发型神经系统退行性疾病，也可出现小脑共济失调症状，其他临床表现还有意向性震颤、帕金森症候群、认知功能减退、周围神经病及自主神经功能障碍，但影像学上该病以头颅 MRI 的 T_2 加权像出现小脑中脚对称性 T_2 高信号为特征性表现。脑腱黄瘤病（CTX）是一种先天性脂酸代谢障碍引起的脂质异常贮积病，属于常染色体隐性遗传，特征是进行性共济失调、痴呆、白内障和腱黄瘤，头颅 MRI 见齿状核及小脑，大脑白质异常信号。Gordon Holmes 综合征（GHS）是一种常染色体隐性遗传的成人发病的神经退行性疾病，除了小脑共济失调，还可出现进行性认知能力下降、性腺功能减退和广泛脑白质 T_2 高信号。其他还有成人型亚历山大病、谷蛋白共济失调、线粒体隐性共济失调综合征等等。对患者及其家系成员进行进一步检查及基因检测有助于明确诊断（入院后的基因检测证实是

RNF216 基因相关 Gordon Holmes 综合征，详见下）。

【诊断】

Gordon Holmes 综合征

【诊治过程】

1. **实验室检查**　黄体生成素 0.87IU/L（正常值范围 1.70~8.60IU/L），卵泡刺激素 0.33IU/L（正常值范围 1.50~12.40IU/L），睾酮 0.26nmol/L（正常值范围 9.90~27.80nmol/L），催乳素、皮质醇和甲状腺激素水平在正常范围内。血常规、尿常规、粪便常规、肝肾功能、血脂、血糖、电解质、甲状腺功能、梅毒抗体、HIV 抗体、抗核抗体谱、抗中性粒细胞胞质抗体等均无明显异常。

2. **X 线片**　腕骨骨化正常；骨密度低于同龄人。

3. **神经心理评估**　记忆和语言功能受损（表 53-1）。

表 53-1　患者神经心理评估结果

	神经心理测验	正常范围	结果
总体认知功能	简易精神状态检查	>24/30 分	28 分
	蒙特利尔认知评估测验	>24/30 分	23 分
情景记忆	听觉词语学习测验长时间回忆	>4/12 分	2 分
	Rey 复杂图形回忆	>10/36 分	7 分
执行功能	连线测验（耗时数）	<200s	133s
	Stroop 色词测验-C	>40/50 分	42 分
注意功能	符号数字转换测验（90 秒正确数）	>30 个	34 个
	数字广度-顺背	>5/10 分	7 分
视空间功能	Rey 复杂图形模仿	>32/36 分	36 分
	线方向判断测验	>20/30 分	21 分
语言功能	Boston 命名测验	>20/30 分	19 分
	动物言语流畅性（1 分钟正确数）	>10 个	11 个

4. **基因检测**　利用全外显子测序技术对患者行 DNA 序列分析，发现患者 *RNF216* 基因存在 c.1948G>T；p.E650X 纯合无义突变；利用 Sanger 测序对父母进行家系共分离分析，发现父母均携带 *RNF216* 基因，存在 c.1948G>T；p.E650X 杂合突变。根据 ACMG 遗传变异分类标准与指南，该突变被认为是致病性突变：①突变导致了蛋白质翻译的终止（PVS1）；②在已知数据库（gnomAD，1000 基因组项目，ClinVar）中未发现该突变（PM2）；③多种统计方法预测该突变为"致病的"［PP3，Mutation Taster 得分 1 和 Combined Annotation Dependent Depletion（CADD）version 1.3 得分 27.3］。已有文献报道 *RNF216* 基因纯合点突变可引起 Gordon Holmes 综合征。由此患者诊断 *RNF216* 基因相关 Gordon Holmes 综合征明确。

【预后及随访】

调整用药方案为丁螺环酮、补钙类药物，行走不稳症状稍减轻。患者出院后当地医院继续 hCG 和 hMG 治疗。

【讨论】

GHS 是一种常染色体隐性遗传的成人发病的神经退行性疾病，其临床特征是进行性认知能力下降、性腺功能减退和运动障碍，如共济失调和舞蹈症，由 Gordon Holmes 首次描述。Gordon Holmes（1876—1965 年）是英国著名的神经学家，因其对小脑和视觉皮质的开创性研究而闻名。他在 1908 年首次描述了以他名字命名的综合征。他报告了一个家系的 3 个兄弟和 1 个姐妹，核心表现是伴有性腺功能减退的小脑共济失调。他们在 35 岁左右出现步态蹒跚，接着出现上肢不协调及爆发性语言。随着疾病进展，4 名患者出现头部及四肢震颤和舞蹈症。查体可见肌腱反射正常或活跃，提示累及皮质脊髓束。听觉、视觉、深浅感觉及括约肌功能保留。这 3 位兄弟的生殖器很小，面部和体毛稀少，提示性激素缺乏。4 名患者病情逐渐恶化，变得消瘦而死亡。

GHS 自发现至今已有 100 余年的历史，但目前全球仅有 20 余例该病家系被报道。除了上述临床特征，头颅 MRI 常有典型表现，T_2 加权像可见双侧大脑半球和脑干广泛白质高信号和 T_1 加权像可见小脑萎缩。泛素化相关基因 *RNF216*、*OTUD4*、*STUB1*，以及磷脂酶相关基因 *PNPLA6* 被报道与该疾病有关。据报道，中国只有 2 例 GHS 姐妹，其 *STUB1* 基因 c.737C>T；p.T246M 纯合突变。这 3 个病例的症状都很相似，但是该患者的发病年龄较文献报道的 2 例患者更晚。Margolin 等首先在中东人群中发现 *RNF216* 突变引起 GHS。其后，*RNF216* 基因介导的神经退行性疾病已在比利时、印度、中东和阿根廷人群中发现，迄今为止共有 17 例患者。本例患者是第一个在我国人群中发现的 *RNF216* 引起的 GHS 患者，这表明 *RNF216* 突变是跨种族的。

（陈科良　崔梅）

【专家点评】

遗传性共济失调（HA）是一组临床和遗传上具有高度异质性的神经退行性疾病，以小脑共济失调及进行性小脑、脑干、脊髓小脑束退化为主要特征，也可以合并精神症状、锥体束和锥体外系征、认知障碍、眼部病变、心脏病变、皮肤病变及内分泌紊乱等其他非小脑特征。Gordon Holmes 综合征是其中一种罕见类型，除了共济失调和智力障碍，特征性地出现低促性腺激素性性腺功能减退，对诊断具有高度提示价值。基因检测对这一类型患者往往可以提供重要的诊断信息，本例患者最终经全外显子测序得以确诊。

（郁金泰）

参考文献

[1] HAYER S N, DECONINCK T, BENDER B, et al. *STUB1/CHIP* mutations cause Gordon Holmes syndrome as part of a widespread multisystemic neurodegeneration: evidence from four novel mutations [J]. Orphanet journal of rare diseases, 2017, 12（1）: 31.

[2] MARGOLIN D H, KOUSI M, CHAN Y M, et al. Ataxia, dementia, and hypogonadotropism caused

by disordered ubiquitination [J]. The New England journal of medicine，2013，368（21）：1992-2003.

[3] SALGADO P，CARVALHO R，BRANDAO A F，et al. Gordon Holmes syndrome due to compound heterozygosity of two new *PNPLA6* variants - A diagnostic challenge[J]. eNeurologicalSci,2019,14：9-12.

[4] SHI C H，SCHISLER J C，RUBEL C E，et al. Ataxia and hypogonadism caused by the loss of ubiquitin ligase activity of the U box protein CHIP [J]. Human molecular genetics，2014，23（4）：1013-1024.

[5] GANOS C，HERSHESON J，ADAMS M，et al.The 4H syndrome due to *RNF216* mutation [J]. Parkinsonism & related disorders，2015，21（9）：1122-1123.

[6] SANTENS P，VAN DAMME T，STEYAERT W，et al. *RNF216* mutations as a novel cause of autosomal recessive Huntington-like disorder [J]. Neurology，2015，84（17）：1760-1766.

[7] ALQWAIFLY M，BOHLEGA S. Ataxia and Hypogonadotropic Hypogonadism with Intrafamilial Variability Caused by *RNF216* Mutation [J]. Neurology international，2016，8（2）：6444.

[8] CALANDRA C R，MOCARBEL Y，VISHNOPOLSKA S A，et al. Gordon Holmes Syndrome Caused by *RNF216* Novel Mutation in 2 Argentinean Siblings [J]. Movement disorders clinical practice,2019,6（3）：259-262.

病例 54

以早发型帕金森综合征发病的线粒体脑肌病

 核基因 *POLG* 编码的线粒体聚合酶γ是线粒体 DNA 复制和修复的唯一聚合酶，*POLG* 基因突变可导致线粒体功能障碍，最终导致一系列疾病。本病例为一名 29 岁女性患者，主要临床表现为早发型帕金森综合征、进行性眼外肌麻痹及视神经萎缩，最终行肌肉活检确诊为线粒体脑肌病，并通过基因检测发现为 *POLG* 基因的复合杂合突变所致。

【病例简介】

1. **主诉** 肢体抖动 13 年伴动作迟缓及不自主扭动 11 年，加重 5 年。

2. **现病史** 患者女性，29 岁。13 年前无明显诱因出现右上肢抖动，静止时、姿势及动作时出现，情绪紧张时加重，睡眠中消失，抖动逐渐发展至左上肢、双下肢及头部（点头样）。11 年前出现动作迟缓，行走时右腿拖曳，小碎步前冲。就诊于太原某医院，考虑"帕金森病"，予多巴丝肼每次 250mg 每日 2 次，苯海索每次 2mg 每日 3 次口服。服药后肢体抖动及动作迟缓明显改善，但同时出现明显躯干及四肢不自主扭动，遂自行将多巴丝肼减至 125mg 每日 2 次，不自主扭动减轻但仍存在。此后逐渐出现药物疗效维持时间缩短，仅 2~3 小时，药物疗效消失后不自主扭动亦消失。患者根据症状自行调整药物至多巴丝肼 62.5mg 每 2 小时 1 次（3 片/d 左右），自觉抖动和动作迟缓控制尚可，仍有肢体及躯干不自主扭动。6 年前，患者出现双眼睑上抬困难，逐渐加重。5 年前患者分娩后上述症状较前加重，行走时右腿明显拖曳，步态异常，躯干扭动时可突然跌倒。4 年前出现视物成双，2 年前出现言语含糊不清并逐渐出现吞咽困难，饮水呛咳。

患者自发病以来，情绪低落，食欲差。近 5 年出现便秘，2~4 天 1 次，无尿急、尿频及失禁。睡眠中流涎，出汗增多，无嗅觉减退，无睡眠中与梦境相关的发声及动作，无体位改变时头晕，体重无明显下降。

3. **既往史** 23 年前头外伤史，无意识丧失。16 年前 CO 中毒史，头晕，无意识障碍。无除草剂、杀虫剂接触史，无特殊用药史。

4. **个人史** 足月剖宫产，自幼生长发育与同龄人一致，学习成绩中等。

5. **家族史** 父母及妹妹体健。育有 1 女，出生后送给别人抚养，其生长发育情况不详。

6. **查体** 立位、卧位血压均 90/60mmHg，神志清楚，构音障碍，面部表情少。计算力、远近记忆力均下降。双眼上睑下垂，眼球突出，双眼球上下视及左右视均受限，双眼视力差。双侧软腭上抬力弱，咽反射消失。肌力检查屈颈 4 级，四肢近端肌力 4/5⁻ 级，远端 5⁻ 级，四肢肌张力稍低，四肢腱反射消失，病理征阴性，深浅感觉正常。指鼻试验、跟-膝-胫试验稳准，双手轮替笨拙，双手对指及抓握、双足拍打试验幅度减低，速度慢，右侧明显。后拉试验阳性。服药后见躯干及肢体舞蹈样动作，剂末时消失但出现左下肢静止性震颤。

7. 辅助检查

（1）实验室检查：肌酸激酶升高 876IU/L（参考值 24~195IU/L），铜蓝蛋白 189mg/L（参考值 180~450mg/L），甲状腺 TPO-Ab 21.3IU/ml（参考值 0~9IU/ml），LDL-C 3.27mmol/L（参考值 2.08~3.12mmol/L），维生素 B_{12} 175pg/ml（180~914pg/ml）。

（2）乳酸运动试验：基线 1.3mmol/L，运动结束即刻 2.6mmol/L，结束后 1 分钟 2.4mmol/L，结束后 10 分钟 1.4mmol/L（参考值 0.5~1.6mmol/L）。

（3）血、尿有机酸：尿黑酸升高。

（4）量表：简易精神状态检查（MMSE）25/30 分，蒙特利尔认知评估量表（MoCA）16/30 分，统一帕金森病评分量表（UPDRS）运动部分（关期）42 分，UPDRS 运动部分（开期）20 分。

（5）头颅 MRI：全脑皮质萎缩，以顶枕叶为著。SWI 基底节及黑质未见典型铁沉积。

（6）心电图及心脏彩超：正常。

（7）眼科会诊：视力，0.05（右），2 尺数指（左）。复视像因视力差不能完成，未见 K-F 环。眼底检查（彩色眼底照相及 OCT）双眼视盘界清，盘周 RNFL 变薄，黄斑色正，双眼视神经萎缩（图 54-1）。

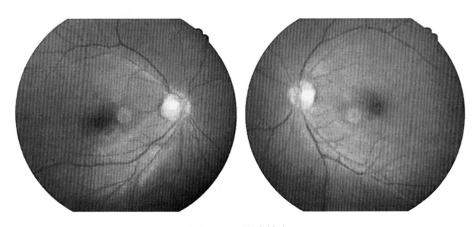

图 54-1　眼底检查

（8）电测听：听力未见异常。

（9）听觉、视觉诱发电位：未见明显异常。

（10）震颤分析：左下肢静止性震颤（频率 5.4Hz）。

（11）针极肌电图+四肢感觉运动传导速度：双下肢周围神经损害（感觉运动纤维均受累）。

（12）脑电图：中度异常，基本节律 8c/s，频谱 7~8c/s，各导联混有较多 5~6c/s 慢波。

（13）DAT-PET：双侧尾状核、壳核分布减低（图 54-2）。

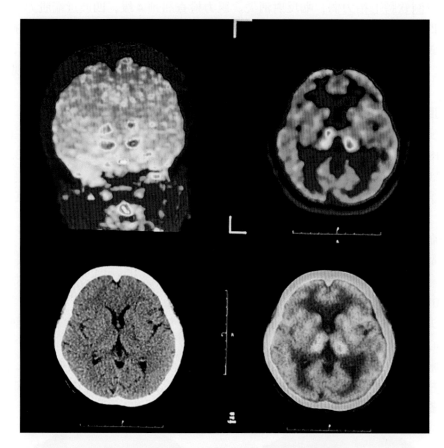

图 54-2　DAT-PET 双侧尾状核、壳核分布减低

（14）FDG-PET：顶叶、枕叶代谢减低（图 54-3）。

（15）肌肉活检：可见多个典型和不典型的破碎红纤维，符合线粒体疾病改变（图 54-4）。

（16）基因：行全基因组测序，发现患者 *POLG* 基因复合杂合突变，其中 c.2693T>C（exon17），其父为野生型，其母为杂合突变；c.2993C>T（exon19），其父为杂合突变，其母为野生型（图 54-5）。

8. **入院诊断**　早发型帕金森综合征；异动症；慢性进行性眼外肌麻痹。

【临床分析与决策】

患者起病早，病程长，临床表现复杂，诊断不明确，治疗欠规律，以致病情控制差，药物并发症如剂末现象及异动症严重影响生活质量，不能自理，并导致跌倒造成躯体损伤。因此，首先应完善相关检查，明确诊断。

1. **定位诊断**　认知减退定位于高级皮质；运动迟缓、静止性震颤定位于锥体外系；进行性对称性上睑下垂，眼外肌麻痹，咽喉肌麻痹，颈屈肌及肢体无力病理征阴性定位于下运动神经元、周围神经、神经肌肉接头及肌肉，考虑受累范围广泛，无肌肉束颤，无感觉障碍，无晨轻暮重，下运动神经元、周围神经、神经肌肉接头病变可能性较小，因此定位于肌肉；双眼视力差定位于视觉传导通路。

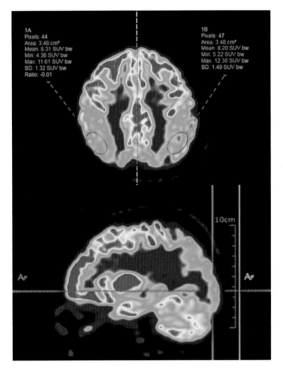

图 54-3　FDG-PET 顶叶、枕叶代谢减低

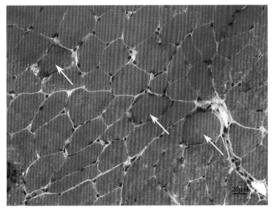

图 54-4　肌肉活检

可见多个典型和不典型的破碎红纤维（箭头处），
符合线粒体疾病改变。

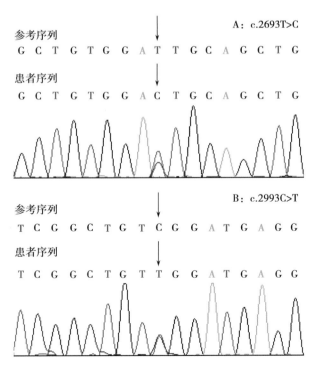

图 54-5　全基因组测序发现患者 POLG 基因复合杂合突变

2. 定性诊断　青年女性，慢性病程，逐渐进展，病变累及范围广泛，包括高级皮质、锥体外系、肌肉等部位，影像学显示全脑皮质萎缩，以顶枕叶为著，肌肉活检见破碎红纤维，结合基因检测结果，诊断线粒体脑肌病（POLG 基因突变）。

根据诊断及患者的主要症状调整相关的药物，控制症状波动，提高患者生活质量。针对最影响患者的剂末现象和异动症，可以选择调整多巴丝肼的服药剂量和服药时间，加用儿茶酚-O-甲基转移酶（COMT）抑制剂（恩他卡朋）来延长药效，减轻症状波动。针对线粒体功能障碍导致的上睑下垂、眼外肌麻痹、构音障碍、肌力差等症状，可以加用复合辅酶及丁苯酞等线粒体功能调节药物，改善相关症状。然而遗憾的是，虽然通过上述对因和对症治疗，患者疾病仍不能获得根治，需长期服药，且病情仍有进展可能。

【诊断】

线粒体脑肌病（POLG 基因突变）

【诊治过程】

入院后将多巴丝肼改至每次 125mg 每日 4 次。服药半小时后出现异动，服药约 3 小时后异动消失，但出现左下肢静止性震颤，动作迟缓。多巴丝肼逐渐减量至停用，患者出现明显静止性震颤，动作迟缓，不能自行坐起及站立，异动消失。后加用辅酶 Q10，注射用复合辅酶及丁苯酞氯化钠注射液，多巴丝肼每次 125mg 每日 4 次，恩他卡朋每次 100mg 每日 4 次，患者服药半小时后震颤及动作迟缓明显改善同时伴有异动，明显异动约持续 1 小时，后仍有小幅度异动，多巴丝肼药效可持续 4 小时（下次服药前）。

【预后及随访】

2 个月后随访，患者双上睑下垂程度减轻，眼球活动、复视、吞咽困难及饮水呛咳等均较出院时改善，无明显震颤，对指、轮替、足拍打动作较前灵活，且无明显异动及剂末现象。患者可独立行走数百米及完成简单家务。1 年后随访，运动症状加重，加用普拉克索 0.125mg 每日 3 次后症状加重，停用。多巴丝肼加量至 187.5mg 每日 3 次，同时口服恩他卡朋、丁苯酞、辅酶 Q10、艾地苯醌，症状有所改善。

【讨论】

线粒体是人体细胞的一种重要的细胞器，具有复杂的超微结构和转换能量的功能。线粒体功能障碍与神经变性病的关系已经得到了证实。在细胞中，线粒体是活性氧（ROS）的重要产生部位，当线粒体复合体Ⅰ功能下降时，ROS 会过度生成，导致 DNA、蛋白质、脂质的氧化损伤，最终有可能导致神经元的死亡。线粒体是通过氧化磷酸化生成 ATP 的部位，当线粒体功能受损，能量供应不足时，可导致细胞内外钙稳态失调，进而导致多种酶功能失调和细胞损伤。

线粒体脑肌病是由核基因或线粒体基因突变所致的一组异质性非常强的疾病，POLG 基因是一个核基因，其编码了线粒体 DNA 聚合酶 γ。该酶是线粒体 DNA 复制和修复的唯一聚合酶，当其功能障碍时，可导致线粒体 DNA 的完整性受损，最终可导致线粒体功能失调。POLG 基因突变位点多样，所致的疾病谱广泛，如 Alpers 综合征、癫痫、帕金森综合征、进行性眼外肌麻痹、肌病、共济失调等，但像本病例中出现严重的视神经萎缩者鲜有报道。

（毛薇　马琳）

【专家点评】

根据国际运动障碍协会帕金森病（MDS-PD）诊断标准，该患者存在运动迟缓、静止性震颤，符合帕金森综合征诊断，且有左旋多巴（L-dopa）疗效显著（包括剂末现象）、异动症、静止性震颤3个支持项目，无绝对排除标准及警示项，符合临床确诊的帕金森病，同时青少年起病，应诊断为青少年型帕金森病。然而本例患者合并症状较多，累及范围广泛，不禁让人怀疑该诊断。当仔细研读绝对排除标准中的"存在明确可导致帕金森综合征或疑似与患者症状相关的其他疾病，或者基于全面诊断评估，由专业医师判断其可能为其他综合征，而非帕金森病"，可以看出本病例存在排除标准，不能诊断为帕金森病。经过完善肌肉活检、基因检测等，本例患者最终确诊为线粒体脑肌病（*POLG*基因突变）。

　　线粒体是广泛存在于真核细胞胞质中的细胞器，是细胞核外唯一的含有DNA的细胞器，主要功能是进行氧化磷酸化，为细胞新陈代谢提供能量。每个正常人的细胞内约有几百到几千个线粒体，每个线粒体内约有2~10mtDNA。mtDNA是一个长为16 493bp的双链闭合环状分子，外环称重链（H链），内环称轻链（L链）。mtDNA共含有37个基因。编码2个rRNA，22个tRNA和13个与细胞氧化磷酸化功能有关的蛋白质。线粒体是一种半自主细胞器，受线粒体基因组和核基因组两套遗传系统共同控制。mtDNA能够独立地复制与表达，但mtDNA的转录、翻译、复制和修复均依赖于nDNA编码合成的蛋白。nDNA编码大量的维持线粒体结构和功能的大分子复合物及多数氧化磷酸化酶的蛋白质亚单位。mtDNA编码13种蛋白质，绝大部分蛋白质亚基和其他维持线粒体结构和功能的蛋白质都依赖于nDNA编码，在细胞质中合成后，经特定转运方式进入线粒体。mtDNA基因的表达受nDNA的制约，线粒体氧化磷酸酶化（OXPHOS）系统的组装和维护需要nDNA和mtDNA的协调，二者共同作用参与机体代谢调节。mtDNA呈母系遗传，因为受精卵中的细胞质全部来自卵子，但nDNA突变引起的线粒体疾病呈孟德尔遗传，如编码线粒体蛋白的核基因缺陷或与线粒体蛋白质转运有关的核基因突变都会引起人类的线粒体疾病。

（陈彪）

| 参考文献 |

［1］BATABYAL D，MCKENZIE J L，JOHNSON K A. Role of histidine 932 of the human mitochondrial DNA polymerase in nucleotide discrimination and inherited disease［J］. J Biol Chem，2010，285（44）：34191-34201.

［2］MILONE M，MASSIE R. Polymerase Gamma 1 Mutations［J］. The Neurologist，2010，16（2）：84-91.

［3］RIGOULET M，YOBOUE E D，DEVIN A. Mitochondrial ROS generation and its regulation：mechanisms involved in H（2）O（2）signaling［J］. Antioxid Redox Signal，2011，14（3）：459-468.

［4］BHAT A H，DAR K B，ANEES S，et al. Oxidative stress，mitochondrial dysfunction and neurodegenerative diseases；a mechanistic insight［J］. Biomed Pharmacother，2015，74：101-110.

［5］FARNUM G A，NURMINEN A，KAGUNI L S. Mapping 136 pathogenic mutations into functional modules in human DNA polymerase gamma establishes predictive genotype-phenotype correlations for the complete spectrum of POLG syndromes［J］. Biochim Biophys Acta，2014，1837（7）：1113-1121.

［6］BOSE A，BEAL M F. Mitochondrial dysfunction in Parkinson's disease［J］. J Neurochem，2016，139（Suppl 1）：216-231.

病例 55

以特发性震颤为主要表型的神经元核内包涵体病家系

导读 本文报道了早期一直被误诊为特发性震颤（essential tremor，ET）的一大家系。先证者发病初期表现为典型的动作性震颤，饮酒可改善症状，有阳性家族史，头颅MRI 未发现明显异常，被诊断为 ET。后期随着病程进展，患者逐渐出现记忆力障碍，复查磁共振 DWI 序列存在皮质髓质交界处典型的"绸带征"，食管病理活检发现 P62 和 UB 阳性的嗜酸性核内包涵体，进一步检测 *FMR1* 基因排除脆性 X 相关震颤/共济失调综合征（fragile X-associated tremor/ataxia syndrome，FXTAS），诊断为神经元核内包涵体病（neuronal intranuclear inclusion body disease，NIID）。随着 NIID 致病基因 *NOTCH2NLC* 基因的发现，再次对整个家系进行回顾性随访及检测，发现部分患者磁共振 DWI 序列存在典型的皮质髓质交界处典型"绸带征"，皮肤活检发现 P62 和 UB 阳性核内包涵体，最后确诊为 NIID。该家系病例的报道有助于提高临床医师对 NIID 临床表型的认识，提高 NIID 的诊断及鉴别诊断能力。

【病例简介】

1. **主诉** 头部及双上肢不自主抖动 5 年，加重 1 年。

2. **现病史** 男性患者，67 岁。5 年前无明显诱因出现头部及肢体对称性抖动，以上肢为主，活动及执行精细动作（如拿水杯，写字等）时症状明显，精神紧张时加重。早期抖动幅度较小，少量饮酒后可减轻。之后抖动频率较前虽有所下降，但幅度较前增加，曾在外院就诊，诊断为 ET，未予以特殊治疗，近 1 年来上述症状逐渐加重，头部及上肢抖动加重，影响正常生活，同时伴有反应迟钝、记忆力下降，饮酒后症状无明显缓解，为求进一步诊治，遂来笔者所在医院。病程中患者无发音困难、情绪低落、嗅觉减退，无饮水呛咳、行走不稳，无体位性头晕、跌倒等病史。

3. **既往史** 既往体健、无其他疾病病史。

4. **个人史** 生于徐州，务农，否认毒物接触史，无烟酒等不良嗜好。

5. **家族史** 患者家系中有多位成员有类似病史，起病年龄 46~62 岁（中位数年龄为53.5 岁），病程持续约 4~28 年（中位数为 7.5 年），临床均表现为头部或肢体不自主抖动，部分患者伴有认知功能下降。家系图谱见图 55-1。家系成员临床症状总结见表 55-1。

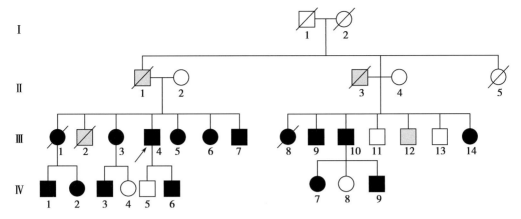

□健康男性 ○健康女性 ■男性患者 ●女性患者 ↗先证者 ／死亡 ▨可疑患者

图 55-1　家系图谱

表 55-1　家系中所有 *Notch2NLC* 基因阳性患者的临床表现总结

病例	性别	年龄/岁	意向性震颤			起病年龄/岁	病程/年	MMSE/分	MoCA/分	TETRAS评分/分
			头	上肢	下肢					
case1	女	78	√	√	不详	50	28	不详	不详	不详
case2	女	70	√	×	×	60	10	9	不能完成	13
case3	男	67	√	√	×	62	5	27	17	19
case4	女	63	√	√	×	55	8	17	9	25
case5	女	56	√	√	×	52	4	27	26	5
case6	男	50	不详	不详	不详	4	46	不详	不详	不详
case7	女	64	√	√	不详	60	4	不详	不详	不详
case8	男	63	√	√	不详	50	13	不详	不详	3
case9	男	62	√	√	×	55	7	19	16	5
case10	女	56	√	√	×	46	10	18	15	4
case11	男	52	√	√	×	46	6	不详	不详	8
case12	女	49	×	×	×	×	×	28	27	0
case13	男	36	×	×	×	×	×	29	28	0
case14	女	33	×	×	×	×	×	27	28	0
case15	男	29	×	×	×	×	×	30	29	0
case16	男	35	×	×	×	×	×	30	30	0

注：√存在；×无；MMSE，简易精神状态检查；MoCA，蒙特利尔认知评估量表；TETRAS，特发性震颤分级评估量表。

6. 查体 神志清楚，语利，步态正常，头部不自主震颤，双上肢姿势性、动作性及意向性震颤，计算力正常，定时、定向力稍差，脑神经（－），四肢肌力5级，肌张力正常，四肢腱反射（＋＋），病理反射未引出，深、浅感觉正常，双侧指鼻试验欠准确。

7. 辅助检查

（1）实验室检查：血常规、尿常规、粪便常规、肝肾功能、血脂、血糖、电解质、糖化血红蛋白、贫血四项、甲状腺功能、血铜蓝蛋白均正常。

（2）量表评分：①总体认知评估：简易精神状态检查（MMSE）27/30分，蒙特利尔认知评估量表（MoCA）评分量表17/30分；②震颤TETRAS评分：19分。

（3）头颅MRI：先证者（Ⅲ4）5年前头颅MRI DWI序列未见异常，5年后头颅MRI DWI序列显示皮髓交界区有典型"绸带征"。先证者的弟弟（Ⅲ10）DWI序列同样显示典型"绸带征"。先证者的妹妹（Ⅲ6）的DWI序列正常（图55-2）。

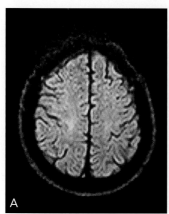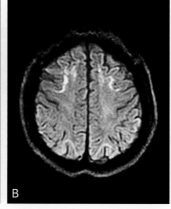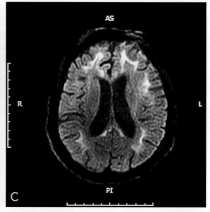

图55-2　家系中两位患者的头颅MRI

A. 先证者62岁时的颅脑MRI（基本正常）；B. 5年后先证者67岁时的颅脑MRI DWI序列显示皮髓交界区有典型"绸带征"；C. 先证者的弟弟（Ⅲ10）头颅MRI DWI序列显示皮髓交界区有典型"绸带征"。

（4）病理检测：见图55-3。

（5）基因检测：见图55-4、图55-5。

8. 入院诊断 家族性震颤查因：

（1）特发性震颤？

（2）神经元核内包涵体病（neuronal intranuclear inclusion disease，NIID）？

【临床分析与决策】

入院后亟待解决的问题是外院ET的临床诊断是否正确？根据美国运动障碍学会及世界震颤研究组织提出的ET诊断标准：a. 核心标准：需要双侧手部和前臂存在运动性震颤且无其他神经系统体征（但无强直的齿轮现象例外），或无肌张力障碍的孤立性头部震颤；b. 次要标准：包括持续时间长（＞3年）、ET阳性家族史和饮酒后症状缓解。该患者除病程不足3年外其他诊断标准完全符合其核心及次要诊断标准，因此在当时条件下ET的诊断依据较为充分。然而，随着病情进展，患者出现定时、定向力差，特别是头颅MRI的DWI序列出现典型的皮髓交界区"绸带征"，存在ET的绝对排除标准，因此ET诊断不成立。

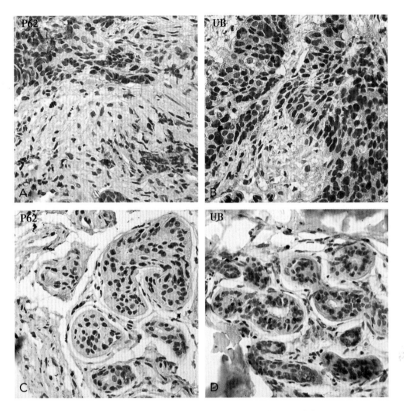

图 55-3 家系中两位患者的病理免疫组织染色

A、B. 先证者食管组织病理免疫组织染色显示 P62 和 UB 标记的核内包涵体弱阳性；

C、D. 先证者的妹妹（Ⅲ6）皮肤活检免疫组织染色显示 P62 和 UB 标记的核内包涵体强阳性。

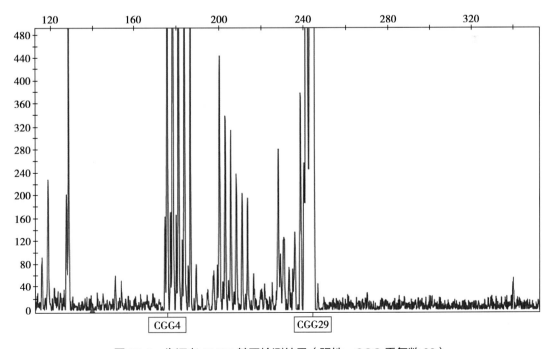

图 55-4 先证者 *FMR1* 基因检测结果（阴性，CGG 重复数 29）

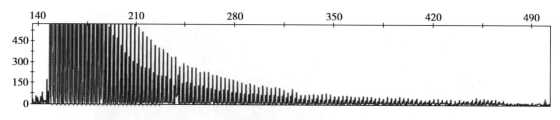

图 55-5　先证者 *Notch2NLC* 基因检测结果（阳性，GGC 重复数大于 100）

ET 的鉴别诊断主要包括帕金森病（Parkinson's disease，PD）、小脑功能失调、肌张力障碍性相关性震颤及以 ET 起病的 NIID。最常见且难于鉴别的是 PD 震颤，经典 PD 和 ET 可以通过静止性震颤进行鉴别。然而，对于同时存在静止性、姿势性、动作性震颤的 PD 患者有时难以与 ET 区分。此外，ET 也可以表出现静止性震颤，通常出现于晚期症状较为严重的患者。早期出现运动迟缓、肌张力增高或写字过小症有助于诊断 PD。该患者自起病至今，一直表现为动作性震颤，以头及上肢为主，呈双侧对称性，四肢肌张力不高，饮酒后症状缓解，有家族聚集性，缺少诊断帕金森病必备的运动迟缓，可以排除帕金森病震颤。

在影像学上，最易与 NIID 混淆的是 FXTAS，本病 DWI 序列也可以出现皮髓交界区典型"绸带征"，其临床症状（震颤，共济失调、痴呆等）、病理学表现（嗜酸性包涵体）与 NIID 类似，鉴别这两种疾病需完善 *FMR1* 及 *NOTCH2NLC* 基因检测。

【诊断】

神经元核内包涵体病（NIID）

【诊治过程】

患者在 2014 年左右以动作性震颤起病，主要表现为头部及肢体对称性抖动，饮酒后可减轻，有明确家族史，早期头颅 MRI 未见明显异常，被诊断 ET。随着病程进展，患者逐渐出现定时、定向力能力差，特别是头颅 MRI 的 DWI 序列显示皮髓交界区典型"绸带征"，ET 诊断被排除。

以动作性震颤为突出的临床表现，结合影像学上 DWI 序列典型的"绸带征"，首先考虑为 NIID。由于当时 NIID 的致病基因尚未发现，按照 2016 年 sone 等制定的 NIID 诊断标准流程（图 55-6），我们对患者进行了组织病理活检。当时患者在笔者所在医院已有食管息肉病理组织，对其进行免疫组织化学染色，结果显示 P62 和 UB 标记的核内包涵体弱阳性。进一步完善 *FMR1* 基因检测，结果显示阴性（拷贝数 29），排除 FXTAS，诊断为 NIID。

2019 年唐北沙教授团队首次揭示了神经元核内包涵体病致病机制与 *NOTCH2NLC* 基因中 GGC 异常重复扩增相关。我们在征得患者同意的情况下，进而完善了 *NOTCH2NLC* 基因检测，结果显示为阳性，最终确诊为 NIID。

目前缺少针对 NIID 的特异性治疗手段，尚未发现能够使包涵体消失或神经功能恢复的有效手段和方法，因此仅对此患者给予依达拉奉清除自由基，丁苯肽改善线粒体功能、甲钴胺片营养神经等对症治疗，同时予普萘洛尔改善其动作性震颤症状。

【预后及随访】

该家系患者予丁苯肽（每次 0.2g 每日 3 次，口服）改善线粒体功能、甲钴胺片（每次 0.5mg 每日 3 次，口服）营养神经等对症治疗，无心率慢及无低血压的患者给予普萘洛尔（早期每次 5mg 每日 3 次，如可耐受可逐渐加量 30~60mg/d），大多数患者动作性震颤

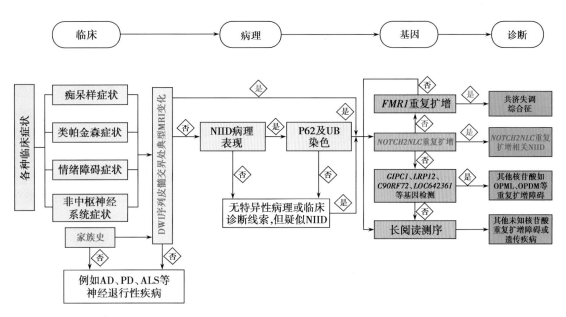

图 55-6   成人 NIID 诊断流程

控制效果显著。对于出现记忆及认知功能下降的患者，建议胆碱酯酶抑制剂多奈哌齐（5mg 每晚 1 次）治疗，由于价格较贵，仅部分患者选择应用，记忆及认知症状改善不明显。由于随访时间较短，远期效果需要进行更为长期的随访。

【讨论】

NIID 是一种以中枢和周围神经系统神经元细胞核内嗜酸性透明包涵体形成为特征的慢性进展性神经退行性疾病，由 Haltia 等于 1984 年首次提出 NIID 的概念。本病缺乏特异性表现，且活检困难，给诊断带来巨大挑战，截至 2011 年，世界上仅有 40 例左右报道。随着对此病认识的加深，特别是 Sone 团队分别于 2011 年和 2014 年对 NIID 皮肤活检的研究、影像学 DWI 序列皮髓质交界区特征性"绸带征"的发现，以及 2016 年成人 NIID 的诊断流程的问世，对本病的快速正确诊断做出了重大贡献。仅 2019 年一年，报道的病例数就远远超过 40 例。

NIID 的临床表现复杂多样，通常为亚急性或慢性起病，病程 1~44 年不等，患者从 2 岁到 78 岁均有报道，男女比例约为 1∶2。根据是否存在家族聚集现象，Sone 团队将其分为散发性与家族性。成人型 NIID 主要症状包括：①中枢神经系统受累：痴呆、共济失调、发作性意识障碍、行为异常、亚急性脑炎样表现、强直、震颤、癫痫发作、卒中样发作；②周围神经受累：感觉障碍、远端肌力下降；③自主神经受累：瞳孔缩小、尿失禁、呕吐、晕厥。总体上，以特发性震颤起病的 NIID 较为罕见。

自 1984 年 NIID 概念的首次提出到 2019 年，35 年来一直没有发现本病的致病基因。笔者团队利用二代测序技术检测了 20 多名确诊为 NIID 患者的样本，同样没有发现可疑致病基因。直到 2019 年 6 月 6 日，唐北沙教授团队通过长读测序（long read sequencing，LRS）首次揭示了神经元核内包涵体病致病机制与 NOTCH2NLC 基因中 GGC 异常重复扩增相关。此外，其他神经退行性疾病，如阿尔茨海默病（AD）、额颞叶痴呆（FTD）、帕金森综合征及近期报道的 ET 家系及 MSA 均与 NOTCH2NLC 基因有关。这些患者病理活检也发现了核内嗜酸性包涵体，虽然对 NIID 的诊断造成了一定程度的困扰，但对于具有影像学经典"绸带征"的患者，再加上经典 P62 和 UB 阳性的嗜酸性核内包涵体病理及 *NOTCH2NLC* 基因，诊断并不困难。

但是，NIID 临床表现形式多样，与上述神经退行性疾病相重叠。早期 NIID 患者影像学表现可能是正常的，此时与同样具有嗜酸性核内包涵体病理及 *NOTCH2NLC* 基因的疾病进行鉴别非常困难。我们的研究发现，ET 可能仅仅是 NIID 的早期临床表现之一，随着病程的进展，其经典的影像学"绸带征"逐渐明显。综上，某些神经退行性疾病 *NOTCH2NLC* 基因阳性并不能完全排除 NIID 的可能，需长期随访。

（陈浩　鲍磊　张伟　徐传英）

【专家点评】

既往认为 NIID 是罕见性疾病，早期常见于欧美的病例报道，以儿童及少年多见，后被发现亚裔成人更为常见。随着疾病研究的深入，特别是皮肤活检及影像特征性"绸带征"发现，对此病的认识有了革命性的认识，发现该病在国内并非罕见，而是很多临床医师对本病缺少足够的认识。

目前尚未制定 NIID 诊断标准，多数采用 sone 等 2016 年提出的成人 NIID 的诊断流程，由于当时还没有发现 NIID 的致病基因，所以采用了排除标准（排除 *FMR1* 基因所致的 FXTAS）。自从 2019 年发现了致病基因 *NOTCH2NLC* 及其他神经退行性疾病具有类似的病理和基因后，NIID 的诊断流程已经不能满足临床需求，需尽快制定相关诊断标准和新的诊断流程。

（祖洁　崔桂云）

| 参考文献 |

［1］SONE J，MORI K，INAGAKI T，et al. Clinicopathological features of adult-onset neuronal intranuclear inclusion disease［J］. Brain，2016，139（12）：3170-3186.

［2］TIAN Y，WANG J L，HUANG W，et al. Expansion of Human-Specific GGC Repeat in Neuronal Intranuclear Inclusion Disease-Related Disorders［J］. Am J Hum Genet，2019，105（1）：166-176.

［3］HALTIA M，SOMER H，PALO J，et al. Neuronal intranuclear inclusion disease in identical twins［J］. Ann Neurol，1984，15（4）：316-321.

［4］SONE J，TANAKA F，KOIKE H，et al. Skin biopsy is useful for the antemortem diagnosis of neuronal intranuclear inclusion disease［J］. Neurology，2011，76（16）：1372-1376.

［5］SONE J，KITAGAWA N，SUGAWARA E，et al. Neuronal intranuclear inclusion disease cases with leukoencephalopathy diagnosed via skin biopsy［J］. J Neurol Neurosurg Psychiatry，2014，85（3）：354-356.

［6］CHEN H，LU L，WANG B，et al. Essential tremor as the early symptom of NOTCH2NLC gene-related repeat expansion disorder［J］. Brain，2020，143（7）：e56.

［7］LIU Y，LI H，LIU X，et al. Clinical and mechanism advances of neuronal intranuclear inclusion disease［J］. Front Aging Neurosci，2022，14：934725.